Enfermagem materna e do recém-nascido DeSMiSTiFiCaDa

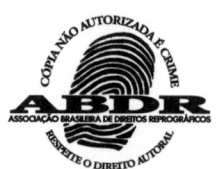

J66e   Johnson, Joyce Y.
        Enfermagem materna e do recém-nascido desmistificada : um guia de aprendizado / Joyce Y. Johnson ; tradução: Ana Maria Vasconcellos Thorell ; revisão técnica: Anne Marie Weissheimer. – Porto Alegre : AMGH, 2012.
        348 p. ; 25 cm.

        ISBN 978-85-8055-060-3

        1. Enfermagem – Materna. 2. Enfermagem – Recém-nascido. I. Título.

CDU 616-083(036)

Catalogação na publicação: Ana Paula M. Magnus – CRB 10/2052

Enfermagem materna e do recém-nascido DeSMiSTiFiCaDa

UM GUIA DE APRENDIZADO

Joyce Y. Johnson, RN, PhD

Dean and Professor
College of Sciences and Health Professions
Albany State University
Albany, Georgia

Tradução:
Ana Maria Vasconcellos Thorell

Consultoria, supervisão e revisão técnica desta edição:
Anne Marie Weissheimer
Enfermeira obstétrica
Doutora em Enfermagem em Saúde Pública pela
Escola de Enfermagem de Ribeirão Preto da USP
Professora Adjunta da Escola de Enfermagem da
Universidade Federal do Rio Grande do Sul (UFGRS)

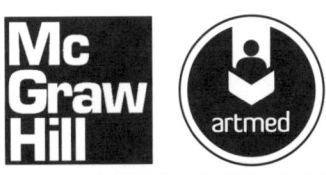

AMGH Editora Ltda.
2012

Obra originalmente publicada sob o título Maternal-Newborn Nursing DeMYSTiFieD:
A Self-Teaching Guide, 1st Edition.
ISBN 0071609148/9780071609142

Original edition copyright © 2010, The McGraw-Hill Companies, Inc.,
New York, New York 10020. All rights reserved.

Portuguese language translation copyright © 2012, AMGH Editora Ltda. All rights reserved.

Arte sobre capa original
VS Digital

Preparação do original
Ivaniza Oschelski de Souza

Leitura final
Ana Claudia Regert Nunes

Editora Sênior – Biociências
Cláudia Bittencourt

Editora responsável por esta obra
Dieimi Deitos

Projeto e editoração
Armazém Digital® Editoração Eletrônica – Roberto Carlos Moreira Vieira

Reservados todos os direitos de publicação, em língua portuguesa, à
ARTMED® EDITORA S.A.
Av. Jerônimo de Ornelas, 670 – Santana
90040-340 Porto Alegre RS
Fone: (51) 3027-7000 Fax: (51) 3027-7070

É proibida a duplicação ou reprodução deste volume, no todo ou em parte,
sob quaisquer formas ou por quaisquer meios (eletrônico, mecânico, gravação,
fotocópia, distribuição na Web e outros), sem permissão expressa da Editora.

SÃO PAULO
Av. Embaixador Macedo Soares, 10.735 – Pavilhão 5
Cond. Espace Center – Vila Anastácio
05095-035 – São Paulo – SP
Fone: (11) 3665-1100 Fax: (11) 3667-1333

SAC 0800 703-3444 – www.grupoa.com.br

IMPRESSO NO BRASIL
PRINTED IN BRAZIL

Colaboradores

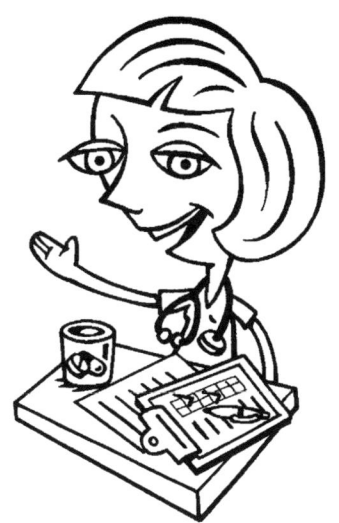

Edna Boyd Davis, RN MN
Assistant Professor
Department of Nursing
Albany State University
Albany, Georgia
(*Capítulo 12, Cuidados ao recém-nascido*)

Cathy H. Williams, RN MSN DNP
Undergraduate Program Coordinator
Associate Professor
Department of Nursing
Albany State University
Albany, Georgia
(*Capítulo 11, Cuidados no pós-parto*)

Agradecimentos

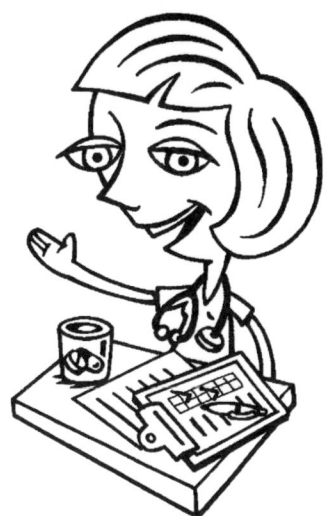

Gostaria de agradecer a Joe Morita pelo gerenciamento e importante apoio no desenvolvimento deste livro.
    Obrigada Edna Boyd Davis e Cathy Williams pela colaboração neste livro.

    Este livro é dedicado a minha mãe, Dorothy C. Young, que sempre foi uma inspiração para mim, ao meu marido, Larry, e a Virginia e Larry Jr., que são o vento sob minhas asas. Este livro também é dedicado aos nossos alunos, que são a razão pela qual ensinamos e escrevemos. Muito sucesso em suas carreiras na enfermagem!

Joyce Y. Johnson

Prefácio

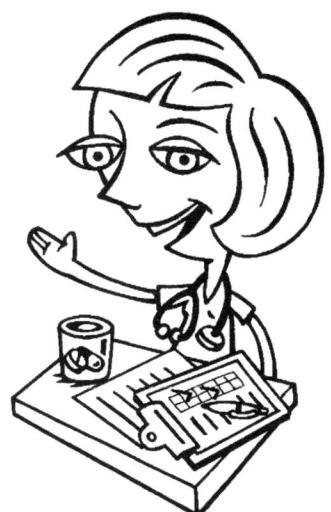

Enfermagem materna e do recém-nascido desmistificada traz uma visão geral e detalhada dos conceitos essenciais envolvidos no cuidado de enfermagem da família em formação, com atenção no paciente. Como o processo de formação pode envolver o pai e os irmãos, além da mãe e do recém-nascido, o cuidado de enfermagem deve englobar um processo centralizado na família. O Capítulo 1 fornece uma visão geral da gestação, principal terminologia e questões que podem surgir nas gestantes muito jovens ou com mais idade. O Capítulo 2 concentra-se na dinâmica familiar e nos recursos comunitários, assim como nos aspectos relacionados com a diversidade cultural. O Capítulo 3 enfoca a investigação de saúde em geral, que pode ter impacto sobre a mãe ou sobre o recém-nascido. O Capítulo 4 resume a contracepção e discute os principais problemas que podem ocorrer antes da concepção, incluindo a infertilidade e doenças sexualmente transmissíveis. Os capítulos que abordam cada estágio da gestação e do parto, além do período neonatal, apresentam uma revisão sistemática das doenças e condições que podem ser encontradas em cada estágio ou período.

Este livro apresenta, de forma clara e objetiva, os principais conteúdos que os estudantes necessitam saber para entender as condições enfrentadas com mais frequência pela família em formação. Esta revisão traz as informações mais importantes na enfermagem materna e do recém-nascido, discutindo os fatores subjacentes envolvidos na manutenção ou restauração da saúde e do bem-estar da futura mãe e do recém-nascido, além dos fatores que ameaçam esse bem-estar. *Enfermagem materna e do recém-nascido desmistificada* contém uma linguagem didática para orientar o estudante na aplicação dos conceitos às situações do dia a dia.

As características do livro estão organizadas da seguinte forma:

- Objetivos de aprendizagem em cada capítulo.
- Palavras-chave, que auxiliam na localização dos conteúdos.
- Visão geral do tópico.
- Conteúdo dividido nas seguintes seções:
  - Breve revisão de anatomia e fisiologia, quando aplicável
  - Discussão do que houve de errado para causar a condição
  - Sinais e sintomas

- Resultados dos exames
- Tratamentos
- Intervenções de enfermagem

◐ Diagramas e tabelas, que resumem detalhes importantes.
◐ Verificações de rotina, que permitem ao leitor avaliar seu aprendizado.
◐ Conclusão, que resume o conteúdo apresentado.
◐ Verificação final, com questões de múltipla escolha semelhantes às de concursos, para testar o conhecimento adquirido em cada capítulo.

O livro *Enfermagem materna e do recém-nascido desmistificada* é o melhor amigo do aluno que estuda para os exames do curso de enfermagem; assim como para concursos.

Sumário

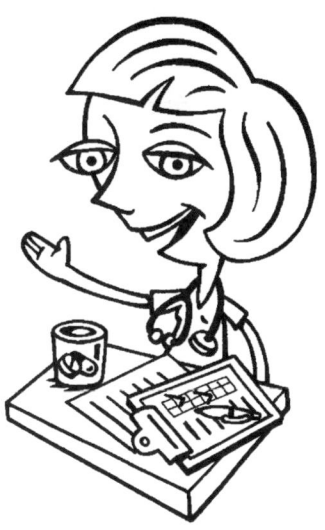

PARTE I
Papéis e relacionamentos

1. **Visão geral da enfermagem materna**...**23**
    O processo de enfermagem...25
    Planejamento familiar..26
        Gestação na infância ou na adolescência...................................26
        Gestação após os 40 anos de idade..29
    Conclusão 31

2. **Famílias e comunidades**...**35**
    Visão geral 35
    Tipos de famílias 36
        Implicações de enfermagem...37
    Fatores sociais e econômicos..37
        Implicações de enfermagem...38
    Aspectos da diversidade 39
        Implicações de enfermagem...40
    Conclusão 41

3. **Investigação de saúde do paciente recém-nascido**...................................**45**
    Visão geral 46
    Investigação de saúde: história da paciente 46
        Comunicação...46
    História de enfermagem..48
        Investigação nutricional 50
        Exames bioquímicos...51
        História familiar e revisão dos sistemas 52
    Investigação da família 52
        Funcionamento da família 53
    Exame físico..54
        Geral..54
        Pele..55
        Cabelo 55
        Unhas 56
        Cabeça e pescoço 56

```
Olhos e visão .................................................................................................57
Orelhas e audição..........................................................................................57
Boca, garganta, nariz, seios da face e pescoço ......................................58
Tórax...............................................................................................................58
Abdome ..........................................................................................................59
Geniturinário ..................................................................................................60
Dorso e extremidades..................................................................................61
Referências do desenvolvimento do recém-nascido ......................................61
Referências físicas .......................................................................................61
Referências sensoriais ................................................................................62
Referências sociais.......................................................................................62
Crescimento emocional ...............................................................................62
Desenvolvimento da linguagem..................................................................62
Procedimentos diagnósticos ..............................................................................63
Exames laboratoriais ....................................................................................63
Implicações de enfermagem ..............................................................................65
Conclusão ..............................................................................................................67
```

PARTE II
Exploração sistemática das condições maternas e do recém-nascido e cuidados de enfermagem

4. Preparo pré-gestacional, concepção e considerações genéticas.............73

```
Visão geral ............................................................................................................74
Preparo pré-gestacional......................................................................................74
Nutrição ..........................................................................................................74
Idade................................................................................................................74
Abuso de substâncias..................................................................................74
Exposição a toxinas .....................................................................................75
Concepção ............................................................................................................75
Exames...........................................................................................................76
Contracepção .......................................................................................................78
Considerações genéticas...................................................................................80
Anemia falciforme ................................................................................................81
O que houve de errado?..............................................................................81
Sinais e sintomas..........................................................................................82
Resultados dos exames ..............................................................................83
Tratamentos...................................................................................................83
Intervenções de enfermagem.....................................................................83
Hemofilia ................................................................................................................85
O que houve de errado?..............................................................................86
Sinais e sintomas..........................................................................................86
Resultados dos exames ..............................................................................86
Tratamentos...................................................................................................86
Intervenções de enfermagem.....................................................................87
Talassemia β........................................................................................................88
O que houve de errado?..............................................................................88
Sinais e sintomas..........................................................................................89
Resultados dos exames ..............................................................................89
Tratamentos...................................................................................................89
```

Sumário **13**

    Intervenções de enfermagem 90
Síndrome de Down 91
    O que houve de errado? 91
    Sinais e sintomas 91
    Resultados dos exames 91
    Tratamentos 92
    Intervenções de enfermagem 92
Conclusão 93

5. Problemas de saúde reprodutiva 97
Visão geral 98
Infertilidade 98
    O que houve de errado? 98
    Sinais e sintomas 99
    Resultados dos exames 99
    Tratamento 100
    Intervenções de enfermagem 101
Interrupção da gestação 101
    O que houve de errado? 101
    Sinais e sintomas 102
    Resultados dos exames 102
    Tratamentos 103
    Intervenções de enfermagem 103
Doenças sexualmente transmissíveis e outras 104
Infecção por clamídia 105
    O que houve de errado? 105
    Sinais e sintomas 105
    Resultados dos exames 105
    Tratamentos 105
    Intervenções de enfermagem 105
Gonorreia 106
    O que houve de errado? 106
    Sinais e sintomas 106
    Resultados dos exames 106
    Tratamentos 106
    Intervenções de enfermagem 107
Doença inflamatória pélvica (DIP) 107
    O que houve de errado? 107
    Sinais e sintomas 107
    Resultados dos exames 107
    Tratamentos 108
    Intervenções de enfermagem 108
Herpes genital 109
    O que houve de errado? 109
    Sinais e sintomas 109
    Resultados dos exames 109
    Tratamentos 109
    Intervenções de enfermagem 110
Sífilis 110
    O que houve de errado? 110
    Sinais e sintomas 110
    Resultados dos exames 111

Tratamentos...111
  Intervenções de enfermagem..111
 Conclusão..111

6. Mudanças fisiológicas da gestação 115
 Visão geral..116
 Primeiro trimestre da gestação..116
  Sinais e sintomas...116
  Mudanças fisiológicas da gestação..117
  O que houve de errado?..119
  Resultados dos exames no início da gestação 120
  Tratamentos...121
  Intervenções de enfermagem..121
 Segundo trimestre da gestação...123
  Resultados dos exames 124
  O que houve de errado?..125
  Intervenções de enfermagem..126
 Terceiro trimestre da gestação...127
  Resultados dos exames 128
  O que houve de errado?..129
  Tratamentos...130
  Intervenções de enfermagem..130
 Conclusão..131

7. Desenvolvimento fetal 137
 Visão geral..138
 Estágio embrionário 139
 Estágio fetal 139
  Circulação fetal...145
 Fetos múltiplos...145
 Distúrbio no desenvolvimento fetal 146
 Defeitos do tubo neural...148
  O que houve de errado?..148
  Sinais e sintomas...148
  Resultados dos exames 149
  Tratamentos...149
  Intervenções de enfermagem..150
 Anormalidades genéticas...150
 Anomalias congênitas..151
 Alterações no crescimento fetal..152
 Recém-nascido prematuro...153
  O que houve de errado?..153
  Sinais e sintomas e resultados dos exames...153
  Tratamentos...155
  Intervenções de enfermagem..155
 Pequeno para a idade gestacional (PIG)..156
  O que houve de errado?..156
  Sinais e sintomas...156
  Resultados dos exames 156
  Tratamentos...157
  Intervenções de enfermagem..157

Grande para a idade gestacional (GIG) 157
        O que houve de errado? 157
        Sinais e sintomas 158
        Tratamentos 158
        Intervenções de enfermagem 158
    Recém-nascido pós-maturo 159
        Sinais e sintomas 159
        Resultados dos exames 159
        Tratamentos 159
        Intervenções de enfermagem 160
    Conclusão 160

8. Preparação para o parto 165
Visão geral 166
Investigação 166
Cuidado pré-natal 166
Necessidades nutricionais 167
Atividades físicas 171
Opções para o parto 173
Manejo da dor 173
Cursos para o parto 176
Preparação para a cesariana 178
Conclusão 179

9. Complicações da gestação 183
Visão geral 184
Gestação ectópica 184
    O que houve de errado? 184
    Sinais e sintomas 184
    Resultados dos exames 184
    Tratamentos 185
    Intervenções de enfermagem 185
Hiperemese gravídica 186
    O que houve de errado? 186
    Sinais e sintomas 186
    Resultados dos exames 187
    Tratamentos 187
    Intervenções de enfermagem 187
Ruptura prematura da membrana amniótica (Rupreme) 188
    O que houve de errado? 188
    Sinais e sintomas 188
    Resultados dos exames 188
    Tratamentos 189
    Intervenções de enfermagem 189
Trabalho de parto prematuro (TPP) 189
    O que houve de errado? 189
    Sinais e sintomas 190
    Resultados dos exames 190
    Tratamentos 190
    Intervenções de enfermagem 191
Condições hemorrágicas 192

```
Placenta prévia ..................................................................................... 192
Descolamento prematuro da placenta ................................................ 194
    O que houve de errado? ................................................................. 194
    Sinais e sintomas ............................................................................ 195
    Resultados dos exames .................................................................. 195
    Tratamentos .................................................................................... 196
    Intervenções de enfermagem ......................................................... 196
Coagulação intravascular disseminada ............................................... 196
    O que houve de errado? ................................................................. 196
    Sinais e sintomas ............................................................................ 197
    Resultados dos exames .................................................................. 197
    Tratamentos .................................................................................... 197
    Intervenções de enfermagem ......................................................... 198
Distúrbios hipertensivos ....................................................................... 198
    Hipertensão induzida pela gestação (HIG) .................................... 198
Diabetes gestacional ............................................................................ 201
    O que houve de errado? ................................................................. 201
    Sinais e sintomas ............................................................................ 201
    Resultados dos exames .................................................................. 202
    Tratamentos .................................................................................... 203
    Intervenções de enfermagem ......................................................... 203
Conclusão ............................................................................................. 204
```

10. Trabalho de parto e parto 209

```
Visão geral ............................................................................................ 210
O processo do trabalho de parto .......................................................... 210
Mudanças iniciais que precedem o trabalho
de parto (sinais premonitórios) ............................................................. 216
Trabalho de parto .................................................................................. 217
Períodos do trabalho de parto .............................................................. 217
Monitoração fetal durante o trabalho de parto e o parto ..................... 219
Cuidado à mãe e à família .................................................................... 221
    Primeiro período ............................................................................. 222
    Segundo período ............................................................................ 225
    Terceiro período .............................................................................. 227
    Quarto período ................................................................................ 227
Conforto e apoio materno ..................................................................... 227
Posicionamento para o parto vaginal ................................................... 228
Uso de medidas de assistência ao parto ............................................. 228
Parto cesariano ..................................................................................... 231
    O que houve de errado? ................................................................. 231
    Sinais e sintomas ............................................................................ 231
    Resultados dos exames .................................................................. 231
    Tratamentos .................................................................................... 232
    Intervenções de enfermagem ......................................................... 232
Conclusão ............................................................................................. 233
```

11. Cuidados no pós-parto 237

```
Visão geral ............................................................................................ 238
O quarto período do trabalho de parto ................................................. 238
Recuperação pós-anestésica ............................................................... 239
```

Mudanças fisiológicas do sistema reprodutivo..239
  Involução uterina e descida do fundo uterino...239
  Investigação do fundo uterino, observações e intervenções...............................240
Dor no pós-parto...241
Lóquios..241
Cérvice..242
Vagina e períneo...243
  Intervenções de enfermagem para o alívio do desconforto no períneo..............243
Sistema cardiovascular..244
Sistema gastrintestinal...245
Sistema urinário..245
    Sinais e sintomas de distensão da bexiga..245
    Intervenções de enfermagem..246
Sistema musculoesquelético...246
    Músculos e articulações..246
Sistema tegumentar..247
Sistema neurológico...247
Sistema endócrino..247
Lactação..247
Retomada da ovulação e da menstruação..248
Perda de peso...249
Mudanças psicológicas..249
Cuidados de rotina pós-parto..249
Critérios para a alta hospitalar..250
Complicações pós-parto..254
  Hemorragia pós-parto...254
  Hemorragia pós-parto precoce..255
  Atonia uterina..255
  Hematoma..257
  Hemorragia pós-parto tardia..258
  Coagulação intravascular disseminada..259
  Investigação e controle da hemorragia pós-parto...260
Tromboflebite e tromboembolia..262
    O que houve de errado?..262
    Investigação..262
    Fatores de risco para a tromboflebite..263
    Sinais e sintomas...263
    Avaliação diagnóstica..263
    Exames laboratoriais..263
    Intervenções de enfermagem..263
Embolia pulmonar...265
    O que houve de errado?..265
    Sinais e sintomas...265
    Avaliação diagnóstica..265
    Tratamentos..265
    Intervenções de enfermagem..265
Infecção pós-parto (puerperal)..266
    O que houve de errado?..266
    Sinais e sintomas...266
    Exames laboratoriais..267
    Intervenções de enfermagem..267
Endometrite...268

Sinais e sintomas..268
Exames laboratoriais 268
Intervenções de enfermagem 268
Infecção da ferida..268
Investigação de enfermagem 269
Sinais e sintomas..269
Exames laboratoriais 269
Tratamento 269
Intervenções de enfermagem 269
Mastite...270
O que houve de errado?..270
Sinais e sintomas..270
Intervenções de enfermagem 270
Autocuidado para a mastite..270
Infecção do trato urinário 271
O que houve de errado?..271
Sinais e sintomas..271
Intervenções de enfermagem 271
Depressão pós-parto..272
O que houve de errado?..272
Psicose pós-parto 272
Sinais e sintomas..272
Tratamento 273
Intervenções de enfermagem 273
Conclusão 273

12. Cuidados ao recém-nascido 279
Cuidado imediato após o nascimento 280
Investigação do recém-nascido 282
Caput Succedaneum..286
O que houve de errado?..286
Sinais e sintomas..286
Resultados dos exames 286
Tratamento 287
Intervenções de enfermagem 287
Cefaloematoma..287
O que houve de errado?..287
Sinais e sintomas..287
Resultados dos exames 287
Tratamento 287
Intervenções de enfermagem 287
Hidrocefalia 287
O que houve de errado?..287
Sinais e sintomas..288
Resultados dos exames 289
Tratamentos..289
Intervenções de enfermagem 289
Hiperbilirrubinemia 290
O que houve de errado?..290
Sinais e sintomas..290
Resultados dos exames 290
Tratamentos..290

Intervenções de enfermagem 290
Hipoglicemia neonatal 291
   O que houve de errado? 291
   Resultados dos exames 291
   Tratamentos 291
   Intervenções de enfermagem 291
Hiperglicemia 292
   O que houve de errado? 292
   Sinais e sintomas 292
   Resultados dos exames 292
   Tratamentos 292
   Intervenções de enfermagem 292
Galactosemia 292
   O que houve de errado? 292
   Sinais e sintomas 293
   Resultados dos exames 293
   Tratamentos 293
   Intervenções de enfermagem 293
Doença da urina do xarope de bordo 293
   O que houve de errado? 293
   Sinais e sintomas 293
   Resultados dos exames 294
   Tratamentos 294
   Intervenções de enfermagem 294
Fenilcetonúria 294
   O que houve de errado? 294
   Sinais e sintomas 294
   Resultados dos exames 295
   Tratamentos 295
   Intervenções de enfermagem 295
Síndrome da angústia respiratória 295
   O que houve de errado? 295
   Sinais e sintomas 296
   Resultados dos exames 296
   Tratamentos 296
   Intervenções de enfermagem 296
Doença de Hirschsprung 296
   O que houve de errado? 296
   Sinais e sintomas 297
   Resultados dos exames 297
   Tratamentos 297
   Intervenções de enfermagem 298
Condições cardíacas congênitas 298
   O que houve de errado? 299
   Sinais e sintomas 299
   Resultados dos exames 300
   Tratamentos 300
   Intervenções de enfermagem para o cateterismo cardíaco 301
   Intervenções de enfermagem para o recém-nascido
   submetido à cirurgia cardíaca 302
Defeito septal do átrio 303
   O que houve de errado? 303

- Sinais e sintomas..304
- Resultados dos exames 304
- Tratamento 305
- Intervenções de enfermagem 305
- Defeito septal do ventrículo..305
  - O que houve de errado?...305
  - Sinais e sintomas..305
  - Resultados dos exames 306
  - Tratamentos..306
  - Intervenções de enfermagem 307
- Ducto arterial persistente 307
  - O que houve de errado?...307
  - Sinais e sintomas..307
  - Resultados dos exames 307
  - Tratamentos..307
  - Intervenções de enfermagem 308
- Coarctação da aorta...308
  - O que houve de errado?...308
  - Sinais e sintomas..309
  - Resultados dos exames 309
  - Tratamentos..310
  - Intervenções de enfermagem 310
- Estenose aórtica 310
  - O que houve de errado?...310
  - Sinais e sintomas..311
  - Resultados dos exames 312
  - Tratamentos..312
  - Intervenções de enfermagem 312
- Tetralogia de Fallot 312
  - O que houve de errado?...312
  - Sinais e sintomas..312
  - Resultados dos exames 312
  - Tratamentos..313
  - Intervenções de enfermagem 313
- Transposição das grandes artérias..314
  - O que houve de errado?...314
  - Sinais e sintomas..315
  - Resultados dos exames 315
  - Tratamentos..315
  - Intervenções de enfermagem 315
- Conclusão 315

13. Exame final 319

Índice 337

PARTE I

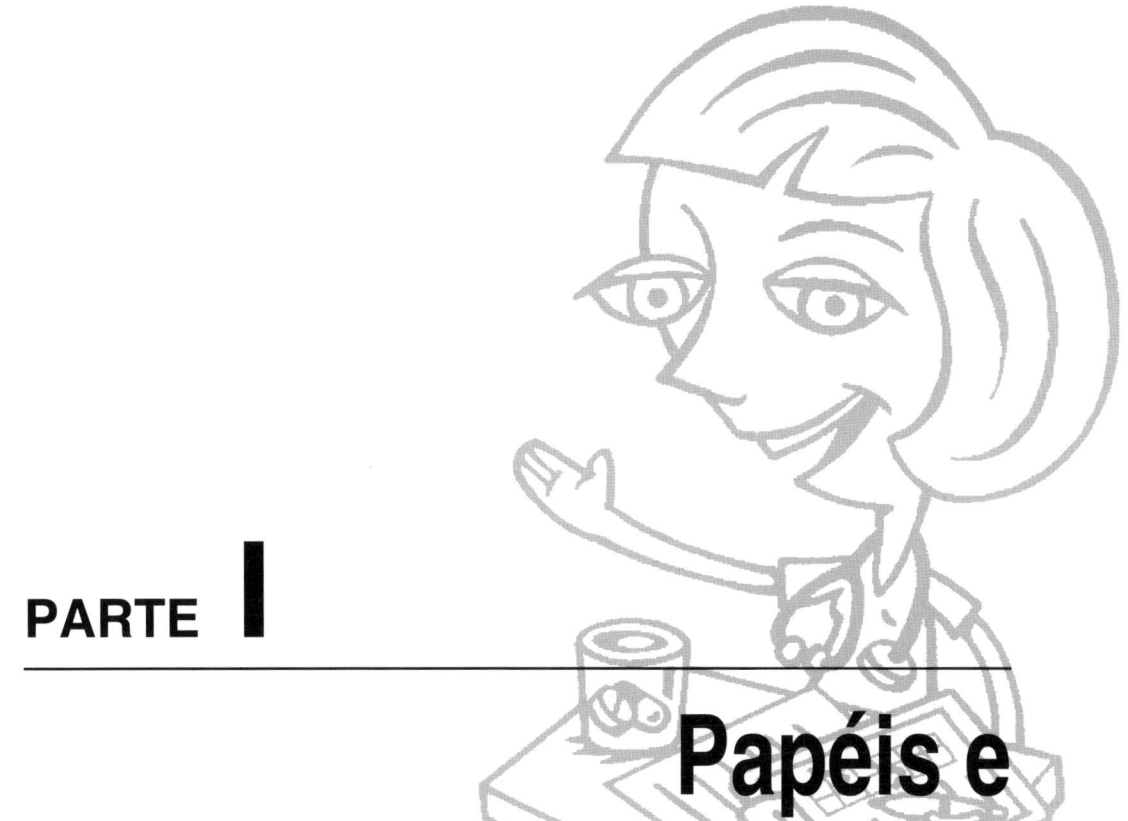

Papéis e relacionamentos

capítulo 1

Visão geral da enfermagem materna

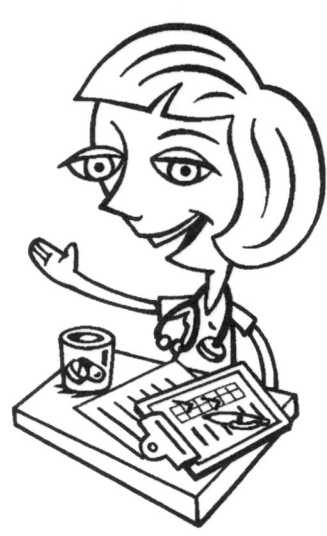

Objetivos
Ao final do capítulo, o estudante será capaz de:

1. Discutir o enfoque da enfermagem materno-neonatal.
2. Identificar os vários papéis que o enfermeiro pode assumir ao cuidar da família em formação.
3. Discutir os passos do processo de enfermagem no cuidado da família em formação.
4. Descrever as fases da enfermagem materno-neonatal.
5. Determinar o impacto do estágio de crescimento e desenvolvimento materno sobre o planejamento familiar e o cuidado proporcionado à família em formação.

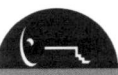 **PALAVRAS-CHAVE**

Enfermeiro da comunidade
Enfermeiro generalista
Enfermeiro obstetra
Fase anteparto

Fase de planejamento familiar
Fase intraparto
Puerpério

1 A enfermagem materno-neonatal focaliza a experiência e o cuidado da mulher, da família e do recém-nascido antes, durante e após a gestação. O cuidado da mulher em idade reprodutiva pode começar antes da concepção, com o planejamento da gestação e a abordagem dos aspectos relacionados com a fertilidade. A abordagem centralizada na família é essencial para garantir que as necessidades primárias da gestante e do recém-nascido sejam completamente atendidas. A família proporciona a fonte de apoio e recursos para a mãe e a criança; assim, a estabilidade, ou a falta dela, na família podem impactar muito a experiência materno-neonatal antes, durante e após a gestação. Os antecedentes culturais da família também influem fortemente na experiência da gestação e do parto. As normas culturais devem ser respeitadas e, quando possível, integradas ao plano de cuidado para a família em formação.

O papel do enfermeiro no cuidado da família varia, dependendo do estágio da mulher e da família no processo de formação. Antes da concepção, o papel do enfermeiro pode ser focado na assistência da mulher e de seu parceiro no planejamento familiar ou na abordagem dos aspectos da fertilidade. Após a concepção e durante o parto, o enfermeiro concentra-se em apoiar a gestação saudável com o auxílio de medidas de promoção de saúde, incluindo a nutrição apropriada, o repouso e a atividade para beneficiar a mãe e o feto. O enfermeiro trabalha com a família nas seguintes áreas.*

- **2 EPL (enfermeiro prático licenciado, não há categoria semelhante no Brasil):** Enfermeiro técnico que completou o programa em uma escola técnica ou faculdade comunitária e foi aprovado no National Council Licensure Examination (NCLEX). Pode auxiliar em clínicas, consultórios médicos ou em ambientes hospitalares, em geral sob a direção de um enfermeiro registrado licenciado, enfermeiro prático ou médico, além de auxiliar na preparação da gestante durante a gestação e no processo de parto.
- **ER (enfermero registrado, equivalente ao enfermeiro no Brasil):** Enfermeiro profissional graduado em um programa de enfermagem reconhecido e que foi aprovado no NCLEX para ER. Ele pode planejar e proporcionar cuidado à família em formação desde o contato inicial, com a coleta de dados da investigação e o fornecimento de ensino, ao monitoramento do progresso da gestação até o parto e no auxílio da nova família com o processo de adaptação ao recém-nascido.
- **EP (enfermeiro prático, não há categoria semelhante no Brasil):** Enfermeiro prático avançado que presta cuidado à família em formação desde o diagnóstico e a abordagem de aspectos da fertilidade, com encaminhamento aos especialistas apropriados conforme necessário, até o nascimento do bebê e o cuidado neonatal e pós-parto à nova mãe e à família, incluindo a orientação sobre a lactação. O EP pode especializar-se na saúde feminina; na família, enfocando todos os membros da família desde o nascimento até a idade avançada; no neonato, cuidando do recém-nascido normal ou de alto risco; ou no paciente pediátrico à proporção que o recém-nascido cresce.

---

* N. de R.T.: A seguir são apresentadas as diferentes formações e licenciamentos que os profissionais de enfermagem têm nos Estados Unidos, país de origem do livro.

- **EO (enfermeiro obstetra, corresponde ao enfermeiro que, no Brasil, tem especialização em enfermagem obstétrica)**: Enfermeiro de prática avançada que tem formação no nível de mestrado e foi aprovado no teste de certificação na área de gestação e de trabalho de parto e parto. Ele presta cuidados à mulher durante a gestação e ao longo do trabalho de parto e no parto.
- **ECE (enfermeiro clínico especialista, não há categoria semelhante no Brasil)**: enfermeiro que obteve formação avançada e preparação clínica no nível de mestrado com enfoque nos papéis de educador, gerenciador e pesquisador relacionados ao cuidado do paciente. O ECE pode prestar cuidados à família em formação durante a fase de planejamento familiar, durante a gestação, o trabalho de parto, no cuidado do recém-nascido, da mãe e da família após o parto, além do cuidado posterior à alta hospitalar, no período de adaptação ao recém-nascido, incluindo aspectos da lactação e melhora nas habilidades dos pais.

O PROCESSO DE ENFERMAGEM

O cuidado de enfermagem é prestado por intermédio do processo de enfermagem, que proporciona um guia para o planejamento abrangente e a provisão de cuidados para a família em formação. Após anos de prática, os passos do processo podem não ser delimitados à proporção que a enfermeira procede, mas permanecem como a base para o cuidado. O processo inclui:

- Investigação do paciente e da família relacionada com o problema e as preocupações relacionadas, assim como da dinâmica familiar subjacente, que pode impactar o apoio e os recursos necessários durante o processo de formação.
- Desenvolvimento dos diagnósticos de enfermagem, que são declarações que definem os problemas existentes e potencialmente existentes indicados pelos achados da investigação. A North American Nurses Diagnosis Association International (NANDA-I: http://www.nanda.org) estabeleceu uma lista de diagnósticos padronizados para os enfermeiros planejarem e comunicarem-se sobre o cuidado ao paciente.
- Determinação do resultado desejado em relação ao cuidado e ao tratamento – geralmente a resolução, no maior grau possível, do problema identificado pelo diagnóstico de enfermagem. O conhecimento do objetivo do cuidado, o resultado desejado, ajuda a orientar as atividades necessárias e fornece a base para a avaliação do sucesso do cuidado.
- Intervenções de enfermagem destinadas a ajudar o paciente e a família a atingirem o resultado desejado de resolução do problema de sua condição. As intervenções incluem o cuidado do paciente, assim como orientações ao paciente e a sua família. O monitoramento e a investigação contínuos também são intervenções de enfermagem esperadas para o cuidado abrangente do paciente.
- Avaliação e revisão conforme necessário. Essa é a etapa final do processo de enfermagem. Os dados são coletados e o monitoramento contínuo é usado para determinar o grau em que os resultados foram atingidos e a necessidade de revisão das metas ou das intervenções. Novos diagnósticos de enfermagem

podem ser descobertos, e diagnósticos antigos podem ser eliminados após a revisão dos dados pelo monitoramento e pela avaliação constantes.

A enfermagem materno-neonatal envolve várias fases:

- **Fase de planejamento familiar:** Envolve a mulher em idade reprodutiva desde a puberdade, com informação sobre a menstruação e a prevenção da gestação indesejada na adolescência, por meio da abordagem de aspectos da infertilidade e da preparação para a concepção e a gestação saudável.
- **Fase anteparto:** Período que vai desde a concepção até o início do trabalho de parto.
- **Fase intraparto:** Os estágios do trabalho de parto até o nascimento do bebê e a eliminação da placenta.
- **Fase pós-parto (puerpério):** Estágio posterior à eliminação da placenta até seis semanas após o parto.

PLANEJAMENTO FAMILIAR

O enfoque do planejamento familiar é a promoção do bem-estar ideal da família em formação, incluindo a saúde da mãe desde a concepção até o parto, o parto seguro e saudável de um neonato sadio, ou o cuidado de um recém-nascido de alto risco, se necessário, e o estabelecimento de uma nova unidade familiar estável. Os aspectos relacionados à contracepção, à fertilidade e a outras preocupações pré-gestacionais são discutidos em um capítulo posterior.

O estágio de crescimento e desenvolvimento da mulher em idade fértil tem forte impacto sobre os aspectos da concepção abordados nesse estágio. Uma preocupação especial é a gestação na adolescência e a gestação após os 40 anos, ambas podendo acarretar maior risco de complicações.

Gestação na infância ou na adolescência

Embora a adolescente tenha idade para procriar, o enfoque da intervenção de enfermagem nessa etapa é, muitas vezes, sobre a prevenção da gestação indesejada ou o cuidado abrangente, no caso da gestação na adolescência. O conhecimento e a consideração do estágio de desenvolvimento da paciente contribuem para o planejamento do cuidado apropriado à idade, especialmente durante a gestação. O reconhecimento de que o estresse da gestação impacta o crescimento e o desenvolvimento da jovem permite que o enfermeiro antecipe distúrbios ou regressões no desenvolvimento e planeje adequadamente o cuidado.

Preocupações potenciais

- Comportamentos de risco estimulados pela pressão dos amigos, isto é, violência, homicídio, direção irresponsável, relações sexuais excessivas e sem

proteção, tabagismo e abuso de substâncias representam perigo para a mãe e o feto durante a gestação na infância ou na adolescência.
◐ Problemas de saúde mental, incluindo a depressão, o suicídio e os distúrbios alimentares podem levar à mortalidade ou à morbidade adolescente ou fetal.
◐ A gestação pode provocar vergonha e diminuir a autoestima devido ao sentimento de ser julgada pelos adultos e amigos.
◐ Os maus hábitos alimentares e a redução da atividade física contribuem para a desnutrição da mãe e do feto.
◐ A acne facial e no corpo, agravada pelo estresse e pelos hormônios, é comum em adolescentes.
◐ A depressão pode ser observada em níveis maiores nas meninas do que nos meninos:
  • Más relações com amigos, pais deprimidos ou emocionalmente indisponíveis, conflito conjugal dos pais ou problemas financeiros, problemas familiares provocados por divórcio e autoimagem deturpada são fatores contribuintes.
◐ A ideação suicida pode manifestar-se, principalmente com o medo relacionado à reação dos pais à gestação:
  • Preocupação com o assunto de morte
  • Conversas sobre a morte e o desejo de morrer
  • Perda de energia; exaustão sem causa
  • Apatia; distanciamento de outros, retraimento social
  • Comportamento antissocial ou irresponsável – álcool, drogas, promiscuidade sexual, brigas
  • Mudança no apetite
  • Padrões de sono alterados, muito pouco ou demasiado
  • Redução do interesse ou da capacidade de concentração
  • Descarte de objetos queridos

Os aspectos essenciais da gestação na adolescência incluem os seguintes:
  • A imaturidade emocional pode diminuir a capacidade da adolescente de enfrentar as responsabilidades associadas à gestação e à maternidade.
  • O apoio familiar pode ser limitado na gestação indesejada; isso pode ser exacerbado pela pobreza ou pela desestruturação familiar prévia acrescida do estressor adicional da gestação na adolescência.
  • As necessidades nutricionais são maiores na gestante adolescente. O desenvolvimento da adolescente está incompleto, resultando em maior necessidade de nutrientes e na competição entre a mãe e o bebê, provocando, muitas vezes, partos prematuros, recém-nascidos de baixo peso, mães desnutridas e maior mortalidade infantil:
    – A alimentação materna determina a adequação da nutrição e do desenvolvimento fetal. Os déficits para a mãe resultam em déficits para o feto.
    – A ingesta nutricional da adolescente muitas vezes carece de quantidades suficientes de ferro, cálcio e ácido fólico, que são extremamente importantes para o desenvolvimento de músculos e ossos e para a saúde reprodutiva.

- A dieta da adolescência é muitas vezes deficiente em vitaminas A, D, B_{12} e zinco; portanto, os suplementos vitamínicos são fundamentais para a gestante adolescente.
- O aconselhamento nutricional deve envolver a adolescente, o futuro pai e as famílias de ambos, para assegurar que a nutrição apropriada seja mantida antes e depois do nascimento do bebê.

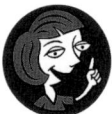

ALERTA DE ENFERMAGEM
A ingesta nutricional dos adolescentes é irregular; portanto, a investigação dessa ingesta deve ser feita ao longo do tempo e não envolver apenas um diário de 24 horas para a determinação dos hábitos alimentares.

- A gestação na adolescência pode estar associada a outros comportamentos de alto risco, como o alcoolismo e o abuso de drogas; por isso, é necessária uma investigação minuciosa e um plano de cuidado deve ser desenvolvido para abordar qualquer hábito do estilo de vida que represente perigo para a mãe ou para o feto.
- A desestruturação familiar e o abuso sofridos pela adolescente em casa coloca-a em maior risco de se tornar uma mãe abusiva ou, no mínimo, de estabelecer habilidades maternais deficientes.

Implicações para o cuidado de enfermagem

- As intervenções eficazes devem envolver a adolescente no planejamento e na implementação.
- Todos os níveis de desenvolvimento são importantes: do físico ao cognitivo e ao psicossocial.
- As teorias sobre o estágio de desenvolvimento não são específicas para a idade, mas incluem variações de idade que podem se sobrepor.
- O estresse da gestação e da maternidade na juventude pode causar o retorno a um estágio de desenvolvimento anterior por um curto período.
- As medidas de enfermagem, incluindo o ensino à paciente e à família, devem considerar o estágio de desenvolvimento que a gestante se encontra.
- Ensinar às adolescentes e aos membros da família estratégias para reduzir os comportamentos que comprometem a saúde e para lidar com a pressão dos amigos.
- Monitorar os sinais e planejar intervenções para abordar a depressão e a ideação suicida.
- Relacionar os comportamentos que favorecem a saúde, como a alimentação nutritiva, o exercício regular, a segurança na direção com o uso de cinto de

segurança, a melhoria da aparência física e a promoção da gestação e do parto saudáveis.
- Auxiliar a adolescente no planejamento de um equilíbrio adequado de atividade e repouso durante a gestação para diminuir a interrupção das atividades com os amigos.
- Proporcionar oportunidades de comunicação com a adolescente na ausência dos pais para permitir que ela faça perguntas pessoais.
- A higiene diária e o tratamento com medicamentos contra a acne pode reduzir sua exacerbação, no entanto, deve-se ter o cuidado de evitar qualquer substância que possa ser prejudicial ao feto.
- O cuidado apropriado à idade e o ensino reduzem o estresse que a gestante adolescente pode apresentar durante o processo de crescimento e desenvolvimento.
- As interações familiares, ou sua falta, influenciam o crescimento e o desenvolvimento e são especialmente importantes para apoiar a mãe adolescente no desenvolvimento e na manutenção de boas habilidades maternas.

Gestação após os 40 anos de idade

Um número crescente de mulheres, algumas das quais centradas em suas carreiras, engajadas em um segundo casamento ou enfrentando outras situações de vida, decide esperar para conceber e ter um filho. O cuidado de saúde moderno melhorou muito os resultados para essas mulheres, com menor mortalidade e morbidade resultantes. No entanto, as gestantes com idade acima de 40 anos podem ser consideradas de alto risco, enfrentando, talvez, ruptura familiar secundária a um parceiro que não apoia a criação de filhos tardiamente na vida ou filhos mais velhos que não estão preparados para dividir o apoio dos pais com um novo irmão. O estágio de desenvolvimento de Erikson de generatividade *versus* autoabsorção/estagnação indica alguns comportamentos manifestados pela maioria das mulheres considerando a gestação ou que são gestantes após os 40 anos. Para muitas mulheres durante esse estágio de desenvolvimento, a carreira foi o principal foco e pode ter sido a causa da demora em ter filhos, mas o pensamento é transferido para o cuidado de outros e a preparação para a nova geração. A mulher e a família em formação devem lidar com as demandas, incluindo os compromissos financeiros de duas pessoas ou as necessidades dos pais que envelhecem. Enquanto concentrada na gestação, a mulher pode sentir também a necessidade de permanecer produtiva em seu trabalho, sua comunidade e em outras atividades.

Os assuntos essenciais na gestação após os 40 anos incluem os seguintes:

- Dificuldade de concepção, com maior risco de abortamento ou natimorto
- Maior risco de complicações durante a gestação, especialmente em mulheres com doença crônica ou obesidade

- Maior risco de desenvolvimento de diabetes gestacional
- Maior risco de hipertensão induzida pela gestação
- Maior risco de desenvolvimento de pré-eclâmpsia (toxemia da gestação)
- Maior risco de necessidade de cesariana
- Maior risco de placenta prévia
- Maior risco de nascimento de crianças com anormalidades genéticas ou cromossômicas, como a síndrome de Down, possivelmente porque o DNA nos óvulos da mulher foi danificado com o tempo (o risco aumenta à proporção que a idade aumenta)
- Desenvolvimento de um plano realista para a atividade e o repouso durante a gestação e equilíbrio das obrigações durante e após o período de adaptação quando a mãe e o recém-nascido recebem alta do hospital, o que promove uma gestação saudável e o desenvolvimento do manejo familiar eficaz e de habilidades maternas/paternas

Implicações para o cuidado de enfermagem

- O planejamento familiar eficaz é a primeira escolha contra problemas potenciais. O ensino dos futuros pais sobre os perigos da gestação após os 40 anos aumenta a conscientização sobre as possíveis complicações, permitindo a preparação e as escolhas informadas.
- A investigação do estado pré-concepcional da mulher permite esforços visando à melhoria da saúde, antes das tentativas de engravidar.
- Os hábitos prejudiciais, como o tabagismo ou o abuso de substâncias, incluindo o álcool e os fármacos sem prescrição, devem ser interrompidos para proporcionar maiores chances de uma gestação saudável.
- A obtenção do estado nutricional ideal e do controle de peso é essencial para minimizar a possível incidência de complicações, como o diabetes gestacional ou a pré-eclâmpsia/toxemia.
- O teste sanguíneo para titulação da rubéola e o teste para outras infecções permitem a intervenção precoce para evitar a exposição fetal a doenças que possam causar abortamento, natimorto ou defeitos congênitos.
- O aconselhamento genético é benéfico para alertar a mãe ou os pais em perspectiva sobre os riscos de anormalidade genética relacionados à idade mais avançada. A história familiar deve ser examinada para detectar dados que possam indicar maior risco.
- O monitoramento próximo após a concepção e durante toda a gestação permite a detecção precoce dos problemas e a intervenção imediata para minimizar danos ao feto e proteger a saúde da mãe.

Verificação de rotina

1. Qual o profissional especialista em atender a família em formação?
   a) Enfermeiro generalista
   b) Enfermeiro da comunidade
   c) Enfermeiro obstetra
   d) Enfermeiro neonatal

Resposta:
_____
_____

2. Explicar por que a gestação na adolescência coloca a mãe e a criança em risco por problemas de saúde.

Resposta:
_____
_____

CONCLUSÃO

Os fatores relacionados com a família e a comunidade podem influenciar positiva ou negativamente o cuidado da família em formação. O enfermeiro deve prestar cuidado centralizado a esta para garantir que os sistemas de apoio sejam maximizados e não sofram rupturas para que a família em formação receba o apoio necessário antes da gestação, ao longo dela e no retorno para casa e para a comunidade. Vários pontos importantes são observados neste resumo do capítulo:

1. A promoção de cuidado centralizado na família exige o uso de um processo de enfermagem organizado para coletar os dados da investigação e planejar as intervenções adequadas à idade da família em formação.
2. O papel do enfermeiro no cuidado da família em formação varia de acordo com a área de conhecimento do enfermeiro.
3. A enfermagem materno-neonatal engloba o planejamento familiar e as fases pré-natal, intraparto e pós-parto/puerpério.

4. O planejamento familiar está centrado no bem-estar da família em formação.
5. A realização de investigação da família e da comunidade é útil para identificar fatores contribuintes aos possíveis problemas com a concepção, apoio necessário para a família em formação e fatores de risco para problemas durante a gestação ou após o parto. Essa investigação facilita o acompanhamento na comunidade ou no ambiente doméstico após a alta hospitalar.
6. Apoiar a família em formação com especial consideração pela adolescente ou mais jovem, ou pela mãe mais idosa. Se a mãe for uma criança ou uma adolescente ou estiver acima de 40 anos, as complicações podem resultar em impacto no processo do parto e no desenvolvimento do bebê.
7. A investigação nutricional e o apoio são importantes para a gestação saudável, principalmente se a mãe ainda for uma menina ou adolescente.
8. A gestação após os 40 anos pode representar desafios físicos e emocionais para a família em formação.

VERIFICAÇÃO FINAL

1. **Que fatores devem ser considerados quando o enfermeiro investiga o crescimento e o desenvolvimento de uma gestante? Escolha todos que são aplicáveis.**
   a) Preferências alimentares
   b) Habilidades de comunicação
   c) Preferência religiosa
   d) Mudanças na personalidade e nas emoções

2. **Qual a principal razão para a abordagem centralizada na família ser tão importante para as necessidades da paciente gestante?**
   a) Em geral, o convênio de saúde é adquirido por meio de um plano familiar.
   b) A gestação envolve a mãe, o pai e o bebê.
   c) A falta de estabilidade familiar influencia a experiência gestacional para a mãe e para o feto.
   d) A maioria dos hospitais exige que a família seja incluída no plano de cuidado da paciente.

3. **Que papéis o enfermeiro pode assumir no planejamento familiar?**
   a) Educador que aborda os aspectos da fertilidade
   b) Enfermeiro da sala de parto
   c) Prestador de cuidado primário
   d) a e b
   e) Todas as alternativas anteriores

VERIFICAÇÃO FINAL

4. Que enfermeiro age como prestador de cuidado primário para a gestante?
   a) Enfermeiro médico-cirúrgico
   b) Enfermeiro hospitalar
   c) Enfermeiro da comunidade
   d) Nenhuma das alternativas anteriores

5. Qual seria o resultado desejado mais adequado para a gestante sem-teto que vem à clínica para sua primeira consulta pré-natal com 26 semanas de gestação em estado de desnutrição óbvia?
   a) A mulher fará três refeições nutritivas a cada dia.
   b) A mulher obterá um trabalho e comprará uma casa.
   c) A mulher dará o bebê a uma família que possa sustentá-lo.
   d) A mulher voltará à clínica semanalmente.

6. A fase de planejamento familiar inclui que atividades?
   a) O nascimento de um bebê saudável
   b) A discussão da contracepção
   c) O oferecimento de cuidado durante a menopausa
   d) Todas as alternativas anteriores

7. Alícia é admitida à clínica em trabalho de parto ativo. Ela está em que fase da gestação?
   a) Fase do puerpério
   b) Fase intraparto
   c) Fase pré-natal
   d) Fase pós-parto

8. Qual a principal razão para o estágio de desenvolvimento da gestante ter impacto sobre a gestação?
   a) Na verdade, nenhuma. O estágio de desenvolvimento do feto é mais importante.
   b) Se a mulher ainda morar em casa, sua mãe pode assumir o recém-nascido.
   c) A mulher na adolescência terá necessidades nutricionais e emocionais que podem entrar em conflito com as necessidades gestacionais.
   d) A mulher com mais idade terminou todos os seus estágios de desenvolvimento aos 40 anos e pode enfocar mais as necessidades do recém-nascido.

9. Clara, 14 anos, é admitida por desidratação secundária aos vômitos constantes em seu primeiro trimestre de gestação. A enfermeira observa que Clara carrega um ursinho de pelúcia e se agarra ao braço da mãe. Qual seria a explicação mais provável para o comportamento de Clara?
   a) O estresse da gestação fez com que Clara revertesse a um estágio de desenvolvimento anterior.
   b) A mãe superprotetora de Clara mimou a menina, por isso ela está grávida.
   c) A gestação afetou o cérebro de Clara e fez com que ela ficasse retardada.
   d) Clara está tentando negar que está grávida agindo ela mesma como um bebê.

❓ VERIFICAÇÃO FINAL

10. Elisa, 13 anos, está grávida e é admitida após apresentar diarreia durante os quatro últimos dias. Ela está abatida e fala somente quando a mãe a força a responder às perguntas. O que o enfermeiro deve considerar ao avaliar Elisa?
    a) Elisa provavelmente tem um déficit de comunicação devido a complicações da gestação.
    b) Elisa seria mais responsiva à enfermeira se a mãe estivesse ausente.
    c) O comportamento de Elisa não é importante, pois sua queixa principal é a diarreia.
    d) Elisa é uma adolescente e pode também ser quieta e fechada quando está bem.

RESPOSTAS

Verificação de rotina

1. c
2. As adolescentes ainda estão enfrentando o desenvolvimento físico e emocional com demandas por calorias e nutrientes que podem competir com as necessidades do feto e diminuir os mecanismos de enfrentamento para lidar com os estressores da gestação e da maternidade. A ingesta nutricional de uma adolescente é inconsistente, levando a possível déficit nutricional, parto prematuro ou neonato de baixo peso.

Verificação final

1. b e d   2. c   3. e   4. c   5. a
6. b   7. b   8. c   9. a   10. d

capítulo 2
Famílias e comunidades

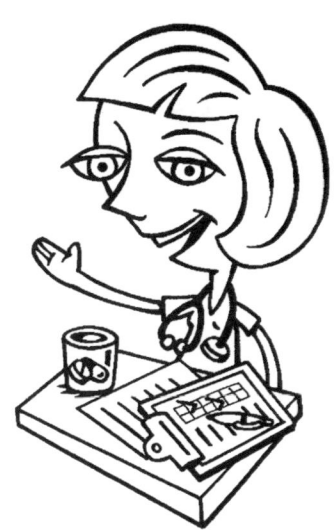

Objetivos
Ao final do capítulo, o estudante será capaz de:

1. Descrever o impacto da dinâmica familiar sobre o cuidado de enfermagem da paciente que vivencia a maternidade.
2. Distinguir os tipos de famílias na comunidade.
3. Comparar as preocupações relacionadas à saúde da família em formação resultantes de famílias e comunidades de vários níveis socioeconômicos.
4. Indicar as abordagens de enfermagem adequadas relacionadas a preocupações familiares e comunitárias sobre o cuidado da família que vivencia a gestação.
5. Discutir as influências étnico-culturais sobre a dinâmica familiar e comunitária.
6. Determinar as implicações de enfermagem adequadas aos conceitos étnico--culturais.

 **PALAVRAS-CHAVE**

Comportamento etnocêntrico
Estereotipagem
Família assimilada
Família em coabitação
Família estendida
Família homoafetiva
Família nuclear
Família reconstituída/binuclear
Irmãos
População de alto risco
Subcultura

VISÃO GERAL

1. A família e a comunidade têm forte impacto sobre a experiência de estabilidade da família em formação. A promoção de saúde, sua manutenção e as

ações de recuperação são apoiadas ou prejudicadas pela dinâmica familiar e pela presença ou ausência de recursos de apoio familiares e comunitários. Os desafios apresentados pela disfunção familiar ou comunitária podem limitar, de forma acentuada, a estabilidade da família em formação antes, durante ou depois da gestação e da adaptação à maternidade/paternidade. O entendimento dos conceitos básicos da dinâmica familiar e comunitária ajuda o enfermeiro a proporcionar cuidado abrangente à família em processo de gestação.

◐ Conceitos fundamentais
- A enfermagem centrada na família reconhece o apoio como um fator necessário à estabilidade na família em formação.
- A família, além da futura mãe, é apoiada ao longo da experiência de formação.
- A colaboração com a família é facilitada durante o cuidado hospitalar, comunitário e domiciliar.
- A defesa da família inclui possibilitar que as famílias se estruturem sobre os pontos fortes atuais e ajudem a manter a sensação de controle sobre suas vidas.
- No ambiente doméstico, o enfermeiro é um visitante e deve respeitar a autoridade da família.
- Os recursos de apoio comunitário são fundamentais para as famílias em formação com necessidades especiais – gestação na adolescência, gestação tardia ou gestação com complicações, assim como a de uma futura mãe com alguma doença ou deficiência.

◐ Papéis e relacionamentos
- Os membros da família desempenham, com frequência, mais de um papel no sistema familiar.
  Papéis familiares:
    - incluem, mas não se restringem a pais (mãe, pai, madrasta, padrasto, pai adotivo), bebê, irmãos, provedor, dona de casa, ou cuidador.
    - variam dependendo do tipo e da estrutura da família, incluindo o número e a idade dos membros e os antecedentes étnico-culturais.
    - podem mudar em consequência da gestação ou das mudanças nas necessidades da futura mãe – ela talvez não possa trabalhar, embora sua renda seja essencial para pagar as contas da família. A gestação pode causar estresse na família e este pode, por sua vez, resultar em sofrimento da mãe e do feto.

TIPOS DE FAMÍLIAS

Os tipos de famílias podem ser descritos de diferentes maneiras e as necessidades variam com base na sua composição e no seu funcionamento. Os tipos de famílias em formação incluem:

◐ **Família nuclear:** Marido (geralmente o provedor), esposa (geralmente a dona de casa, embora frequentemente também trabalhe) e filhos.
◐ **Reconstituída/binuclear/mista:** Consiste de um ou mais filhos e um dos pais em uma casa, e o outro em uma casa diferente. Um padrasto/madrasta

e meio-irmãos podem estar presentes em uma ou nas duas casas, reconstituindo duas famílias em uma e resultando em duas famílias nucleares mistas.
◐ **Família em coabitação:** Consiste de um homem e uma mulher que vivem juntos com um ou mais filhos, sem serem casados.
◐ **Família com apenas um dos pais:** Consiste de um homem ou de uma mulher vivendo com um ou mais filhos.
◐ **Família homoafetiva:** Dois homens ou duas mulheres que vivem juntos como pais de um ou mais filhos biológicos ou adotados.
◐ **Família estendida:** Grupos multigeracionais consistindo de pais e filhos com outros parentes, isto é, avós, tios, tias, primos, netos.

Implicações de enfermagem

◐ Realizar uma investigação familiar para determinar a presença ou a ausência de apoio aos futuros pais durante e após a hospitalização.
◐ Identificar e colaborar com indivíduos essenciais na unidade familiar para promover a restauração e a manutenção da estabilidade da família em formação após a alta hospitalar da mãe e do recém-nascido.
◐ Envolver os pais e a família nas atividades de cuidado do recém-nascido para promover o aprendizado do cuidado posterior à alta.
◐ Investigar o ambiente doméstico e determinar a presença de fatores que contribuam para risco da gestante ou do recém-nascido após a alta hospitalar.
◐ Colaborar com os membros da família para minimizar os fatores de risco e preparar o ambiente doméstico, visando o preenchimento das necessidades da futura mãe antes do parto e da mãe e do recém-nascido após a alta hospitalar.
◐ Desenvolver um plano de ação que aborde as necessidades da família em formação, desde a admissão até a alta e o retorno à comunidade e ao ambiente domiciliar.

FATORES SOCIAIS E ECONÔMICOS

Os fatores sociais, como o ambiente vivenciado e as relações comunitárias, além dos fatores econômicos, como a pobreza, o desemprego ou a falta de moradia, causam impacto na saúde e na estabilidade da família em formação, devido ao acesso limitado à água limpa, aos alimentos, à moradia e ao atendimento de saúde. Alguns grupos são considerados populações de alto risco – grupos de pessoas em maior risco para doenças do que a população em geral, devido a fatores sociais, econômicos ou culturais.

Os fatores sociais essenciais a serem considerados são:

◐ A pobreza limita o acesso a alimentos saudáveis, causando déficits nutricionais.
◐ A falta de acesso ao cuidado de saúde diminui a promoção e a manutenção de saúde e contribui para o diagnóstico tardio das doenças e a demora ao tratamento.

- O desemprego contribui para a pobreza e a possibilidade de ausência de moradia, aumentando a exposição, em abrigos superlotados, às situações de perigo e às doenças que ameaçam a mãe e o feto ou o recém-nascido.
- Os comportamentos de alto risco, como o sexo sem proteção, as drogas e a direção irresponsável, podem causar infecções, vícios e lesões que aumentam a mortalidade e a morbidade materna e do recém-nascido.
- A gestação na adolescência pode resultar na falta de cuidado pré-natal, parto prematuro e defeitos congênitos, assim como na habilidade parental deficiente, gerando dano fisiológico e psicológico no paciente pediátrico.
- O distúrbio familiar devido a fatores como o abuso de álcool ou de drogas, a doença mental, a violência doméstica ou o divórcio pode desestabilizar a família em formação, levando ao sofrimento.
- A instabilidade comunitária motivada por atividade de gangues, crime, violência, desemprego alto e pobreza pode resultar em redução dos recursos de saúde disponíveis.

Implicações de enfermagem

- Realizar uma investigação na comunidade para identificar os fatores contribuintes para a gestação na adolescência, ou os fatores de risco para complicações, como as doenças contagiosas.
- Abordar as necessidades de recursos comunitários, antes da alta, com acompanhamento na comunidade ou no ambiente doméstico após a alta.
- Trabalhar em colaboração com os recursos comunitários para proporcionar cuidado abrangente à família em formação e facilitar a investigação e a avaliação do acompanhamento.

Verificação de rotina 1

1. Maria, 16 anos, vive com seu pai e com o companheiro dele. Que tipo de família Maria tem?
   a) Nuclear
   b) Binuclear
   c) Homoafetivo
   d) Mista

   Resposta: _____

2. Explicar por que a pobreza coloca os membros da família em risco para problemas de saúde.

   Resposta:

ASPECTOS DA DIVERSIDADE

A diversidade relaciona-se com diferenças étnicas e culturais encontradas nas pessoas de etnias ou crenças religiosas variadas. O conhecimento das práticas que são aceitáveis ou preferidas e das que são proibidas permite que o enfermeiro planeje o cuidado apropriado, de acordo com os antecedentes étnicos e culturais da paciente. O processo mais eficaz para determinar o cuidado apropriado é perguntar a ela, à família ou às pessoas significativas sobre as preferências e tabus. Muitas preferências culturais e rituais não entram em conflito com o cuidado médico ou representam dano à futura mãe ou ao feto; no entanto, alguns suplementos naturais podem interagir com os medicamentos ou com a dieta. O apoio às normas culturais resulta em maior conforto e menor ansiedade para a família em formação.

Alguns princípios que devem ser considerados, ao ser promovido cuidado à família em formação de origem étnica e cultural variada, incluem:

- As normas culturais são transmitidas de uma geração para outra.
- Muitas culturas têm fortes crenças relacionadas à concepção, à gestação, ao parto e ao cuidado materno e infantil após o nascimento. Essas crenças devem ser seguidas, sempre que possível, se não houver dano à mãe ou ao recém-nascido.
- As pacientes cujas famílias possuem membros de primeira ou segunda geração de imigrantes de uma cultura diferente têm mais probabilidade de adesão aos rituais culturais, enquanto os nascidos no próprio país, ou os que imigraram no início da infância talvez sejam totalmente **assimilados** (aculturados), adotando os costumes, as normas culturais, os comportamentos e as atitudes do país.
- Para a **subcultura**, grupo em uma cultura que tem crenças e valores diferentes dos considerados típicos, o enfermeiro deve observar as preferências individualizadas.
- **Estereotipar** é categorizar um grupo de pessoas, geralmente por etnia, sem respeitar suas características individuais.
- Em algumas culturas, as mulheres não devem ser abordadas diretamente, mas por intermédio do membro masculino dominante na família.
- Algumas culturas são matriarcais, com a mulher mais velha da família respeitada como a responsável pelas decisões.
- Os membros mais velhos da família, em algumas culturas, são respeitados como responsáveis pelas decisões.
- Em algumas culturas, é inaceitável tocar a mulher sem permissão, e apenas o contato necessário para o exame deve ocorrer.
- O comportamento **etnocêntrico** (crença de que a própria cultura é melhor) pode bloquear a comunicação com o paciente e a família, reduzindo a confiança e o conforto.
- A comunicação na língua nativa pode ser necessária para o entendimento completo das preocupações da paciente.

Implicações de enfermagem

Deve-se considerar os seguintes conceitos ao prestar cuidado às pacientes de diferentes grupos étnico-culturais:

Comunicação

- Investigar as interações e os relacionamentos familiares e consultar a futura mãe, um membro da família (incluir a gestante criança ou adolescente) para determinar a preferência relativa à comunicação e ao processo de tomada de decisão entre o enfermeiro e os familiares.
- Os enfermeiros devem monitorar seu próprio comportamento e evitar impor preferências culturais sobre a paciente.
- Providenciar um intérprete ou usar a tecnologia para auxiliar na tradução das preocupações verbalizadas na língua nativa da paciente.

Toque físico

- Determinar tabus relacionados ao contato físico e, se possível, evitar o toque inaceitável, pedindo à paciente ou à família para movimentar a parte do corpo enquanto o enfermeiro realiza o exame.
- Quando for necessário um toque considerado inaceitável, explicar sua finalidade e minimizar o contato tanto quanto possível.
- Usar um lençol para cobrir o corpo, expondo apenas as áreas sendo examinadas, e preservar o pudor da paciente durante o exame.
- Se for proibido o toque entre os sexos e um enfermeiro for designado para prestar o cuidado, solicitar que uma assistente ou colega preste os cuidados físicos enquanto o enfermeiro conduz o atendimento.

Dieta e rituais

- Perguntar à paciente e à família sobre suas preferências, pois nem todos os indivíduos de um determinado grupo cultural praticam os mesmos rituais.
- Determinar as preferências alimentares e transmitir a informação ao nutricionista para promover a oferta de opções de refeições adequadas.
- Instruir a família em relação às restrições e às necessidades dietéticas secundárias à gestação, quando indicado, permitindo que sejam fornecidos os alimentos desejados, caso não estejam disponíveis.
- Instruir a família a notificar o enfermeiro em relação a qualquer alimento ou suplemento fornecido à paciente, para evitar a interação prejudicial entre medicamentos e substâncias ou prejuízos ao feto.
- Consultar a família antes da remoção de joias, de objetos à cabeceira da cama ou de unguentos da paciente ou do quarto para evitar a interrupção de um ritual religioso ou cultural visando à sorte ou ao bem-estar.

> **Verificação de rotina 2**
>
> 1. Os conceitos básicos da dinâmica familiar e comunitária incluem quais dos seguintes?
>   a) Apoio da família como uma necessidade constante
>   b) Papéis familiares restritos à mãe e ao pai
>   c) Defesa da família, possibilitando que ela mantenha a sensação de controle
>   d) Apenas a e c
>
>   **Resposta:** _____
>
> 2. Se a paciente estiver apresentando contrações leves e o enfermeiro necessitar investigar o progresso do trabalho de parto, que passos devem ser dados antes do início do exame? Que explicações o enfermeiro deve proporcionar sobre o toque necessário à investigação adequada?
>
>   **Resposta:** _____

CONCLUSÃO

Os fatores relacionados à família e à comunidade impactam, positiva ou negativamente, o cuidado da família em formação. O enfermeiro deve prestar cuidados centralizados na família para assegurar que os sistemas de apoio sejam maximizados e não interrompidos, de modo que a família receba o auxílio necessário antes e durante a gestação e em seu retorno para casa e para a comunidade. Diversos pontos essenciais são observados no conteúdo deste capítulo:

- A investigação da família e da comunidade proporciona ao enfermeiro um quadro completo dos riscos que ameaçam e dos benefícios disponíveis para a promoção da saúde da família em formação.
- A colaboração com os recursos comunitários é essencial para a transição bem-sucedida do hospital para casa ou para o ambiente comunitário, principalmente para as futuras mães com necessidades especiais (mães adolescentes ou mais idosas).
- As preferências culturais e étnicas devem ser consideradas e adequadas, quando possível.
- O enfermeiro não deve impor suas normas e preferências culturais sobre os pacientes.

VERIFICAÇÃO FINAL

1. Felícia tem 14 anos e está grávida. Sua mãe não tem família para apoiá-la durante a gestação de Felícia. O enfermeiro deve falar com a assistência social sobre serviços que prestam apoio a qual tipo de família?
   a) Nuclear
   b) Só o pai ou a mãe
   c) Estendida
   d) Reconstituída

2. Que tipo de investigação comunitária é mais importante para o enfermeiro realizar visando determinar se Dawn, mulher de 45 anos, cega, solteira e grávida, deve ter alta para ir para casa?
   a) Casa
   b) Igreja
   c) Escola
   d) Todos os itens anteriores

3. Ifehi é uma gestante de 22 anos, cigana. Seu marido solicitou uma enfermeira porque as mulheres não devem ser tocadas por homens que não pertençam à família. Como o enfermeiro deve responder?
   a) Dizer à mãe que Ifehi tem que solicitar uma enfermeira, pois ela é uma adolescente.
   b) Informar ao médico sobre a solicitação e esperar para escalar enfermeiras para Ifehi.
   c) Apresentar os enfermeiros da equipe para que Ifehi e seu marido possam se acostumar com eles.
   d) Adaptar as escalas, tanto quanto possível, para que enfermeiras prestem cuidados a Ifehi.

4. Que cerimônia religiosa cultural poderia ser utilizada sem monitoramento pela enfermeira?
   a) A ingestão de chás de ervas pela paciente, várias vezes por dia, para restaurar o equilíbrio
   b) A aplicação de um unguento químico na cabeça e no torso para afastar os espíritos
   c) Manter uma estátua de um deus místico da saúde na mesa de cabeceira da paciente
   d) Reduzir a temperatura do quarto para bloquear as doenças quentes do corpo

5. Quais dos seguintes fatores podem ser prejudicados ou apoiados pela presença ou ausência de serviços de apoio comunitário?
   a) Promoção à saúde
   b) Crescimento e desenvolvimento da família

VERIFICAÇÃO FINAL

   c) Atividades de restauração da saúde
   d) Todos os itens anteriores

6. **Os conceitos básicos de dinâmica familiar e comunitária incluem quais dos seguintes?**
   a) Apoio familiar como uma necessidade constante
   b) Papéis familiares restritos à mãe e ao pai
   c) Defesa da família, possibilitando que ela mantenha a sensação de controle
   d) Apenas a e c

7. **Qual dos exemplos representa uma família reconstituída?**
   a) Judy e seus pais vivem em Kansas no outono e em Paris no verão.
   b) Peter e sua mãe vivem em uma casa e seu pai e madrasta vivem no lado oposto da cidade.
   c) Ângela e seus dois pais vivem em um apartamento anexo à casa dos seus avós.
   d) Apenas b e c

8. **Sally diz que mora com suas duas mães e seus irmãos. Sua família é classificada provavelmente como qual das seguintes?**
   a) Família de coabitação
   b) Família homoafetiva
   c) Família
   d) Nenhuma das alternativas anteriores

9. **Papa Estavez quer levar sua mulher grávida de volta ao México para o parto, pois considera mais benéfico para a mãe e o recém-nascido. Esta atitude é um possível exemplo de qual dos seguintes itens?**
   a) A necessidade de trazer um tradutor
   b) Comportamento etnocêntrico
   c) Comportamento aculturado
   d) Comportamento subcultural

10. **Os enfermeiros devem estar atentos sobre quais fatores ao investigar pacientes de um grupo étnico ou cultural diferentes do seu?**
    a) Dinâmica da comunicação
    b) Restrições dietéticas
    c) Rituais e tabus religiosos
    d) Todas as alternativas anteriores

> **? VERIFICAÇÃO FINAL**
>
> ## RESPOSTAS
>
> **Verificação de rotina 1**
> 1. c
> 2. A pobreza pode levar à desnutrição, possibilidade de falta de moradia, exposição a abrigos superlotados, redução da higiene e aumento de infecções, situações perigosas, redução do acesso aos serviços médicos e doenças, devido à falta de atividades de manutenção de saúde, como as imunizações ou os tratamentos dentários.
>
> **Verificação de rotina 2**
> 1. d
> 2. Explicar o exame à paciente e a posição e o toque envolvidos; providenciar a presença de uma pessoa da equipe, do sexo feminino, ou de um membro da família durante o exame. Perguntar se existem dúvidas, e se a paciente solicitar uma enfermeira, tentar satisfazer sua vontade.
>
> **Verificação final**
> 1. b 2. a 3. d 4. c 5. d
> 6. d 7. b 8. b 9. b 10. d

REFERÊNCIAS

Ladewig P, London M, Davidson M. *Contemporary Maternal-Newborn Nursing Care*. 7th ed. New York: Pearson; 2010.

Santrock JW. *A Topical Approach to Life-Span Development*. Boston: McGraw; 2002.

Wisemann J, ed. *Registered Nurse Maternal Newborn Nursing Review Module*. Edition 7.1. Assessment Technologies Institute LLC. KS: Stillwell; 2007.

SITE

Pregnancy Today. Healthy and safe pregnancy: Pregnancy after 40—special risks and some precautions to take. http://www.pregnancytoday.com/articles/life-circumstancesand-challenges-during-pregnancy/pregnancy-after-40-6175/. Acesso em 16 de julho de 2011.

capítulo **3**

Investigação de saúde do paciente recém-nascido

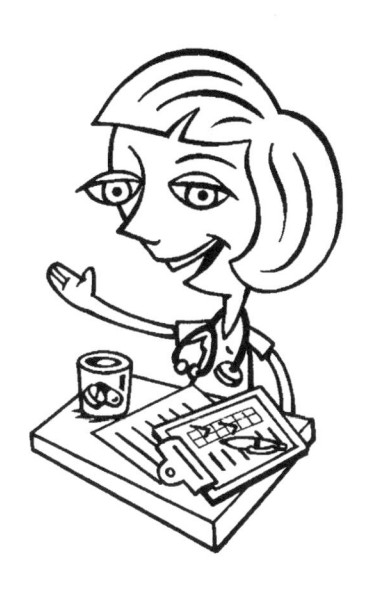

Objetivos

Ao final do capítulo, o estudante será capaz de:

1. Discutir o papel das habilidades de comunicação na investigação correta.
2. Determinar os achados da investigação que se desviam dos parâmetros normais para a paciente ou o recém-nascido.
3. Discutir os passos na investigação da família e da comunidade.
4. Distinguir os achados diagnósticos que indicam preocupações de saúde materna ou do recém-nascido.
5. Indicar as implicações de enfermagem adequadas relacionadas com os diagnósticos e achados anormais para a mulher antes, durante e após a gestação e para o recém-nascido.

PALAVRAS-CHAVE

Aborto
Branqueamento/preenchimento capilar
Broncofonia
Cianose
Edema
Equimose
Estrias gravídicas
Excesso de peso
Gesta
Gestação
Índice de massa corporal/IMC
Joelho valgo
Joelho varo
Natimorto
Obesidade
Para
Pectorilóquia
Petéquia
Queixa principal
Sinais presumíveis de gestação
Turgor cutâneo

VISÃO GERAL

A história de enfermagem amplo é um dos componentes fundamentais na compreensão da saúde reprodutiva. A investigação de saúde proporciona informações essenciais necessárias para a determinação da condição da paciente e o planejamento do cuidado efetivo para auxiliar a mãe e o recém-nascido. O enfermeiro partirá da investigação da visão da paciente e da família sobre a gestação e qualquer problema verificado por meio da sua história, para a investigação dos recursos de apoio da família e da comunidade. Ele prosseguirá, então, para o exame físico e a revisão dos resultados dos exames diagnósticos. O conhecimento dos resultados esperados (parâmetros normais) para a população materno-infantil auxilia o enfermeiro na detecção de achados anormais. A investigação é usada no contato inicial com a família em formação e ao longo do curso do plano de cuidados, para avaliar a saúde da mãe e da criança durante a gestação e o período neonatal. A informação encontrada durante a investigação é usada para aperfeiçoar o plano de cuidados e aumentar sua eficácia e sucesso na resolução ou minimização de qualquer problema que ocorra antes, durante ou depois da gestação e do período neonatal. O processo de enfermagem, conforme discutido no Capítulo 1, auxilia na investigação, no planejamento e na promoção de cuidado completo à família em formação.

INVESTIGAÇÃO DE SAÚDE: HISTÓRIA DA PACIENTE

Comunicação

A comunicação é importante na investigação de saúde. Para proporcionar cuidado centralizado na família:

- Todos os membros da família, incluindo o pai da criança esperada e os irmãos, devem ser envolvidos no processo de investigação, pois todas as perspectivas são necessárias para coletar dados completos sobre a condição da mãe e do recém-nascido (RN).
- É necessária uma fala clara, com o uso de termos comuns em vez de "jargão" médico ou de enfermagem que a paciente ou os membros da família possam não entender.

ALERTA DE ENFERMAGEM

Se o português for a segunda língua para a paciente ou a família, pode ser necessário um intérprete para garantir que as perguntas feitas e as respostas dadas sejam entendidas. A comunicação na língua nativa da paciente pode ser necessária para o entendimento total das suas preocupações.

🔴 As considerações essenciais na comunicação durante a investigação de saúde incluem:

- Incentivando todos os membros da família a falar, os enfermeiros podem identificar questões que afetam todos os aspectos da vida da futura mãe ou do recém-nascido.
- A entrevista da mãe e do pai, e dos filhos, se aplicável, envolve mais do que apenas a coleta de fatos; esse contato inicial estabelece a natureza dos futuros contatos e começa o desenvolvimento de uma relação de confiança com o enfermeiro.
- Se os futuros pais forem menores de idade, o envolvimento dos seus pais é importante para determinar os recursos e o apoio.

ALERTA DE ENFERMAGEM
Legalmente, a futura mãe, mesmo sendo menor de idade, tem direito à privacidade; por isso, deve ser obtido consentimento antes de compatilhar qualquer informação sobre a futura mãe com seus pais ou com o futuro pai ou outras pessoas significativas.

- Começar a entrevista com uma apresentação; explicar o papel do enfermeiro e a finalidade da entrevista para estabelecer um relacionamento claro entre o enfermeiro e a família.
- Tratar os futuros pais (quando a gestante for ainda menina ou adolescente, incluir seus pais) como parceiros equivalentes ao enfermeiro no processo de cuidado.
- Ao falar com as crianças na família, usar um processo de entrevista que seja apropriado para a fase de desenvolvimento da criança, incluindo:
  - Usar fantoches ou bonecas: a representação pode reduzir a ansiedade do processo de entrevista.
  - Posicionar-se no nível do olhar da criança e engajá-la ativamente por intermédio da brincadeira e da troca verbal.

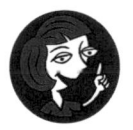

ALERTA DE ENFERMAGEM
Estar atento à variação cultural no contato visual, pois este pode ser considerado desrespeitoso ou maldoso.

- Tratar os adolescentes adequadamente, nem como criança nem como adulto. Proporcionar um momento sem a presença dos pais para permitir

que façam perguntas ou manifestem dúvidas que possam ser constrangedoras de discutir na presença dos pais.
- O toque é um instrumento poderoso de comunicação, especialmente para o bebê que se acalma quando abraçado ou acalentado, ou para um dos pais que esteja ansioso sobre a condição do filho.

ALERTA DE ENFERMAGEM
Estar atento para a variação cultural no contato físico, principalmente entre os gêneros, que pode ser considerado inadequado ou tabu.

- Providenciar um intérprete ou usar algum recurso para auxiliar na tradução das perguntas e respostas verbalizadas pela paciente em sua língua nativa.
- Lembrar-se que a comunicação não-verbal é tão importante quanto a verbal. Sorrir e manter uma expressão facial agradável reduz a ansiedade da paciente e dos pais.
- A atitude também é importante no estabelecimento de uma relação de confiança com a paciente.
- Manter um posicionamento sem julgamento ajudará a futura mãe a sentir-se confortável ao fornecer informação verdadeira para o enfermeiro.

HISTÓRIA DE ENFERMAGEM

Discutir ou solicitar que a paciente preencha um formulário contendo as seguintes informações para obter dados de contato e esclarecer dúvidas:

Dados demográficos:

- Informações biográficas
  - Nome da mãe e do futuro pai
  - Situação conjugal
  - Idade de ambos os pais, ou idade do recém-nascido ou tempo da gestação
  - Endereço, telefone e outras informações de contato. Incluir os dados demográficos sobre os pais da futura mãe adolescente
  - Etnia
  - Ocupação
  - Situação econômica
  - Nível educacional (escola e série atual da adolescente)
  - Situação de moradia
  - Religião

A história fornece os antecedentes para o problema e para qualquer complicação que a mãe ou o recém-nascido possam ter apresentado. Esta investigação inclui condições agudas e crônicas, assim como procedimentos cirúrgicos.

História familiar de condições congênitas, doenças crônicas, doença mental, causas de morte e tipos de parto:

Materna:

- Tipo sanguíneo e fator Rh
- Antecedentes ginecológicos:
  - Último citopatológico cervical (qualquer achado anormal)
  - Idade na menarca
  - Incidência de dismenorreia
  - História sexual e de doenças sexualmente transmissíveis
  - História contraceptiva
  - Problemas com infertilidade e sua resolução (tratamento de fertilização, se houver)
- Gestações anteriores:
  - **Gestação:** Número de semanas desde o primeiro dia do último período menstrual.
  - **Aborto:** Nascimento antes de 20 semanas de gestação ou nascimento de feto com menos de 500 g.
  - **Gesta:** Número de gestações, primigesta (primeira), multigesta (segunda ou subsequentes).
  - **Para:** Nascimento depois de 20 semanas de gestação (nativivo ou natimorto), nulípara (nenhum nascimento após 20 semanas), primípara (um), multípara (dois ou mais) nascimentos.
  - **Natimorto:** Neonato nascido morto depois de 20 semanas de gestação.
  - Incluir o nome de cada filho, idade, sexo; duração de cada gestação; complicações, se houver; resultado (nativivo, aborto, natimorto); e tipo de parto (vaginal ou cesariana).
- A determinação da última menstruação é necessária para saber o tempo de gestação (37 semanas completas de gestação).

Recém-nascido:

- Natureza da gestação: data esperada do termo e data do nascimento (parto prematuro ou pós-termo), doenças maternas, abuso de substâncias.
- Complicações neonatais: lesão intrauterina ou exposição a infecção, defeitos congênitos, trauma no parto.
- Estado de saúde atual: por exemplo, doenças crônicas, alergias, irritabilidade, fadiga, quantidade de peso adquirido ou perdido, tolerância a atividades, capacidade ou incapacidade de comunicação (natureza do choro do RN), mobilidade, dor ou desconforto e origem.
- Revisão dos sistemas ou exame céfalocaudal deve ser usado.
- **Queixa principal**: os sintomas atuais determinam por que a futura mãe ou o recém-nascido foi trazido para exame (além da verificação de rotina).

Psicossocial:

- Hábitos de sono/padrão de sono: dificuldade para dormir ou excesso de sono é esperado em diferentes estágios da gestação devido ao desconforto ou à fadiga, mas pode indicar depressão ou reação medicamentosa em algumas pacientes.
- Hábitos alimentares: a frequência e o tipo de alimentos ingeridos podem revelar dieta inadequada ou ingesta excessiva, distúrbios alimentares, obesidade ou desnutrição (falta de desenvolvimento na população infantil), possivelmente devido à pobreza, ou que pode revelar abuso ou negligência.
- Abuso de substâncias: drogas, tabagismo ou álcool (atual ou passado) pela futura mãe; determinar a frequência, a quantidade ou o uso – pode ser um perigo para a vida da mãe e do feto e resultar em defeitos congênitos.
- A atividade sexual e o número de parceiros (não limitar a investigação às adolescentes mais velhas, pois uma menina de apenas 8 ou 9 anos pode ser sexualmente ativa): aumenta o risco de infecções e pode resultar em defeitos congênitos ou parto prematuro.
- Expectativa e aceitação da gestação pela futura mãe (e pai, se presente): determina se ela está feliz ou sofrendo com a gestação.
- História de abuso (abuso infantil, abuso conjugal).
- Planos para a criança após o nascimento.

Investigação nutricional

Um elemento essencial na investigação é a avaliação do estado nutricional da mãe ou do recém-nascido da perspectiva de um exame físico e bioquímico, assim como da ingesta dietética diária. É importante coletar dados relacionados com os hábitos nutricionais.

- Indagar sobre o acesso na comunidade a uma variedade de tipos de alimentos e os fatores que têm impacto sobre as escolhas alimentares, como a localização dos mercados, as opções de lanches rápidos devido à falta de tempo e as barreiras econômicas para adquirir quantidades suficientes de vegetais e frutas frescas e cortes de carne magra, assim como de peixes e de frango.
- Se a família for vegetariana, perguntar sobre os alimentos específicos permitidos e investigar a adequação da ingesta de nutrientes de todos os grupos alimentares.
- Investigar se a futura mãe está com **excesso de peso** (85 a 95% do IMC) ou **obesa** (peso acima de 95% do IMC).
- Investigar os membros da família, pois os hábitos alimentares familiares desempenham um papel importante nos hábitos da futura mãe.

ALERTA DE ENFERMAGEM
Investigar as restrições alimentares por crenças e tabus culturais.

A investigação nutricional deve incluir:

◐ Ingesta alimentar materna:
- História alimentar em 24 horas, diário alimentar ou registro para anotar a natureza e a quantidade dos alimentos e líquidos consumidos (usar mais tempo de investigação para a gestante adolescente).

◐ Ingesta alimentar do recém-nascido:
- Determinar se é amamentado, com que frequência e por quanto tempo o recém-nascido se alimenta.
- Se o recém-nascido for alimentado ou receber suplemento com a mamadeira, identificar o tipo de fórmula e a quantidade consumida e com que frequência.

◐ Exame clínico:
- Gráfico de peso/altura e circunferência cefálica (para o recém-nascido) no gráfico de crescimento: se o recém-nascido estiver abaixo do percentil 5 (baixo peso ao nascer) ou acima do percentil 95, provavelmente existe a presença de ingesta insuficiente ou excessiva, respectivamente.
- Calcular o **índice de massa corporal (IMC)**: Peso em quilogramas dividido pela altura em metros ao quadrado (m^2).
- Atraso no desenvolvimento de **características sexuais secundárias** (i.e., mamas e pelos pubianos), que podem indicar desnutrição, deficiência ou excesso de vitamina A e D.
- As mudanças na pele, como a perda do **turgor** (elasticidade da pele) ou o **edema** (inchaço) indicando desidratação ou sobrecarga de líquido (pré-eclâmpsia).
- Cicatrização demorada de ferimentos (pouca ingesta de proteína/desnutrição).
- Pele flácida ou marcas de estrias podem indicar excesso de alimentos (além das esperadas na gestação).

Outras alterações físicas demonstrando desnutrição ou ingesta alimentar excessiva devem ser incluídas na investigação física.

Exames bioquímicos

Uma análise geral de nutrientes, eletrólitos e produtos de proteínas no sangue deve ser realizada.

◐ Hemoglobina e hematócrito: baixos níveis podem revelar ingesta inadequada de proteína.
◐ Albumina, proteína, creatinina, nitrogênio: baixos níveis podem indicar baixa ingesta de proteína.
◐ Glicose: negativa é normal na urina; a glicose sanguínea deve estar abaixo de 100 mg.
◐ Tecidos do cabelo, unhas, ossos e órgãos podem revelar déficits nutricionais ou excesso de elementos químicos.

- O exame da urina pode revelar excesso de glicose ou outros eletrólitos, assim como a perda de proteína pelo dano renal, que pode indicar risco para déficit de proteína.

A investigação econômica pode indicar déficit financeiro que limita a capacidade de comprar alimentos, revelando a necessidade de assistência dos serviços sociais.

História familiar e revisão dos sistemas

As questões sobre a história familiar incluem itens como: se determinadas doenças/condições ocorrem na família, a idade e a causa de morte dos parentes sanguíneos (para detectar possíveis condições genéticas) e membros da família com doenças contagiosas (para detectar possibilidade de infecção ou de infestação).

INVESTIGAÇÃO DA FAMÍLIA

A investigação da família é um aspecto importante da história, pois a saúde emocional e física da criança ou do adolescente depende da estabilidade, da estrutura e do funcionamento familiar. Existem várias definições para o termo família, que significa, de forma ampla, um ou mais adultos vivendo com uma ou mais crianças em uma relação de pais e filhos. A família também se refere aos indivíduos que são importantes para o grupo nuclear. A investigação da família envolve a exploração da estrutura e da composição familiar, assim como de relacionamentos dos membros, características, interações e dinâmica. Se a futura mãe ou o futuro pai estiver apresentando um estressor importante, como o divórcio dos pais, a doença crônica ou a morte de um membro da família, ou problemas comportamentais ou físicos, ou forem observados atrasos no desenvolvimento que sugerem disfunção familiar, é indicada uma investigação familiar aprofundada. Na realização dessa investigação, considerar:

Estrutura:

- O número e a composição dos membros da família podem determinar a quantidade de apoio disponível para a criança/adolescente durante o desafio de saúde.
- As questões devem ser abertas o suficiente para englobar várias estruturas familiares, como "Quais são os nomes dos pais do bebê?" em vez de perguntar sobre o "marido e a mulher".
- Indagar sobre todas as pessoas que vivem na mesma casa ou casas em que a mãe ou o recém-nascido reside em alguma ocasião, e sua relação com a mãe, o recém-nascido e a família, para obter um quadro completo da estrutura familiar ou das múltiplas estruturas familiares às quais a criança está exposta.

- Perguntar sobre a família estendida e o apoio adicional, como o de amigos ou membros da igreja, para determinar a extensão dos recursos disponíveis para a criança e para a família.
- Indagar sobre doenças ou mortes na família, separações prévias e divórcios e a reação da criança a esses eventos para determinar o uso de habilidades de enfrentamento anteriores.
- Um genograma, diagrama da composição e da estrutura da família, pode ser útil na imagem abrangente da estrutura familiar. A unidade nuclear está circulada e as conexões dos outros membros da família a esse núcleo estão claramente indicadas (Fig. 3.1).

Funcionamento da família

A investigação do funcionamento da família está concentrada em como os membros interagem uns com os outros. Vários testes podem ser usados para investigar o funcionamento familiar. Um desenho da família a partir da perspectiva da criança pode ser esclarecedor sobre os relacionamentos familiares, assim como a observação das interações familiares. Os aspectos importantes dessa investigação são a determinação da capacidade da família para:

- Adaptar-se aos estressores.
- Crescer e amadurecer.
- Trabalhar em parceria na tomada de decisão.
- Demonstrar afeto e carinho entre os membros da família.

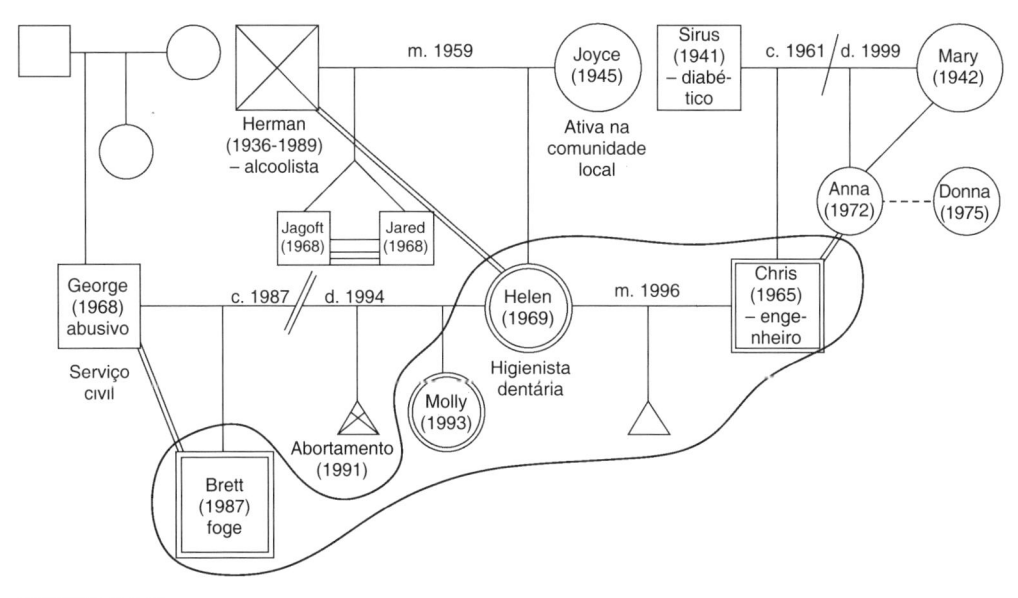

FIGURA 3.1 Genograma.

- Demonstrar resolução ou comprometimento para auxiliar os membros da família.
- Perceber o valor do tempo passado juntos e a importância do tempo em família.

Verificação de rotina 1

1. Ao realizar uma investigação da família é importante considerar a _____ e a _____ da família da mãe e do recém-nascido.

Resposta: _____

2. Markie, mãe aos 14 anos, tem deficiência auditiva. Por que o enfermeiro deve falar com a assistente social sobre serviços para apoiar Markie e sua família?

Resposta: _____

EXAME FÍSICO

A abordagem sistemática ao exame físico, realizado da cabeça aos pés, é o melhor método para investigar totalmente a paciente. Para o recém-nascido, no entanto, os procedimentos intrusivos, como o exame de orelhas, olhos, nariz e boca devem ser feitos por último para manter a criança calma por tanto tempo quanto possível durante o exame físico. Para a futura mãe, o exame da área abdominal e do útero deve ser detalhado para determinar o progresso da gestação e as possíveis complicações. Os achados normais da avaliação da maioria dos sistemas variam para a mulher antes e após o parto, dependendo do estágio da gestação ou do período pós-parto. Os achados normais para o recém-nascido variam de acordo com o tempo desde o nascimento e a idade (prematuridade).

Geral

- A aparência geral revela limpeza e boa nutrição.
- As roupas da mãe servem bem, a estatura é adequada à idade, a postura é reta, sem sinais de dor (cenho franzido).

- Comportamento e personalidade, interações com pessoas significativas e enfermeiro, **temperamento** (estilo de comportamento; calma ou agitada).

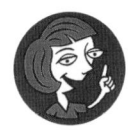

ALERTA DE ENFERMAGEM

Se o recém-nascido estiver agitado, algumas investigações necessitam ser adiadas até que ele esteja mais cooperativo e calmo para minimizar o sofrimento.

Pele

- Integridade (ausência de lesões, secreção, etc.)
- Cor: a **palidez** (aparência pálida) ou a **cianose** (tom azulado) podem indicar má circulação ou oxigenação; o rubor pode indicar aumento do fluxo sanguíneo para a pele devido à infecção.
- Textura, ressecamento ou umidade, temperatura, crescimento do cabelo ou sua falta podem indicar falta de líquidos ou nutrientes.
- **Branqueamento/enchimento capilar** (palidez seguida pelo retorno de rubor após a pressão; se isso ocorrer em menos de 3 segundos indica a adequação circulatória).
- Marcas congênitas ou outras alterações de cor da pele (não patológicas) podem ser observadas.
- **Equimose** (áreas azuis ou pretas ou marcas após o trauma) ou abrasões (indicando trauma, acidental ou intencional), ou **petéquias**, pequenos pontos de hemorragia, indicam distúrbio coagulatório devido à falta de plaquetas.

Cabelo

- Observar a cor, a distribuição, a textura, a elasticidade e a limpeza. As variações culturais na espessura ou na ondulação do cabelo podem ser observadas, mas o cabelo e o couro cabeludo devem estar limpos, sem lesões.
- O cabelo seco, fino, quebradiço ou a perda de cabelo podem indicar déficits nutricionais ou efeito colateral de medicação ou tratamento para câncer. O recém-nascido prematuro pode ter uma penugem fina sobre o corpo (lanugo).
- A distribuição incomum de pelos na face, braços, tronco ou pernas pode indicar patologia.
- A presença ou ausência de pelos nas axilas ou na região púbica indica mudanças prematuras ou atrasadas da puberdade ou disfunção hormonal. A calvície no bebê sugere a necessidade de mais mudanças de posição durante o sono, embora a perda de cabelo seja esperada no recém-nascido.
- Inspecionar o prurido no couro cabeludo, que pode indicar seborreia, se tinha ou infecção ou infestação deste, isto é, piolhos (flocos cinza das lêndeas

aderidas ao cabelo, principalmente na gestação da menina e da adolescente devido à exposição a outras crianças).

ALERTA DE ENFERMAGEM

Usar luvas ou abaixador de língua durante a inspeção dos piolhos para evitar a autoinfestação. Verificar também o couro cabeludo quanto à presença de carrapatos (corpos marrons ou cinza, ovais, lisos).

Unhas

- Devem ser lisas e flexíveis.
- Se secas e quebradiças, ou com elevações observáveis, pode haver presença de déficit nutricional.
- As pontas dos dedos (em baqueta e levemente cianóticas) podem indicar disfunção respiratória ou cardíaca.

Cabeça e pescoço

- A firmeza da cabeça está ausente no recém-nascido.
- Forma e simetria da cabeça: alguma **moldagem** (alongamento da cabeça devido à sobreposição das suturas cranianas) é observada após o parto vaginal. Comunicar a assimetria extrema para avaliação posterior – o achatamento lateral pode indicar a falta de troca de posição.
- As fontanelas devem estar abertas de 4 a 5 cm no ponto mais largo (anterior) e de 0,5 a 1 cm no ponto mais largo (posterior). Comunicar as fontanelas fechadas ou estreitas, ou qualquer pressão observada.
- Observar relato de cefaleia, glândulas aumentadas no pescoço, rigidez da nuca ou redução na amplitude dos movimentos.
- Comunicar qualquer desvio na traqueia (possível problema pulmonar) ou massa no pescoço.

ALERTA DE ENFERMAGEM

A rigidez da nuca – dor com a flexão ou hiperextensão do pescoço – pode indicar irritação das meninges e possível meningite (mais comum no adulto do que no recém-nascido).

Olhos e visão

- Observar o tamanho, a simetria, a cor e o movimento dos olhos, assim como as estruturas exteriores e o espaçamento entre os olhos; comunicar desvios da abertura das pálpebras (nos pacientes asiáticos a pálpebra é normalmente mais elevada). A síndrome de Down pode ser caracterizada pelas pregas do epicanto, a pálpebra elevada e o **hipertelorismo** (grande espaçamento entre os olhos).
- As pálpebras devem ser lisas, sem queda ou mau posicionamento; observar o reflexo de piscar.
- Examinar as pupilas quanto ao formato circular, tamanho igual, reatividade à luz, acomodação e tamanho, cor e clareza da íris (manchas pretas e brancas são vistas na síndrome de Down).
- A lente do olho normalmente não é visível; pontos brancos ou cinza indicam catarata.
- Comunicar movimentos incomuns dos olhos, estrabismo (em geral, normal no recém-nascido), olhar excessivamente cruzado.

Orelhas e audição

- Inspecionar as estruturas externas da orelha quanto a alinhamento, higiene geral, presença e quantidade de cera (pode ser parcialmente vista com o otoscópio).
- O recém-nascido pode responder à voz humana, mas deve reagir ao ruído alto demonstrando o reflexo de Moro e o reflexo de piscar (acústico).
- Tracionar o pavilhão auricular para baixo e para trás nos bebês e para cima e para trás nos adultos para alinhar o canal auditivo e visualizar as estruturas da orelha interna.
- Os testes auditivos devem ser apropriados à idade, variando de um ruído alto para extrair o reflexo de Moro no recém-nascido, até o uso de audiometria para a detecção do tipo e do grau de perda auditiva, se presente na criança, no adolescente ou no adulto.

ALERTA DE ENFERMAGEM

Imobilizar delicadamente o recém-nascido durante o uso do otoscópio para evitar lesões.

Boca, garganta, nariz, seios da face e pescoço

- A história pode revelar circunstâncias de alto risco: lesões orais frequentes, problemas dentários ou sangramentos nasais exigem exame aprofundado da mãe.
- Comunicar o batimento de asas do nariz no recém-nascido, que pode indicar sofrimento respiratório.
- Observar qualquer sangramento, edema, secreção, ressecamento ou bloqueio das vias nasais, que podem indicar trauma, irritação ou infecção, como um resfriado.
- A boca e a garganta podem revelar lesões, vermelhidão ou secreção indicando infecção. As condições congênitas, como o lábio leporino ou a fenda palatina, podem ser observadas.
- As fissuras, a estomatite ou a glossite podem indicar déficit nutricional ou hídrico.
- As manchas brancas no recém-nascido indicam candidíase, enquanto o herpes simples ou o cancro sifilítico são observados se a mãe for adulta, adolescente ou criança.
- O aumento das tonsilas, vermelhidão, manchas brancas ou secreção na garganta podem indicar tonsilite ou faringite.
- Examinar os dentes da mãe quanto às cáries dentárias, que podem indicar má higiene e déficits nutricionais e também má oclusão (mordida deficiente e mau alinhamento dos dentes), que podem resultar em problemas de alimentação, perda de dentes e problemas de autoimagem.
- Palpar a cabeça e o pescoço em busca de linfonodos e comunicar nódulos aumentados, sensíveis ou quentes, que indicam a presença de infecção.

Tórax

Coração, vasos do pescoço, pulsos e pressão sanguínea

- Deve ser observado o formato, a simetria e o movimento do tórax. Comunicar a retração significativa dos músculos torácicos, que pode indicar sofrimento respiratório.
- Observar os mamilos quanto a simetria, secreção, massas ou lesões. O desenvolvimento das mamas ocorre geralmente dos 10 aos 14 anos de idade, e o ingurgitamento é observado durante a gestação, o período pós-parto imediato e além, se houver amamentação.
- Auscultar o coração com a mãe sentada e na posição supina; observar os sopros cardíacos e registrar a localização e a intensidade do volume. Examinar o recém-nascido na posição supina (um sopro inocente – sistólico, de curta duração sem transmissão para outras áreas – pode ser observado no recém-nascido, mas deve ser registrado).
- Verificar a história de doença cardíaca congênita ou hipertensão.
- A distensão da veia do pescoço indica insuficiência cardíaca congestiva.

- Comunicar se a mãe relatar dor no peito, ou se o recém-nascido tornar-se fatigado ou com falta de ar durante a alimentação, pois esses são sinais de diminuição da circulação ou da função cardíaca.
- Frequência do pulso em repouso de acordo com a idade da criança:
  - Recém-nascido: frequência de 100 a 160, até 200 batimentos/minuto, se agitado
  - 10 anos até a idade adulta: 55 a 90 batimentos/minuto
- Pressão sanguínea também varia de acordo com a idade, mas é raramente verificada no recém-nascido saudável. Pressão sanguínea média da mãe:
  - 11 a 18 anos e acima: 120/80 mmHg

Pulmões e respiração

- Os ruídos respiratórios devem ser claros; os sons da voz devem ser ouvidos através dos pulmões, mas as sílabas devem ser indistintas (ressonância vocal). As sílabas claramente ouvidas quando sussurradas (**pectorilóquio**), o som aumentado em intensidade ou clareza (broncofonia), a redução ou ausência de ressonância vocal, ou a redução ou ausência dos sons respiratórios podem indicar congestão pulmonar ou consolidação.
- Os sons respiratórios anormais devem ser descritos em vez de rotulados para promover o diagnóstico e a monitoração por diferentes prestadores de cuidados de saúde. Os sons respiratórios no recém-nascido podem revelar hiper-ressonância com um som alto e mais intenso, pois a parede torácica é fina e o som não é abafado.
- As frequências respiratórias variam de acordo com a idade:
  - < 1 ano: 30 a 35 respirações/minuto
  - 8 a 12 anos: 19 a 20 respirações/minuto
  - 14 a 18 e acima: 16 a 18 respirações/minuto

Abdome

- Sempre auscultar antes da palpação ou percussão do abdome para evitar alterar o padrão atual do som intestinal com a estimulação artificial da atividade instestinal.
- Palpar delicadamente o abdome; *não palpar* se houver a presença do tumor de Wilms.
- Observar o formato do abdome: o do recém-nascido é proeminente com o umbigo evidente e inicialmente úmido – observar a cor, a umidade e a secreção, se presente. O coto umbilical deve estar seco dias após o nascimento.
- Examinar os quatro quadrantes do abdome.
- Comunicar ondas peristálticas visíveis, que podem indicar um estado patológico.
- Observar a ausência ou a assimetria do reflexo abdominal do recém-nascido.
- Observar o aumento da pressão intra-abdominal com o choro do recém-nascido e inspecionar a hérnia do abdome.

- A separação do músculo abdominal (**diástase dos retos abdominais**) pode ser observada no recém-nascido devido à imaturidade muscular. Monitorar a hérnia abdominal (mais comum no recém-nascido afrodescendente).
- Comunicar hiperperistaltismo, indicado por ruídos intestinais hiperativos, ou a ausência de ruídos intestinais, ambos podem indicar distúrbio gastrintestinal.
- A falta de timpania à percussão pode indicar o estômago cheio ou a presença de um tumor fluido ou sólido; evitar o exame do estômago imediatamente após as refeições.
- Observar a defensividade e a sensibilidade, em especial a sensibilidade ou a dor rebote, que pode indicar inflamação ou infecção.

Geniturinário

- O exame pode provocar ansiedade para a mãe muito jovem ou adolescente; portanto, mantenha a privacidade (perguntar à gestante sobre a preferência pela presença dos pais ou de outra pessoa), respeitar o pudor e, quando possível, disponibilizar um examinador do mesmo sexo para realizá-lo.
- Se a paciente queixar-se de ardência, frequência ou dificuldade para urinar, obter uma amostra de urina para uma possível cultura.
- Observar as estruturas urinárias e genitais, tamanho e aparência; explicar a anatomia para a menina que, embora grávida, pode não ter conhecimento sobre seu corpo. Avise sobre a área que tocará antes de fazê-lo para preparar a paciente.
- Antecipar que os testículos não terão descido nos recém-nascidos. Relatar o meato urinário não centralizado na ponta do pênis, grande bolsa escrotal (possível hérnia) ou clitóris aumentado.
- A genitália do recém-nascido pode parecer aumentada devido à presença dos hormônios maternos, que diminuirão com o tempo.
- Se forem observados edema, lesões na pele, inflamação, secreção ou irregularidades, comunicar para a investigação de acompanhamento quanto a possíveis doenças sexualmente transmissíveis, ou possível abuso sexual, se houver uma DST em uma criança pequena.
- Observar qualquer massa na área inguinal que possa indicar hérnia.
- Protrusão anal, hemorroidas, lesões, irritação ou tampões mucosos devem ser verificados e podem exigir acompanhamento.
- A irritação causada pela fralda deve ser observada e tratada.
- O prurido perianal pode indicar a necessidade de exame para oxiúros.

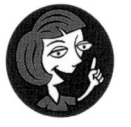

ALERTA DE ENFERMAGEM
A circuncisão feminina provoca uma aparência genital diferente. Observar e comunicar a aparência, mas procurar não reagir ou demonstrar desaprovação.

Dorso e extremidades

- Observar qualquer dificuldade ou falta de mobilidade, ou marcha ou postura irregular, que podem indicar membros assimétricos ou curvatura da coluna.
- A marcha oscilante é observada com frequência no final da gestação, pois a gestante compensa o peso do feto, assim como inclina as costas para trás para aliviar a pressão.
- Com a criança/adolescente ereta e também inclinada para a frente, observar se há curvatura da coluna (**escoliose**) e relatar para exame mais aprofundado, se necessário.
- Comunicar a rigidez da coluna vertebral com o movimento da posição supina para a sentada, que pode indicar problema neurológico (i.e., meningite).
- Observar a mobilidade articular e a presença de edema, vermelhidão, calor ou sensibilidade.
- A manobra de Ortolani (fazer com que o paciente flexione seus joelhos enquanto mantém os polegares na metade das coxas e os dedos sobre o trocanter e abduzir as pernas movendo os joelhos externamente e para baixo em direção à mesa) pode revelar a displasia congênita do quadril. Também pode ser usada a manobra de Barlow (fazer com que a paciente flexione os joelhos enquanto mantém os polegares na metade das coxas e os dedos sobre o trocanter, e aduzir as pernas até que os polegares toquem e sintam a cabeça do fêmur deslizando para fora da concavidade do quadril).
- As pernas arqueadas (**joelho varo**) ou os joelhos juntos (**joelho valgo**) assimétricas ou extremas pode indicar patologia e devem ser comunicadas para exame aprofundado.
- A polidactilia (dedos extras) ou a sindactilia (dedos unidos pela pele) devem ser verificados e comunicados.
- A fraqueza muscular ou paresia (pode indicar déficit nutricional) ou a extrema assimetria da força nas extremidades, mãos e dedos deve ser comunicada.

REFERÊNCIAS DO DESENVOLVIMENTO DO RECÉM-NASCIDO

Os atrasos no desenvolvimento, detectados por meio de instrumentos de avaliação, como o Teste de Triagem de Desenvolvimento de Denver II,[*] ou outros inventários, devem ser observados e comunicados juntamente com qualquer dado histórico relevante.

Referências físicas

- Faz movimentos abruptos e trêmulos com os braços.

---

[*] N. de R.T.: Esse teste, elaborado nos EUA em 1967, tem sido usado no Brasil, mesmo sem sua tradução, adaptação e validação, para avaliar o desenvolvimento de crianças de 0 a 6 anos de idade. Encontra-se em processo de validação por um grupo de enfermeiros da Universidade de Guarulhos, São Paulo.

- Traz as mãos para o alcance dos olhos e da boca.
- Movimenta a cabeça de um lado para o outro quando deitado em decúbito abdominal.
- A cabeça inclina-se para trás se não for apoiada.
- Mantém as mãos fechadas e apertadas.
- Demonstra movimentos reflexos fortes.
- Passa de 5 a 8 alimentações ao dia para três refeições e dois lanches aos 12 meses.
- Evolui de 20 horas de sono por dia para 12 horas e dois cochilos aos 12 meses.

Referências sensoriais

- Foca a uma distância de 20 a 30 cm.
- Os olhos vagueiam e ocasionalmente cruzam-se.
- Prefere padrões em preto e branco ou com grande contraste.
- Prefere a face humana a todos os outros padrões.
- A audição está totalmente madura – reconhece alguns sons.
- Pode virar-se em direção a sons e vozes conhecidas.
- Prefere os cheiros doces; evita os cheiros amargos ou ácidos.
- Prefere as sensações macias às ásperas.
- Não gosta de manuseio rude ou abrupto.

Referências sociais

- Do nascimento até 1 mês: desamparado e dependente; faz contato visual, mas interação social mínima; dorme muito.

Crescimento emocional

- Nascimento a 1 mês: demonstra tensão geral.
- Depois de 1 mês: demonstra prazer ou sofrimento.

Desenvolvimento da linguagem

Evolui de:

- Choros, grunhidos e murmúrios ao nascimento para a vocalização de maneira repetitiva e controlada "ma, ma, ma" ou "da, da, da", por exemplo, aos 6 meses; com a idade de um ano progride para sentenças simples e "conversas" com o tom e o modo "adulto" de falar, embora algumas palavras sejam omitidas.

> **✓ Verificação de rotina 2**
>
> 1. Os atuais sintomas que determinam por que a criança foi trazida para tratamento são chamados _____.
>
>   **Resposta:** _____
>
> 2. A obesidade é definida como estar acima do peso. Verdadeiro ou falso?
>
>   **Resposta:** _____
>
> 3. O abaulamento das veias do pescoço pode indicar insuficiência cardíaca congestiva. Verdadeiro ou falso?
>
>   **Resposta:** _____

PROCEDIMENTOS DIAGNÓSTICOS

Ao preparar a paciente e a família para os procedimentos diagnósticos, explicá-los tão simplesmente quanto possível e permanecer concreto, evitando abstrações. Ser muito claro sobre o que a paciente necessita fazer (ficar imóvel, virar para o lado, etc.). Dar à criança/adolescente opções e controle sempre que possível durante a assistência ao procedimento diagnóstico.

Exames laboratoriais

Os resultados diagnósticos, principalmente os exames bioquímicos, variam frequentemente, conforme a idade do paciente. A maior diferença relacionada com a idade nos resultados dos exames é observada entre os do recém-nascido e os das crianças acima de 12 anos até a idade adulta. Os valores laboratoriais devem ser interpretados considerando-se a idade do paciente. Os exemplos a seguir são de exames que podem ser realizados:

Exames bioquímicos

Os exames específicos para a gestação podem ser realizados desde os testes pré-conceptivos para detectar possíveis problemas ou complicações até o exame de gravidez.

- Tipagem de sangue ABO e determinação do fator Rh (é melhor que seja feito na futura mãe e também no pai): se a mãe e o feto tiverem tipos diferentes de sangue ou de fator Rh pode ocorrer uma reação que pode causar a morte fetal e materna.

- Triagem da aneuploidia no primeiro trimestre: para detectar condições cromossômicas anormais.
- Exame sorológico para sífilis para iniciar o tratamento antes da concepção, se possível.
- Cultura para gonorreia
- Triagem para hepatite B e HIV
- Titulação da rubéola: Teste de inibição da hemaglutinação – 1:10 ou acima = imunidade

A análise sanguínea de nutrientes, eletrólitos e produtos de proteína deve ser realizada, como descrita na discussão anterior sobre a investigação nutricional. Estes e outros testes podem indicar alterações nos sistemas corporais da mãe ou do recém-nascido.

- Hemograma completo (hematócrito, hemoglobina, contagem de hemácias, plaquetas): a redução ou o aumento dos níveis pode relacionar-se ao mau funcionamento respiratório, cardiovascular, renal ou da medula óssea, ou problemas de hidratação (hematócrito elevado com hemoconcentração devido à desidratação); níveis elevados ou reduzidos de plaquetas podem indicar risco de sangramento ou distúrbio de coagulação.
- Tempo de protrombina (TP) ou tempo parcial de tromboplastina (TPT): altos níveis significam que o sangue tem menos probabilidade de coagular, indicando risco de sangramento.
- Química sanguínea:
  - Potássio, sódio, cloreto, cálcio, magnésio, fósforo e outros indicam desequilíbrios eletrolíticos devido a déficit ou excesso na ingesta dietética, má absorção, efeitos colaterais dos medicamentos, ou elevação ou redução da glicose (diabetes ou pancreatite).
  - Dióxido de carbono venoso, além da gasometria arterial, mostra desequilíbrio no sistema respiratório.
  - Nitrogênio da ureia sanguínea e creatinina revelam dano renal.
- A contagem de leucócitos e o tempo de sedimentação de eritrócitos podem estar elevados na infecção. Os leucócitos diminuem com depressão da medula óssea ou do sistema imunológico.
- Outras investigações do soro/sangue específicas aos sistemas revelam a adequação ou o déficit do funcionamento orgânico. Por exemplo, AST, ALT (elevados na doença hepática), HBeAg/HBsAg, IgM, IgG, anti-HBc (infecção por hepatite B, atual ou passada), anti-HCV, HCV RNA (hepatite C), amilase e lipase (função gastrintestinal), T3, T4, TRH e TSH (elevados ou reduzidos na doença da tireoide), ACTH (função hipofisária) ou FSH, LH (função gonadal).
- Os níveis plasmáticos das medicações (nível mais alto ou mais baixo de um fármaco no sistema humano) podem ser obtidos para orientar os tratamentos, as elevações podem resultar do mau funcionamento renal ou da dosagem insuficiente do fármaco.

Exames de urina

- O exame de urina pode revelar redução da função renal ou desequilíbrio eletrolítico, como o excesso de glicose.
- A densidade específica da urina pode revelar níveis baixos ou altos, que podem estar relacionados à depleção ou à sobrecarga de líquidos.
- A oximetria de pulso pode estar diminuída devido a anormalidades respiratórias.
- Procedimentos endoscópicos: visualização direta de cavidade do corpo para detectar tumor, ulceração ou irritação, ou corpo estranho e para obter uma amostra (biópsia) – broncoscopia (obstrução pulmonar), endoscopia gastrintestinal (irritação ou obstrução do estômago), colonoscopia (obstrução ou irritação intestinal), sigmoidoscopia (bloqueio intestinal).
- O escaneamento ou a radiografia, ressonância magnética, ultrassom: permitem a visão indireta das estruturas profundas do corpo. Detectam tumores, corpos estranhos, estreitamento de passagens orgânicas ou aberturas entre as câmaras (como entre as câmaras cardíacas).

ALERTA DE ENFERMAGEM
Alguns procedimentos envolvem o uso de contraste para melhorar a visualização das estruturas. Investigar se a paciente tem alergia a frutos do mar ou ao iodo, pois o contraste pode causar reação alérgica grave (anafilaxia) exigindo medidas para a manutenção da vida.

- A eletromiografia (EMG), os estudos de condução nervosa ou o eletroencefalograma (EEG) podem indicar problemas na condução nervosa no cérebro ou no sistema neuromuscular.

ALERTA DE ENFERMAGEM
Determinar se a mulher está grávida antes do raio X e de escaneamentos com contraste para prevenir possível dano ao feto.

IMPLICAÇÕES DE ENFERMAGEM

O enfermeiro deve ter cuidado durante os procedimentos diagnósticos e a interpretação dos dados nos pacientes pediátricos.

- Explicar que a menor quantidade de sangue possível está sendo retirada do recém-nascido, para tranquilizar a mãe e a família.
- Avisar a paciente que a agulha de punção provocará uma dor rápida que passará rapidamente.
- Armazenar e rotular as amostras adequadamente para evitar a necessidade de repetir o exame.
- A coleta da amostra de urina pode exigir a fixação de um dispositivo coletor ao períneo do recém-nascido ou do bebê.
- As mulheres no final da gestação podem necessitar de auxílio para a higiene na coleta de uma amostra de urina.
- Explicar o procedimento aos pais ou familiares, que podem auxiliar a paciente, se necessário.

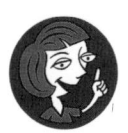

ALERTA DE ENFERMAGEM
Ter cuidado ao interpretar os valores laboratoriais, pois as variações normais de muitos deles oscilam com a idade (recém-nascido/bebê e 12 anos ou mais).

Verificação de rotina 3

1. Ao realizar a investigação física no recém-nascido, os procedimentos intrusivos devem ser realizados em primeiro lugar para garantir a exatidão da investigação. Verdadeiro ou falso?

   Resposta: _____

2. O déficit de plaquetas ocorre com mais frequência em qual condição?
   a) Problemas cardiovasculares
   b) Problemas da medula óssea
   c) Diabetes
   d) Distúrbios respiratórios

   Resposta: _____

3. Ao interpretar os valores laboratoriais é importante lembrar que os "parâmetros normais" podem variar de acordo com a idade. Verdadeiro ou falso?

   Resposta: _____

CONCLUSÃO

Os fatores relacionados com a família e a comunidade podem ter impacto positivo ou negativo sobre o cuidado da família em formação. O enfermeiro deve prestar cuidados centralizados na família para assegurar que os sistemas de apoio sejam maximizados e não interrompidos, de forma que a paciente receba o apoio necessário durante a doença e o retorno para casa e para a comunidade. Vários pontos essenciais devem ser observados na revisão deste capítulo.

1. A prestação de cuidado centralizado na família exige o uso de um processo de enfermagem organizado para coletar os dados de investigação e planejar as intervenções adequadas à idade para a família em formação.
2. A comunicação é essencial para a obtenção e a transmissão de informações à família em formação no processo de investigação e de planejamento do cuidado à paciente; a família sabe mais sobre a paciente e sua informação deve ser valorizada.
3. As diferenças e as preferências étnicas e culturais devem ser consideradas e acomodadas, quando possível, durante o processo de cuidados de enfermagem.
4. A investigação da história é importante para determinar as exposições e as condições crônicas, assim como os hábitos que podem influenciar o estado de saúde da paciente.
5. A investigação e o apoio nutricional são importantes para manter e restaurar o estado de saúde de uma gestante ainda menina, adolescente ou adulta, ou do recém-nascido.
6. A investigação da família é importante para determinar o apoio para a família em formação durante e após a gestação e na adaptação ao recém-nascido.
7. O exame físico deve ser realizado de forma sistemática para determinar os sintomas de condições que exijam tratamento e podem influenciar a gestação, o parto, a saúde da mãe e do recém-nascido.
8. A pressão sanguínea, o pulso e a respiração variam de acordo com a idade; considerar o normal com base no valor médio para a idade.
9. Os procedimentos de investigação podem necessitar de alterações, dependendo da idade e da condição do RN, como a leve palpação se houver suspeita de um tumor de Wilms, para evitar lesões.
10. Envolver a paciente e a família na investigação e nos procedimentos diagnósticos com explicação clara sobre a assistência a ser prestada.
11. Explicar claramente o que será sentido, visto, ouvido ou cheirado pela paciente no preparo para o procedimento.
12. Os achados diagnósticos e valores normais devem ser interpretados com base na idade da paciente, para determinar o que é verdadeiramente anormal.
13. Investigar a ocorrência de gestação antes do raio X ou dos escaneamentos com contraste.
14. Investigar a alergia a frutos do mar ou iodo, pois alguns procedimentos exigem contraste que contém iodo.

VERIFICAÇÃO FINAL

1. **Que tipo de investigação da comunidade deve ser feita para determinar se Dawn, uma gestante de 15 anos, cega após um acidente recente, deve ter alta para casa com o recém-nascido?**
   a) Casa
   b) Vizinhança
   c) Escola
   d) Todas as respostas anteriores

2. **Iynuoma, gestante universitária de 21 anos, foi admitida para observação. Quais são as considerações essenciais para a comunicação durante sua investigação de saúde?**
   a) Reconhecer as diferenças culturais e obter um intérprete, se necessário
   b) Fazer perguntas diretas, com o final fechado para estabelecer confiança
   c) Ensinar Iynuoma e sua família que o enfermeiro é o especialista no processo de cuidado
   d) a, b e c

3. **Terri, que tem 21 anos e é sem-teto, está com uma gestação de quatro meses e apresenta diversas feridas pequenas, poucos pelos pubianos e IMC abaixo de 65%. Ela provavelmente está sofrendo de qual das seguintes situações?**
   a) Escoliose
   b) Cianose
   c) Desnutrição
   d) Nenhuma das respostas anteriores

4. **Julie tem baixos níveis de hematócrito e albumina, além de altos níveis de glicose em sua urina. Quais são as possíveis implicações desses sintomas?**
   a) Deficiência de proteína
   b) Dano renal
   c) Necessidade de assistência do serviço social
   d) Todas as respostas anteriores

5. **Com 36 semanas de gestação, Susie tem manchas roxas nos braços, pele clara, sem áreas avermelhadas ou rosadas, e edema nos pés e nas pernas. Os sintomas de Susie podem ser descritos como quais dos seguintes?**
   a) Edema, palidez e desenvolvimento atrasado
   b) Palidez, hipertelorismo e petéquias

VERIFICAÇÃO FINAL

   c) Edema, equimose e palidez
   d) Nenhuma das respostas anteriores

6. O número e a composição dos membros da família, os casos de doença ou morte familiar e o divórcio dos pais são todos aspectos de qual dos seguintes itens?

   a) Temperamento
   b) Dados da família da paciente
   c) a e b
   d) Nenhuma das respostas anteriores

7. A rigidez da nuca é descrita como qual dos seguintes sintomas?

   a) Meningite
   b) Insuficiência cardíaca
   c) Cefaleia
   d) Nenhuma das respostas anteriores

8. Hipertelorismo é observado durante o exame inicial de uma gestante afrodescendente de 13 anos de idade. Ela provavelmente sofre de qual dos seguintes problemas?

   a) Cegueira
   b) Surdez
   c) Síndrome de Down
   d) Nenhuma das respostas anteriores

9. Manchas brancas, vermelhidão e secreção excessiva são sintomas comuns de distúrbios de quais dos seguintes?

   a) Orelhas e olhos
   b) Dorso e tórax
   c) Pele e unhas
   d) Boca e garganta

10. O enfermeiro envolvido na investigação de saúde de uma gestante deve lembrar qual dos seguintes itens?

    a) A família e a comunidade podem influenciar positiva ou negativamente o cuidado da paciente.
    b) As preferências culturais e étnicas devem ser acomodadas, quando possível, para maximizar o sucesso do cuidado da paciente.
    c) A prestação de cuidado centralizado na família garante que os sistemas de apoio sejam maximizados e não interrompidos.
    d) Todas as respostas anteriores.

RESPOSTAS

Verificação de rotina 1
1. estrutura...função
2. A investigação da família é necessária para determinar recursos, e da comunidade para determinar o apoio necessário (como um educador que se comunica por meio de sinais com a mãe, orientando-a sobre a maternidade e o cuidado do bebê).

Verificação de rotina 2
1. queixas principais
2. Falso
3. Verdadeiro

Verificação de rotina 3
1. Falso
2. b
3. Verdadeiro

Verificação final
1. d   2. a   3. c   4. b   5. c
6. b   7. a   8. c   9. d   10. d

PARTE II

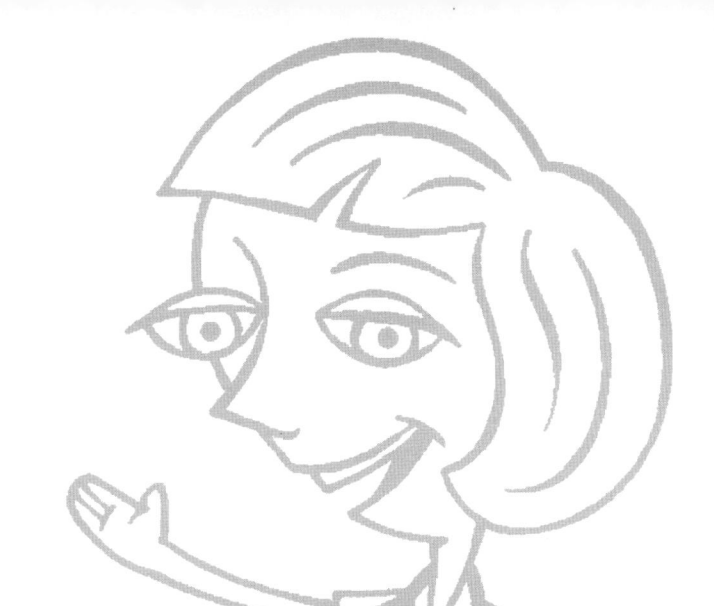

Exploração sistemática das condições maternas e do recém-nascido e cuidados de enfermagem

capítulo 4

Preparo pré-gestacional, concepção e considerações genéticas

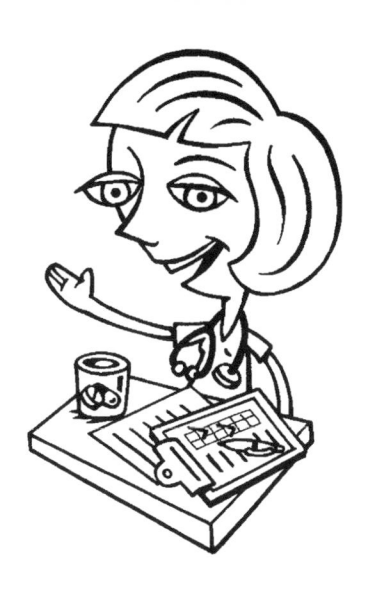

Objetivos
Ao final do capítulo, o estudante será capaz de:

1 Discutir as investigações pré-gestacionais e as intervenções necessárias para promover gestação e parto saudáveis.

2 Identificar as condições e as circunstâncias que podem prevenir ou complicar a concepção.

3 Discutir o processo e os períodos de concepção.

4 Avaliar os achados diagnósticos associados com anomalias congênitas.

5 Discutir os esquemas terapêuticos associados com anomalias congênitas.

6 Orientar e apoiar os pais e as famílias em relação aos cuidados exigidos pelo recém-nascido com anomalias congênitas.

PALAVRAS-CHAVE

Âmnio
Concepção
Cromossomo
Embrião
Fenótipo
Fertilização
Gene dominante
Gene recessivo
Genoma
Genótipo
Portador
Teratógeno
Zigoto

VISÃO GERAL

As condições da mãe e do pai antes da gestação podem influenciar na gestação e no estado da criança que está por nascer ou recém-nascida.

PREPARO PRÉ-GESTACIONAL

Antes da gestação, a mãe e o pai devem ser aconselhados a evitar o estilo de vida e a exposição a circunstâncias ou elementos que possam impedir a gestação ou resultar em dano ou, possivelmente, na morte da criança. As áreas que devem ser consideradas incluem:

Nutrição

- A desnutrição pode inibir a menstruação, impedindo a gestação.
- A falta de ácido fólico na dieta materna pode causar dano ao feto em crescimento, como o defeito no tubo neural (p. ex., a espinha bífida).
- A dieta paterna pobre em vitamina C tem sido associada ao risco de defeitos congênitos e câncer.

Idade

Como afirmado anteriormente, as mães mais jovens e as mais velhas podem apresentar maiores dificuldades na gestação ou complicações com o recém-nascido.

- O aumento da mortalidade infantil e de partos prematuros tem sido associado com a gestação na adolescência.
- A idade mais avançada dos pais tem sido associada a defeitos congênitos relacionados aos danos cromossômicos, incluindo a síndrome de Down.

Abuso de substâncias

- Nicotina: o tabagismo tem sido associado com baixo peso ao nascer, assim como ao risco de câncer.
- A cafeína tem sido associada a baixo peso ao nascer e a parto prematuro.
- Álcool: o uso excessivo de álcool pela mulher, durante a gestação, pode resultar na síndrome do alcoolismo fetal (SAF), que inclui anormalidades na face, nos membros e nos órgãos, além de retardo mental. Além disso, o uso moderado de álcool durante a gestação tem sido associado com a redução do desenvolvimento fetal nos bebês/crianças, o uso de álcool na adolescência e a depressão ou ansiedade à medida que a criança cresce.
- Maconha: o uso pelo pai tem demonstrado, em alguns estudos, reduzir os níveis de testosterona e a contagem de espermatozoides, o que pode con-

tribuir para a infertilidade. O uso pela mulher tem sido associado com dano neurológico, resultando em tremores no recém-nascido, capacidade verbal e desenvolvimento da memória diminuídos.
- Cocaína: o uso pela mãe pode resultar na redução do peso ao nascer e no desenvolvimento mental e motor deficiente, o uso pelo homem pode afetar os espermatozoides e resultar em defeitos congênitos.
- Heroína: o uso pela gestante pode resultar em adicção do bebê e em sintomas de abstinência, incluindo irritabilidade, sono perturbado e controle motor deficiente.

Exposição a toxinas

- Alguns medicamentos prescritos e outros sem necessidade de prescrição, além de outras substâncias, são **teratógenos** – agentes que causam deformidades fetais e defeitos congênitos.
- Alguns teratógenos são conhecidos e outros não; portanto, as mulheres em idade reprodutiva que estão tentando engravidar são incentivadas a evitar o uso de medicamentos sem a orientação de seu médico, principalmente durante os primeiros três meses de gestação, quando o desenvolvimento das estruturas do corpo são mais sensíveis a deformidades.
- A exposição materna a substâncias químicas, radiação, poluentes e lixo tóxico, incluindo chumbo, mercúrio ou monóxido de carbono, pode resultar em defeitos visuais, mentais ou outros. A exposição do homem aos perigos ambientais como chumbo, radiação, pesticidas ou outras substâncias químicas tem sido associada com espermatozoides anormais, o que contribui para o abortamento espontâneo, para condições cromossômicas anormais e para o câncer na infância.

O planejamento familiar inclui a instrução de mães e pais em potencial a evitarem os hábitos que possam reduzir a chance de gestação, resultar em dano ao bebê ou contribuir para dificultar a gestação.

CONCEPÇÃO

Para entender as complicações que podem ocorrer antes e durante a gestação, deve ser entendido o processo habitual da gestação, desde o início até o final. Para que a gestação ocorra, deve haver a **ovulação**, com a liberação de um óvulo dos ovários da mulher. A ovulação ocorre, geralmente, duas semanas antes do início do período menstrual. O processo de **concepção** envolve a união do óvulo da mulher com o espermatozoide do homem, também denominada **fertilização**. Cada um dos pais contribui com 23 cromossomos (estruturas genéticas contendo a informação sobre as características) para a criança, que terá 23 pares ou um total de 46 cromossomos em cada célula do corpo. A informação genética nos cromossomos é encontrada em uma substância chamada ácido desoxirribonucleico (DNA). As células do corpo se reproduzem, resultando no crescimento do óvulo fertilizado em uma massa de células. O ovo fertilizado é chamado **zigoto** e as duas primeiras semanas após a concepção são chamadas de período germinal, durante o qual as células continuam a duplicar-se e movimentar-se. Esse processo começa na tuba de Falópio da mulher e o zigoto passa, então, para o útero, onde se implanta na parede uterina.

De 2 a 8 semanas após a concepção ocorre o período embrionário em que:

- As células do zigoto multiplicam-se e diferenciam-se para formar tecidos e órgãos do corpo, tornando-se um **embrião**.
- A fixação do embrião à parede uterina muda à medida que são formadas as camadas, incluindo a placenta, o cordão umbilical e o âmnio.
- A placenta proporciona uma massa de vasos sanguíneos da mãe para o embrião, através dos quais o oxigênio e os nutrientes passam da mãe para o embrião e os resíduos e o dióxido de carbono são transferidos do embrião para a mãe.
- O cordão umbilical, que contém duas artérias e uma veia, é a conexão entre o embrião e a placenta para permitir o fluxo de sangue da mãe para o filho.
- O **âmnio** é o saco em que o embrião permanecerá durante a gestação. O líquido dentro do saco é produzido pelos rins do embrião e, à medida que o desenvolvimento continua, esse líquido passa a ser produzido também pelos pulmões.
- Durante o período embrionário, os sistemas corporais e as partes do corpo adquirem forma.

A etapa final, período fetal, começa dois meses após a concepção e continua até o parto.

- O embrião é considerado um feto e prossegue o crescimento dinamicamente.
- A genitália pode ser distinguida e o sexo pode ser identificado.
- Maior movimento dos membros e da boca é notado juntamente ao aumento do comprimento e do peso.

Exames

Os exames de gravidez podem ser realizados no sangue e na urina, detectando a presença da gonadotropina coriônica humana (hCG), uma substância secretada durante a gestação. O exame de sangue é mais exato e pode auxiliar a determinar a duração da gestação. O nível de hCG aumenta a cada dia da gestação; assim, quanto maior a quantidade de hCG, maior o tempo de gestação da mulher. O exame sanguíneo é feito, na maioria das vezes, em ambiente laboratorial.

Os exames de urina podem ser comprados e usados em casa. Eles podem ser exatos; no entanto, diferentes produtos são sensíveis a diferentes níveis de hCG (25 mUI/mL ou mais). No início da gestação, o exame que é sensível apenas aos níveis altos de hCG pode indicar, erroneamente, que a mulher não está grávida, mesmo quando ela está. O exame falso-positivo é menos provável, exceto se alguma medicação tomada o influenciar. Se o exame indicar que a mulher está grávida, deve ser realizado o acompanhamento no consultório médico ou em outro ambiente de cuidado de saúde. Os princípios básicos no exame gestacional com urina incluem:

- Ler as instruções antes de realizar o exame
- Entender a sensibilidade do exame
- Usar a primeira urina da manhã ou reter a urina por, pelo menos, quatro horas antes de coletá-la para o exame
- Evitar ingerir grandes quantidades de líquidos antes do exame, pois isso pode diluir o hCG na urina e reduzir a sua sensibilidade
- Ler na embalagem do exame quais medicamentos podem influenciar em seu resultado e procurar avaliação médica para maior exatidão, se indicado

O acompanhamento dos níveis de hCG indica como a gestação está progredindo. Se os níveis de hCG não aumentarem com o tempo, a gestação pode estar em perigo ou ter terminado de forma espontânea. Exames de sangue de rotina são realizados para determinar a saúde da mãe, incluindo os níveis sanguíneos de hematócrito e de hemoglobina, equilíbrio eletrolítico por meio dos níveis de potássio e sódio ou a função renal pelo nitrogênio da ureia sanguínea. Se indicado, a função de outros sistemas pode ser avaliada, como a gasometria sanguínea, se surgirem preocupações respiratórias.

Verificação de rotina 1

1. Por que é importante para a mulher saber se está grávida tão cedo quanto possível após a concepção?

   Resposta: _____

2. Que período da gestação envolve o desenvolvimento inicial dos brotos que mais tarde se tornarão as extremidades?
   a) Período germinal
   b) Período falopiano
   c) Período fetal
   d) Período embrionário

   Resposta: _____

3. Qual o resultado de exame tem mais probabilidade de ser correto?
   a) Exame de urina negativo
   b) Exame de sangue negativo

   Resposta: _____

CONTRACEPÇÃO

A compreensão da concepção facilita o entendimento das medidas que podem ser tomadas para evitar a gestação. O planejamento familiar envolve a prevenção da gestação até o momento desejado. Várias medidas podem ser usadas para evitar a fertilização do óvulo feminino. A abstinência, ausência de relações sexuais, é o único método 100% seguro para evitar a gravidez acidental. O benefício adicional da abstinência inclui a redução do risco de doenças sexualmente transmissíveis. Outras medidas incluem as que exigem prescrição e as que não a exigem. As medidas que envolvem barreiras aos espermatozoides também podem reduzir o risco de transmissão de doenças sexualmente transmissíveis.

Os métodos sem exigência de prescrição incluem os que bloqueiam a chegada do espermatozoide ao óvulo. Eles incluem:

- Retirada do pênis antes da ejaculação para prevenir a introdução de espermatozoides na vagina. Esta medida não tem custo; no entanto, sua confiabilidade é limitada, pois pode ocorrer vazamento antes de a ejaculação ser sentida pelo homem.
- O método do ritmo, que envolve abster-se do sexo durante a fase fértil. Essa medida é gratuita, mas exige o conhecimento exato do ciclo menstrual, que pode ser irregular na adolescente, tornando o monitoramento difícil.
- O preservativo para conter os espermatozoides (homem) ou para bloquear a entrada da cérvice (mulher) é pouco dispendioso e fornece proteção contra as doenças sexualmente transmissíveis, mas pode ser difícil de usar (o feminino). Os preservativos estão facilmente disponíveis no comércio, mas pode ser embaraçoso adquiri-los, e eles podem se romper.
- O espermicida é usado como barreira química que mata os espermatozoides antes da sua entrada no útero. O espermicida está disponível no comércio, mas pode causar irritação na pele.
- Diafragma (capuz de borracha revestido de espermicida e colocado sobre a cérvice) é usado para bloquear e matar os espermatozoides que tentam entrar no útero. O uso do diafragma pode exigir uma consulta ao profissional de saúde para o ajuste. A mulher deve lembrar de colocá-lo e sentir-se à vontade ao aplicá-lo antes da relação sexual. O uso aumenta o risco de infecções do trato urinário e o deslocamento do diafragma reduz sua eficácia.

Alguns métodos de contracepção exigem prescrição e acompanhamento cuidadoso para evitar complicações. O risco de dano ou lesão deve ser comparado com o benefício da prevenção da gestação antes da escolha do uso dessas medidas. Geralmente, o risco e a despesa são maiores com os contraceptivos prescritos. Esses métodos podem incluir:

- Pílula anticoncepcional oral, ou "pílula", que suprime a ovulação, altera o muco cervical e afina a parede endometrial. A eficácia é mais alta do que com os métodos sem prescrição, mas as mudanças hormonais podem aumentar o

risco de complicações. Essa medida é dispendiosa e exige acompanhamento médico; além disso, em algumas mulheres a pílula aumenta o risco de câncer. Outros fatores de risco para o câncer, como o uso da nicotina, devem ser evitados com o uso da pílula anticoncepcional oral.
- A pílula anticoncepcional de emergência, a "pílula do dia seguinte", pode ser administrada até três dias após a relação sexual para interromper a implantação do óvulo fertilizado na parede uterina.
- A injeção de medroxiprogesterona é aplicada apenas de três em três meses para suprimir a ovulação, espessar o muco da cérvice e afinar a parede endometrial. Exige uma consulta ao profissional de saúde. As complicações podem incluir o ganho de peso, a redução da libido e da densidade óssea.
- A combinação injetável de progesterona e estrogênio é administrada uma vez ao mês para prevenir a ovulação, espessar o muco da cérvice e afinar a parede endometrial. Deve ser administrada mensalmente, podendo provocar náusea ou sensibilidade nas mamas.
- O implante de levonorgestrel é inserido sob a pele da parte superior do braço para evitar a ovulação, espessar o muco cervical e afinar a parede endometrial. Sua inserção e remoção exigem consulta médica e ele pode ter custo alto. O ganho de peso pode ser observado com a alteração dos padrões de sangramento.
- O dispositivo intrauterino (DIU) bloqueia o contato do espermatozoide com o óvulo e impede a implantação. Se for adicionada a progesterona, os efeitos hormonais de espessamento da parede uterina e o afinamento da parede endometrial também são observados. Não são observados sintomas sistêmicos, mas o DIU pode deslocar-se e ser expelido; uma consulta médica também é exigida. Os padrões menstruais irregulares podem ser notados com dismenorreia, se o DIU for de cobre.

ALERTA DE ENFERMAGEM
A história é essencial nessa terapia porque, se tiverem transcorrido mais de 33 dias desde a última injeção combinada de progesterona e estrogênio, deve ser realizado um teste de gravidez antes da aplicação da injeção, para evitar o dano fetal acidental no caso de gestação desconhecida.

A escolha do contraceptivo exige que a paciente seja orientada e monitorada quanto a complicações, quando indicado. Diferentes métodos podem ser usados pela mulher ou pelo homem durante seus anos reprodutivos. Alguns indivíduos têm dificuldades com a fertilidade quando os contraceptivos são interrompidos. Por isso, quando os casais planejam tentar engravidar, devem utilizar meios não farmacológicos de controle da natalidade na transição para a interrupção total do método anticoncepcional.

CONSIDERAÇÕES GENÉTICAS

Muitas condições podem ser transmitidas dos pais para o bebê, pelo código genético contido no DNA (ácido desoxirribonucleico). Para avaliar a possibilidade de um filho herdar determinada condição, examina-se o perfil genético dos pais.

- O **genótipo** é a composição gene/DNA do indivíduo
- O **fenótipo** são as características expressas da composição dos genes.
- Os fenótipos podem variar em natureza e grau para pessoas com o mesmo genótipo.
- As manifestações mais extremas de genótipo genético tendem a ocorrer com menor frequência.
- O **genoma** é o conjunto de instruções para a formação de um indivíduo. Têm sido realizados estudos para mapear o DNA humano e identificar a origem ou o marcador para algumas condições e comportamentos, com a intenção de reparar ou substituir genes defeituosos por genes saudáveis.
- A importância dos testes genéticos dos pais é a seguinte:
    - Permite evitar a transmissão de genes defeituosos com o uso do planejamento familiar, com a opção de não reprodução.
    - Proporciona um momento para os pais se prepararem para o nascimento de uma criança com uma anormalidade cromossômica.

As condições genéticas podem ser transmitidas por intermédio de mecanismos distintos, baseados na natureza dominante ou recessiva do gene envolvido. Algumas condições ocorrem com mais frequência em pessoas provenientes de determinados locais.

- O **gene dominante** exerce influência sobre outro gene e, assim, a característica contida no gene é expressa. Por exemplo, a cor castanha dos olhos está em um gene dominante, se a criança tiver um gene para olhos azuis e um gene para olhos castanhos, a cor dos seus olhos será castanha.
- Inversamente, o **gene recessivo** pode resultar na expressão de uma característica apenas quando formar um par com outro gene recessivo para essa característica. Por exemplo, se o gene para uma doença for transmitido de maneira recessiva, pai e mãe devem apresentar o gene para que o filho a manifeste.
- Os indivíduos com um cromossomo possuindo a condição e outro cromossomo que não a possua são considerados "**portadores**", pois não manifestam qualquer fenótipo da condição, mas são capazes de transmiti-la aos filhos.

As mulheres apresentam dois cromossomos X e os homens possuem um cromossomo X e um Y. Os traços e condições genéticas também podem ser transmitidos através dos genes vinculados ao sexo.

- Se uma condição estiver vinculada ao cromossomo X, ela se comporta como um gene recessivo na mulher, que deve ter dois genes portadores da condição para que ela se manifeste.

- O homem manifestará a condição vinculada ao cromossomo X se o seu único cromossomo X for o portador, porque o gene Y do homem é incapaz de superar o gene X.
- Para que uma filha herde uma condição vinculada ao X, o pai deve ter essa condição e a mãe deve ter a condição ou ser portadora.
- A filha do pai com uma condição vinculada ao X será, no mínimo, portadora, pois o cromossomo X herdado do pai estará afetado.
- O filho pode herdar uma condição se a mãe tiver a condição ou for portadora e transmitir o cromossomo X afetado para o filho.
- O filho de um pai afetado não pode herdar a condição se a mãe não apresentar a condição e não for portadora, pois o filho não herda o cromossomo X do pai (Fig. 4.1).

ANEMIA FALCIFORME

O que houve de errado?

Na anemia falciforme/doença celular HgbSS, um gene anormal resulta na produção de uma hemácia irregular chamada hemoglobina S, que substitui parte da hemoglobina A normal. As hemácias se colapsam em um formato de

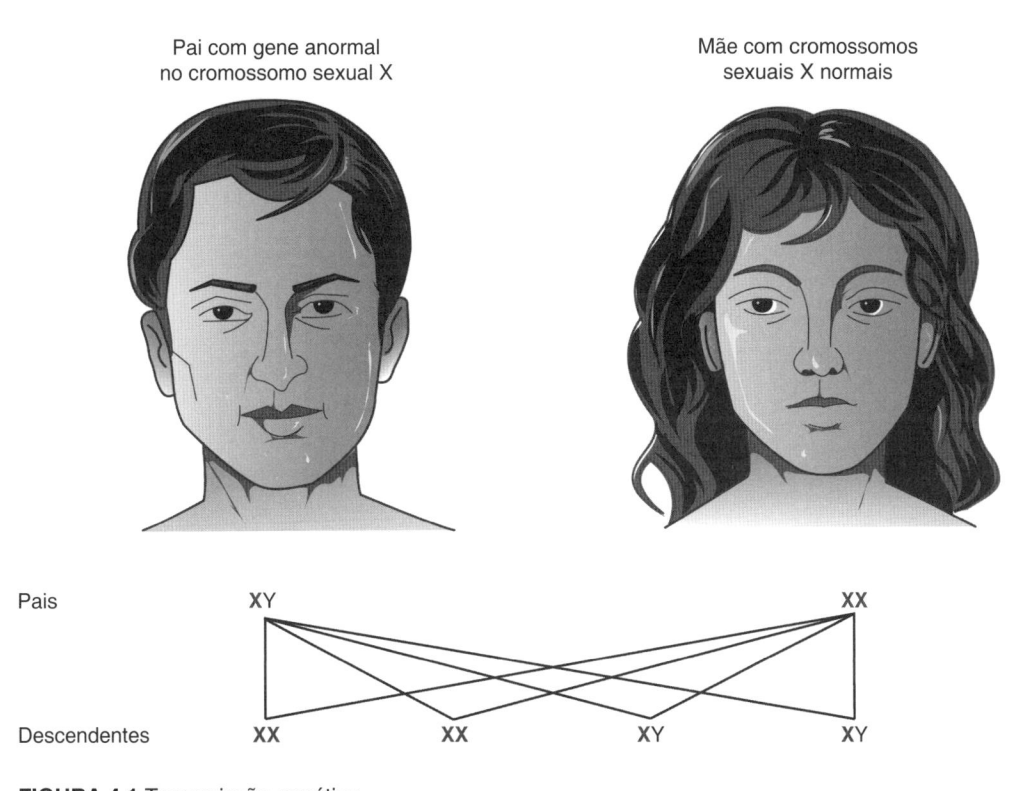

FIGURA 4.1 Transmissão genética.

lua crescente (foice) quando muito exigidas, como durante a desidratação, a hipoxemia ou a acidose. Quando as células tornam-se falciformes, observa-se um agrupamento que obstrui os pequenos vasos sanguíneos e bloqueia o fluxo de sangue. Essas células também têm um ciclo de vida curto, resultando em sua destruição precoce devido à membrana celular danificada e à baixa contagem sanguínea – anemia. Esta condição é autossômica recessiva e exige os genes do pai e da mãe. Alguns pacientes herdam um gene e podem apresentar o traço falciforme, que pode ou não ser sintomático sob graves condições, como a hipoxia, e durante o esforço em ambientes com baixo oxigênio (grande altitude). Os pacientes de descendência africana têm maior incidência de anemia falciforme.

A anemia falciforme é uma doença crônica com sofrimento resultante da circulação bloqueada e inadequada e do dano aos tecidos e órgãos que causam dor e, com o tempo, falência dos órgãos e morte.

Sinais e sintomas

- Dor aguda devido ao bloqueio dos vasos sanguíneos e isquemia dos tecidos:
  - Extremidades: edema das mãos, pés e articulações – dactilite (síndrome da mão-pé)
  - Abdome
  - Tórax: dor e doença pulmonar
  - Fígado: icterícia e coma hepático
  - Rim: hematúria e função deficiente
  - Cérebro: acidente vascular
  - Genitália: ereção dolorosa (priapismo)
- Episódios de crise devido a:
  - Vasoclusão: a crise mais comum devido ao fluxo sanguíneo bloqueado pela falcemia
  - Sequestramento
  - Crise aplástica devido à queda extrema nas hemácias (frequentemente provocada por um desencadeador viral)
  - Anemia megaloblástica com necessidade excessiva de ácido fólico ou vitamina B_{12} resultando em deficiência
  - Crise hiperemolítica: Rápida destruição de hemácias – anemia, icterícia e reticulocitose
- Episódios falciformes têm exacerbação com remissões após o tratamento efetivo.
- A fadiga é secundária à anemia.
- A febre durante o episódio falciforme é devida, possivelmente, à infecção que o provocou.
- O depósito de sangue (sequestramento) nos órgãos resultando em aumento:
  - Esplenomegalia
  - Hepatomegalia
- Dano aos órgãos devido ao bloqueio dos vasos:
  - Coração (cardiomegalia) com válvulas cardíacas enfraquecidas e sopro cardíaco

- Mau funcionamento e insuficiência dos pulmões, dos rins, do fígado e do baço
- Extremidades: necrose avascular devida ao bloqueio vascular resultando em deformidade esquelética (quadril, ombros, lordose e cifose) e possível osteomielite
- Sistema nervoso central (convulsões, paresias)
- Olhos: perturbação visual, possível descolamento progressivo da retina e cegueira
- Também pode ser observado restrição no crescimento

4 Resultados dos exames

- Baixa contagem de hemácias.
- Células falciformes observadas no esfregaço de sangue.
- Teste de turbidez falciforme.
- Hemoglobina, hematócrito e plaquetas.
- Eletroforese da hemoglobina: separação do sangue em diferentes hemoglobinas para determinar a forma das hemoglobinopatias (defeitos da hemoglobina).
- Triagem do recém-nascido para a anemia falciforme: detecção dos defeitos da hemoglobina precocemente.
- Oximetria de pulso e gasometria sanguínea podem revelar hipoxia na anemia grave.
- Acidose pode resultar na redução do nível de pH sérico.
- O desequilíbrio eletrolítico pode ser observado devido à acidose.

5 Tratamentos

- Hidratação para diluir o sangue e diminuir o afoiçamento e o bloqueio vascular.
- Eliminar infecções: antibióticos podem ser prescritos e vacinas recomendadas para evitar meningite, pneumonia e outras infecções.
- Suplemento de oxigênio para reduzir a isquemia dos tecidos.
- Medicação para a dor: analgésico oral ou endovenoso, como os opioides.
- A reposição de eletrólitos pode ser prescrita para corrigir os desequilíbrios.
- Reposição de sangue com concentrado de hemácias se a anemia for grave.
- Repouso ao leito com média amplitude de movimentos durante os episódios.

Intervenções de enfermagem

- Manejo da dor: medo de adicção não é a questão durante a crise.
- Infusão de líquidos: monitorar os líquidos endovenosos minuciosamente para evitar sobrecarga hídrica.
- Controle da ingesta e da eliminação para regular o volume e monitorar a função renal.

- Períodos de repouso durante o dia para evitar a fadiga.
- Amplitude média de movimentos para reter a mobilidade.

> **ALERTA DE ENFERMAGEM**
> Evitar o frio e as compressas frias, que aumentam a vasoconstrição e a dor.

Ensino do paciente e da família

- Ensinar o cuidado proativo para prevenir os episódios/crises:
    - Manter ingesta adequada de líquido para evitar a desidratação.
    - Evitar a infecção ou obter o seu tratamento precoce.
    - Atividade moderada e repouso adequado para evitar fadiga e hipoxia.
- Sinais precoces de crise iminente: palpação esplênica para detectar o sequestramento.
- Salientar a necessidade de cuidado imediato se houver sinal de crise.
- Exames e aconselhamento genético:
    - Explicar que a anemia falciforme é uma condição autossômica recessiva que exige genes do pai e da mãe.
    - Incentivar a triagem dos irmãos para permitir o planejamento familiar.
    - Explicar que cada gestação, quando pai e mãe são portadores, apresenta chance de 25% de a criança nascer com a doença e de 50% de possuir o traço da célula falciforme.
    - Encaminhar para aconselhamento e planejamento familiar se desejar mais filhos.
    - Discutir as opções alternativas: inseminação, adoção, etc.
- Apoiar a criança e a família que têm reações emocionais, luto e enfrentamento:
    - Permitir a expressão da raiva, preocupações, medos e perguntas.
    - Fornecer apoio durante a depressão causada pela doença crônica.
    - Fornecer respostas honestas relacionadas aos cuidados durante os episódios.
    - Usar termos positivos e evitar palavras como "crise" ao discutir os episódios de problemas de oclusão dos vasos, ou outros, com a criança e a família.
    - Incentivar a criança a ter controle da condição e do estilo de vida necessário para evitar episódios e promover o desenvolvimento máximo.

> **✓ Verificação de rotina 2**
>
> 1. Por que os pacientes com anemia falciforme devem preocupar-se se casarem com uma pessoa com o traço da célula falciforme?
>
>   Resposta: _____
>
>   _____
>
> 2. Que defeito é causado mais comumente pela anemia?
>   a) Aumento da contagem de hemácias e da viscosidade do sangue
>   b) Sistema hematopoiético deprimido e hiperatividade
>   c) Maior presença de hemoglobina anormal
>   d) Diminuição da capacidade do sangue de transportar oxigênio
>
>   Resposta: _____

HEMOFILIA

A hemofilia é um grupo de distúrbios congênitos do sangramento devido à deficiência de proteínas específicas para a coagulação. Essa condição ocorre mais comumente em pessoas de descendência africana, possivelmente resultante da adaptação genética dos portadores do traço como proteção contra a malária.

O que houve de errado?

A hemofilia resulta, na maioria das vezes, de um defeito genético e, mais comumente, de uma deficiência do fator VIII (hemofilia A) ou do fator IX (hemofilia B ou doença de Christmas). Um terço dos casos de hemofilia, no entanto, decorre de uma mutação genética. A forma da condição vinculada ao X é transmitida quando um homem afetado (XhY) e uma mulher portadora (XhX) apresentam 1 chance em 4 de os filhos (sexo feminino ou masculino) apresentarem a doença: terem uma filha portadora, ou um filho sem a doença ou o traço. A portadora do sexo feminino também pode ser sintomática.

Sinais e sintomas

- Sangramento em vários graus, dependendo da gravidade da deficiência:
  - Sangramento espontâneo
  - Sangramento com trauma
  - Sangramento com trauma importante ou cirurgia
- **Hemartrose** (sangramento nas articulações) nos joelhos, cotovelos e tornozelos começa com rigidez, formigamento ou dor como sinal precoce de sangramento e dano progressivo.
- Calor, vermelhidão, edema, dor grave e perda de movimentos.
- Epistaxe (não é o sangramento mais frequente).
- Hematomas podem causar dor no local devido à pressão.
- Sangramento intracraniano pode causar mudanças no estado neurológico e evoluir para o óbito.

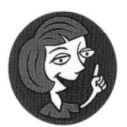

ALERTA DE ENFERMAGEM
Sangramento da boca, da garganta ou do pescoço pode resultar em obstrução das vias aéreas e merece atenção imediata.

Resultados dos exames

- A história de sangramento evidenciado com herança vinculada ao X é diagnóstico.
- Exame da função dos fatores de coagulação revela anormalidades na capacidade de formar fibrinogênio ou gerar tromboplastina:
  - Tempo de coagulação total do sangue
  - Tempo de protrombina (TP)
  - Tempo parcial de tromboplastina (TPT)
  - Teste de geração de tromboplastina (TGT)
  - Teste de consumo de protrombina
  - Nível de fibrinogênio
- Oximetria de pulso e gasometria sanguínea podem revelar hipoxia na anemia grave.
- Acidose pode resultar em diminuição do nível do pH sérico.
- O desequilíbrio eletrolítico pode ser observado devido à acidose.

Tratamentos

- Concentrado do fator VIII para substituir o fator de coagulação que está faltando.
- Desmopressina (1-desamino-8-d-arginina vasopressina – DDAVP) para a hemofilia leve (tipo I ou IIA) para aumentar a produção do fator VIII.
- Corticosteroides para hemartrose crônica, hematúria ou hemartrose aguda.

◐ Ibuprofeno ou outros anti-inflamatórios não esteroides para aliviar a dor.

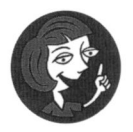

ALERTA DE ENFERMAGEM

Os anti-inflamatórios não esteroides devem ser usados cuidadosamente, pois inibem a função plaquetária.

◐ Ácido epsilon aminocaproico bloqueia a destruição do coágulo.
- Exercício e fisioterapia com amplitude ativa de movimentos, conforme tolerado pelo paciente, para fortalecer os músculos em torno das articulações.

ALERTA DE ENFERMAGEM

Após um episódio agudo, evitar o movimento passivo, devido ao possível alongamento da cápsula articular com sangramento. O paciente deve controlar o movimento de amplitude ativa de acordo com a tolerância à dor.

Intervenções de enfermagem

◐ Manter o ambiente protegido para evitar lesão ao paciente.
◐ Monitorar minuciosamente os sinais de sangramento.
◐ Tratar os episódios de sangramento imediatamente.
◐ Aplicar pressão às narinas se for observado sangramento nasal.
◐ Minimizar a incapacidade causada por contraturas e por dano à articulação devido ao sangramento.
- Promover a completa absorção do sangue das articulações.
- Realizar exercícios leves dos membros durante o confinamento para prevenir o desuso.
- Estimular esquema regular de exercícios em casa.

Ensino do paciente e da família

◐ Cuidado protetor para evitar lesões: quartos à prova de crianças, com cantos arredondados, forrados, etc., para minimizar lesão ao bebê ou criança em movimento.
◐ Esportes sem contato e atividades com potencial mínimo de lesão: golfe, natação.
◐ Usar equipamentos de segurança para minimizar lesões.

- Usar escova de dentes macia, com irrigação de água para prevenir o sangramento durante o cuidado oral.
- Usar barbeador elétrico para evitar cortes ao barbear-se.
- Orientar a reconhecer um episódio de sangramento nos estágios iniciais e procurar o tratamento imediato:
  - Repouso, gelo, compressão e elevação para controlar o sangramento
- Usar um bracelete de identificação médica e notificar o enfermeiro da escola sobre a condição.
- Ensinar a criança a controlar a condição e o estilo de vida para evitar episódios e promover o desenvolvimento máximo.
- Encaminhar, conforme necessário, ao apoio social, se não houver cobertura do convênio de saúde para o paciente acima de 21 anos que não estiver com cobertura do convênio dos pais.
- Proporcionar apoio emocional ao paciente e à família em relação à condição crônica.
- Aconselhamento genético:
  - Incentivar a triagem dos irmãos para permitir o planejamento da futura prole.
  - Explicar que, para cada gestação, quando o pai tiver a condição e a mãe for portadora, existe uma chance de 50% que o filho ou filha nascerá com a doença. A chance é de 100% de que a filha possua o traço para hemofilia se o pai tiver a doença e a mãe não tiver o traço ou a doença.
  - Encaminhar para o aconselhamento e o planejamento familiar se for desejado ter mais filhos.
  - Abordar as opções alternativas: inseminação, adoção, etc.

ALERTA DE ENFERMAGEM

Evitar os compostos de ácido acetilsalicílico (AAS), substituindo-os pelo paracetamol, pois o AAS prejudica a função plaquetária.

TALASSEMIA β

A talassemia é um distúrbio herdado envolvendo a deficiência na produção de cadeias de globina na hemoglobina. A forma beta do distúrbio é a mais comum e é encontrada com mais frequência em pessoas descendentes de gregos, italianos e sírios. A forma alfa de talassemia é encontrada em pessoas de descendência chinesa, tailandesa, africana e mediterrânea, possivelmente devido à mutação genética ocorrida pelos casamentos entre famílias ou à mutação espontânea.

O que houve de errado?

A talassemia é um distúrbio autossômico recessivo no qual são afetadas as cadeias de polipeptídeos alfa ou beta na hemoglobina A. Na talassemia β ocorre a diminuição da síntese de cadeias beta com o aumento da síntese das cadeias alfa, resultando em hemoglobina defeituosa e hemácias danificadas (hemólise) e consequente anemia.

A superprodução de hemácias (células imaturas) pode resultar em compensação para a hemólise. A deficiência de ácido fólico pode resultar da demanda excessiva sobre a medula óssea.

Sinais e sintomas

- Anemia acompanhada de:
  - Palidez
  - Fadiga
  - Má alimentação
  - Anemia progressiva, crônica: hipoxia, cefaleia, irritabilidade, dor pré-cordial e óssea e anorexia podem estar presentes.
- A talassemia *minor* ocorre na condição de portador do traço e é assintomática.
- A talassemia intermediária manifesta-se com esplenomegalia e anemia de moderada à grave.
- A talassemia *major* (anemia de Cooley) é a anemia grave.
- A reserva excessiva de ferro nos órgãos, sem dano aos órgãos (hemossiderose), ou com dano celular (hemocromatose) pode ser observada.
- Crescimento restrito, principalmente maturação sexual atrasada, é muitas vezes notado.
- Compleição bronzeada: o pigmento contendo ferro torna-se visível devido à decomposição dos glóbulos vermelhos e ao excesso de ferro.
- Se não tratada, podem ser observadas alterações ósseas, como a cabeça aumentada e outras alterações faciais.

Resultados dos exames

- A contagem de glóbulos vermelhos é baixa.
- Níveis de hemoglobina e hematócrito estão reduzidos.
- A eletroforese da hemoglobina analisa as variantes de hemoglobina e ajuda a distinguir o tipo e a gravidade da talassemia.

Tratamentos

- Manter os níveis adequados de hemoglobina para reduzir as deformidades ósseas e a expansão da medula óssea.
- Proporcionar células sanguíneas para promover o crescimento e manter a tolerância à atividade:
  - Transfusões de glóbulos vermelhos, conforme necessário, para manter a hemoglobina acima de 9,5 g/dL

- Deferoxamina, um agente de quelação do ferro, com vitamina C oral podem ser administrados para promover a excreção de ferro (ajudam o crescimento se administrados precocemente, dos 2 aos 4 anos).
- O transplante de medula óssea pode ser realizado em algumas crianças.
- A esplenectomia pode ser realizada para diminuir a destruição das células sanguíneas, se for observada esplenomegalia grave.

ALERTA DE ENFERMAGEM
Após a esplenectomia, o paciente está em risco de infecção e deve receber vacinas para prevenção de influenza, meningite e pneumonia, além das imunizações regulares.

Intervenções de enfermagem

- Promover a adesão ao esquema terapêutico.
- Apoiar a criança durante a doença e os tratamentos estressantes.
- Promover o apoio da criança e da família:
  - Antecipar as preocupações do adolescente em relação à aparência.
- Monitorar cuidadosamente as complicações da condição e do tratamento:
  - Transfusões múltiplas e aumento do ferro
  - Infecção pós-esplenectomia
- Aconselhamento genético:
  - Incentivar a triagem dos irmãos para permitir o planejamento da futura prole.
  - Explicar que, em cada gestação, quando pai e mãe são portadores, existe uma chance de 25% de que o filho nasça com a doença e de 50% de que possua o traço da talassemia.
  - Encaminhar para o aconselhamento e planejamento familiar se for desejado ter mais filhos.
  - Abordar as opções alternativas: inseminação, adoção, etc.

Algumas anormalidades cromossômicas podem ocorrer se os 46 cromossomos não se dividirem igualmente e se houver a presença ou a ausência de um cromossomo. Na maioria dos casos, os bebês terão o mínimo de um cromossomo X, mas em alguns casos o homem pode ter um X extra, formando o genótipo XXY em vez de XY. Esta condição é chamada de síndrome de Klinefelter e pode manifestar-se com testículos subdesenvolvidos, mamas aumentadas e estatura alta. A síndrome de Turner, entretanto, é a condição na qual as mulheres não possuem um cromossomo X, resultando em XO em vez de XX, ou o segundo X é incompleto. As manifestações desta condição podem incluir pescoço alado, baixa estatura, infertilidade, dificuldade com a matemática e possíveis problemas de linguagem.

A condição chamada de síndrome do X frágil é aquela em que a criança recebe um X defeituoso, que se quebra com frequência. A manifestação primária é retardo mental, períodos curtos de atenção e deficiência no aprendizado.

Essas manifestações são mais comuns nos homens afetados, pois as mulheres têm um cromossomo X adicional que pode bloquear o impacto do gene defeituoso sobre a criança.

SÍNDROME DE DOWN

O que houve de errado?

A síndrome de Down é um distúrbio genético que resulta em retardo, mais comumente causada por 3 em vez de 2 cromossomos 21. A síndrome de Down também pode ser causada pela translocação do cromossomo 21, em que uma porção separa-se e junta-se a outro cromossomo.

A anormalidade cromossômica pode ocorrer porque a mãe tem mais de 34 anos ou o pai tem mais de 41 na ocasião da concepção. Também é possível que ocorra devido a um vírus ou à radiação.

O grau de retardo mental varia. Alguns pacientes são totalmente dependentes dos cuidadores. Outros podem viver com pouca assistência.

Sinais e sintomas

- Fronte plana e larga
- Cavidade oral pequena
- Protrusão da língua
- Manchas na íris (pontos de Brushfield)
- Olhos inclinados para cima
- Orelhas com implantação baixa
- Uma única prega palmar (prega símia)
- Hipotonia
- Retardo mental aparente em crianças maiores

Resultados dos exames

- Exame sorológico da proteína plasmática A associada à gravidez (PAPP-A): realizado durante o primeiro trimestre para detectar o nível de proteína plasmática A que cobre o óvulo fertilizado. O baixo nível está vinculado à síndrome de Down.
- Exame sorológico da inibição A: a inibição A inibe a hipófise de produzir o hormônio FSH. O aumento do nível de inibição A está vinculado à síndrome de Down.
- Exame sorológico do hormônio gonadotropina coriônica humana: a placenta produz o hCG, que é usado para determinar a gestação. O aumento da subunidade β da gonadotropina coriônica humana está vinculado à síndrome de Down.
- Exame sorológico da alfafetoproteína (AFP): a diminuição na alfafetoproteína está vinculada à síndrome de Down.

- Amniocentese: identifica a anormalidade cromossômica e é realizada se a mãe tiver acima de 34 anos ou se o pai for portador de um cromossomo translocado.

Tratamentos

- Não existe cura para a síndrome de Down.
- Proporcionar terapia ocupacional para ajudar a criança a dominar as habilidades da vida independente, quando possível.
- Proporcionar terapia da fala para ajudar a criança a desenvolver habilidades de comunicação.
- O tratamento concentra-se em tratar as complicações da síndrome de Down, como os traumas e a infecção.

Intervenções de enfermagem

- Explicar o distúrbio para a família e sugerir que planejem atividades com base na capacidade da criança, não em sua idade, e envolver a criança em atividades orientadas para o sucesso.
- Manter uma rotina para reduzir a frustração da criança.
- Encaminhar um assistente social para ajudar a lidar com os desafios enfrentados pela criança e pela família.

Verificação de rotina 2

1. A mãe de uma criança com a síndrome de Down telefona dizendo que tem dúvidas sobre o diagnóstico porque seu bebê de dois meses parece agir como sua outra filha quando tinha a mesma idade. Qual é a melhor resposta?
   a) "Telefone para seu profissional de saúde e solicite que a criança seja novamente testada."
   b) "Seu filho tem síndrome de Down de acordo com os resultados dos testes."
   c) "As diferenças de comportamento não são facilmente observáveis no desenvolvimento do bebê até mais tarde."
   d) "Seu filho tem as características faciais de uma criança com a síndrome de Down; portanto, ele tem a doença."

Resposta: _____

CONCLUSÃO

Os princípios importantes na preparação para a concepção e a gestação e no uso do planejamento familiar e dos testes genéticos incluem:

- Preparar para a gestação exige a orientação das futuras mães ou dos pais sobre as decisões que levam ao estado de saúde ideal.
- Revisar o processo de concepção torna claro porque a preparação precoce da mãe e do pai é importante para a promoção de gestação e parto saudáveis.
- O planejamento familiar promove a escolha da ocasião ideal para a gestação.
- Entender o processo de concepção facilita a compreensão do funcionamento da contracepção, que previne ou adia a gravidez até a ocasião desejada:
  - Métodos de barreira bloqueiam o acesso do espermatozoide ao óvulo.
  - Vários métodos de proteção de barreira também protegem contra as doenças sexualmente transmissíveis.
  - Os métodos farmacológicos de contracepção podem prevenir a gestação, mas não protegem contra as doenças sexualmente transmissíveis.
  - A escolha do melhor método contraceptivo exige avaliar os benefícios e as desvantagens.
- A genética pode desempenhar uma parte importante nas decisões relacionadas com a gestação e o cuidado ao recém-nascido.
- Os testes genéticos podem revelar um alto risco para anomalias fetais devido à transmissão de condições por intermédio dos genes dominantes ou recessivos da mãe e do pai.

VERIFICAÇÃO FINAL

1. Que período da gestação envolve a reprodução inicial das células que mais tarde se tornarão o corpo fetal?
   a) Período germinal
   b) Período falopiano
   c) Período fetal
   d) Período embrionário

2. Qual método contraceptivo também proporciona alguma proteção contra as doenças sexualmente transmissíveis?
   a) Pílulas anticoncepcionais
   b) DIU
   c) Preservativos
   d) Abstinência
   e) c e d
   f) Todas as respostas anteriores

VERIFICAÇÃO FINAL

3. **Qual a paciente na clínica pré-natal o enfermeiro deve ver em primeiro lugar?**
   a) M. Stevens, de 22 anos, em seu primeiro trimestre, que se queixa de náusea.
   b) G. Dolyn, 35 anos, em seu segundo trimestre, que tem aumento da frequência urinária.
   c) L. Lyons, 28 anos, grávida pela segunda vez e cujo nível de hCG é o mesmo agora do que era dois meses atrás.
   d) P. Joses, 40 anos, com 36 semanas de gestação que declara que sentiu o feto mexer-se mais de 15 vezes na última meia hora.

4. **Os pais de uma criança com hemofilia estão preocupados que os próximos filhos tenham a doença. A mãe é portadora e o pai não tem a doença. O enfermeiro deve saber quais dos seguintes itens?**
   a) A hemofilia não é uma condição herdada.
   b) Todos bebês subsequentes terão hemofilia.
   c) Cada bebê terá uma chance de 25% de ter hemofilia.
   d) Existe a chance de 50% de os bebês terem hemofilia.

5. **O enfermeiro de saúde pública está aconselhando uma paciente de 38 anos em relação ao método contraceptivo. Ela é fumante desde os 13 anos e não "vê necessidade de parar agora". Que tipo de método seria o *menos* recomendado pelo enfermeiro?**
   a) Contraceptivos orais
   b) Diafragma
   c) DIU
   d) Preservativos

6. **Os sintomas notados na anemia falciforme resultam principalmente de quais dos seguintes itens?**
   a) Viscosidade diminuída do sangue
   b) Deficiência no fator de coagulação
   c) Aumento da destruição das células sanguíneas
   d) Redução da afinidade da célula por oxigênio

7. **Que afirmação descreve melhor a anemia por deficiência de ferro nos bebês?**
   a) A destruição da medula óssea e a depressão do sistema hematopoiético estão envolvidas.
   b) É facilmente diagnosticável devido à aparência frágil e edemaciada do bebê.
   c) Resulta da ingesta inadequada de leite e da inclusão prematura de alimentos sólidos.
   d) A diminuição dos glóbulos vermelhos leva à redução na quantidade de oxigênio disponível aos tecidos.

? VERIFICAÇÃO FINAL

8. Que informação o enfermeiro deve incluir ao orientar a mãe de um bebê de 8 meses sobre a administração da solução líquida de ferro?
   a) Interromper imediatamente se ocorrer náusea e vômito.
   b) Administrar o ferro com as refeições para ajudar a absorção.
   c) A dosagem adequada deixará as fezes de cor esverdeada.
   d) Permitir que o preparado misture-se com a saliva na boca antes da deglutição.

9. Em que condição a hemoglobina do adulto normal está parcial ou completamente substituída pela hemoglobina anormal?
   a) Anemia aplástica
   b) Anemia falciforme
   c) Anemia por deficiência de ferro
   d) Anemia por deficiência de vitamina B_{12}

10. O que deve ser incluído no plano de cuidado da criança pré-escolar que é admitida com uma crise falciforme vasoclusiva (episódio de dor)?
    a) Manejo da dor
    b) Administração de heparina
    c) Reposição do fator VIII
    d) Reposição de eletrólitos

RESPOSTAS

Verificação de rotina 1
1. A mulher necessita evitar os agentes que possam causar atrasos no desenvolvimento ou anormalidades fetais durante os estágios iniciais de crescimento quando o feto é mais vulnerável.
2. d
3. b

Verificação de rotina 2
1. Se eles tiverem filhos, existe chance de 50% de que tenham um filho com a doença falciforme.
2. a

Verificação de rotina 3
1. c

Verificação final
1. a   2. e   3. c   4. c   5. a
6. c   7. d   8. c   9. b   10. a

capítulo 5

Problemas de saúde reprodutiva

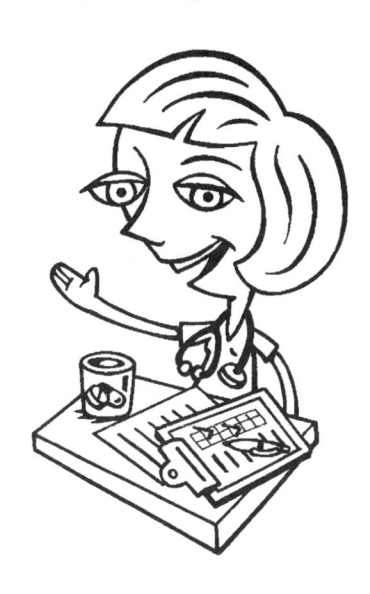

Objetivos

Ao final do capítulo, o estudante será capaz de:

1. Discutir os fatores de risco para complicações da saúde reprodutiva.
2. Discutir sinais e sintomas relacionados às condições que influenciam a reprodução.
3. Avaliar os procedimentos diagnósticos associados às condições que influenciam a reprodução.
4. Discutir os tratamentos associados às condições que influenciam a reprodução.
5. Orientar e apoiar a paciente em relação ao cuidado profilático e ao tratamento e cuidados exigidos pela família que enfrenta condições que influenciam a reprodução.

PALAVRAS-CHAVE

Abortamento
Aborto incompleto
Aborto inevitável
Aborto recorrente
Aborto retido
Aborto séptico
Ameaça de aborto

Aneuploidia
Canais deferentes
Dispareunia
Hipospadia
Infertilidade
Perda fetal
Varicocele

VISÃO GERAL

A gestação pode apresentar desafios para a família em formação, mas as condições encontradas, antes da gestação ou em seus estágios iniciais, podem representar um desafio para a gestação. As lesões ou infecções das estruturas reprodutivas podem impedir ou retardar a concepção e a gestação. Como o desenvolvimento fetal nos estágios iniciais é sensível aos fatores ambientais, a infecção muitas vezes resulta em defeitos congênitos.

INFERTILIDADE

Como afirmado no capítulo anterior, a concepção exige a fertilização de um óvulo por um espermatozoide. Os hormônios hipofisários, como o hormônio folículo-estimulante (FSH) e o hormônio luteinizante (LH) são necessários para estimular a liberação de um óvulo dos ovários. A gestação prossegue quando o óvulo fertilizado implanta-se na parede do útero e o feto cresce até o nascimento. A contracepção pode ser usada para prevenir a fertilização ou a gestação quando necessário, porém, algumas vezes, a fertilização ou a gestação é inibida por medidas não intencionais. A definição de **infertilidade** é a incapacidade de engravidar depois de 12 meses de relações sexuais sem proteção. Uma definição mais ampla inclui as circunstâncias em que o casal é incapaz de conceber ou a mulher é incapaz de levar a gestação a termo, ambos resultando na incapacidade de ter filhos. As causas da infertilidade são variadas e o cuidado médico exigido é específico à orientação e às intervenções associadas à causa. O cuidado de enfermagem inclui a assistência por intermédio de intervenções ou, possivelmente, com o apoio ao casal caso a infertilidade não possa ser resolvida e eles tenham que procurar medidas alternativas para ter um filho ou resignar-se a permanecer sem filhos.

O que houve de errado?

A infertilidade pode resultar de inúmeras causas, variando das mais simples às complexas. Para que a fertilização ocorra:

1. Um óvulo deve ser liberado e passar para a tuba de Falópio.
2. Espermatozoides suficientes devem ser liberados (ejaculados) na vagina.
3. Os espermatozoides devem nadar através do útero e entrar na tuba.
4. O espermatozoide deve encontrar o óvulo e penetrá-lo.
5. O óvulo fertilizado deve ir para o útero.
6. O óvulo fertilizado deve implantar-se na parede uterina.

Se algo ocorrer de errado em algum desses passos, em consequência da ausência de óvulos, do bloqueio das tubas de Falópio, do número ou da mobilidade insuficiente dos espermatozoides, do meio vaginal ou uterino inapropriado ao espermatozoide ou da parede uterina não receptiva à implantação, a infertilidade pode ocorrer.

Sinais e sintomas

- O sintoma primário é a incapacidade de engravidar após um ano de tentativas.
- A mulher pode apresentar períodos menstruais irregulares ou ausentes.
- Os sintomas de desequilíbrio hormonal, incluindo alterações no crescimento dos pelos, nos órgãos sexuais ou na função sexual podem ser observados.
- Se a infertilidade estiver associada com uma infecção, podem ser observadas secreção vaginal ou peniana e desconforto.
- O exame físico do homem pode revelar **hipospadia**: abertura uretral localizada na parte inferior do pênis, impedindo que os espermatozoides atinjam a cérvice feminina.

Resultados dos exames

- Exame físico:
  - Peso e altura (a obesidade e a anorexia podem contribuir para a infertilidade).
  - Abertura uretral localizada na parte inferior do pênis: **hipospadia**.
- Teste de ovulação: exame de sangue para a ovulação.
- Os níveis de FSH e de LH podem ser demasiado baixos para estimular a liberação do óvulo.
- Teste hormonal: níveis elevados de prolactina ou androgênio (podem bloquear a ovulação).
- Os níveis de testosterona podem ser deficientes.
- Histerossalpingografia (raio X para determinar o fluxo do útero para as tubas de Falópio), a laparoscopia ou a culdoscopia (observação direta dos órgãos pélvicos femininos) podem revelar aderências, alteração nos ovários que podem influenciar a função uterina ou anomalias (tumores fibroides).
- Ultrassom do escroto ou do útero para determinar defeitos ou obstruções estruturais.
- Análise dos espermatozoides: os testes podem revelar número ou função inadequada.
  - Contagem de espermatozoides pode ser baixa (menos do que 5 milhões por mL de sêmen).
  - Mobilidade dos espermatozoides pode ser limitada.
- A cultura endocervical pode revelar uma infecção que pode resultar em cicatrização das tubas, com bloqueio da passagem do óvulo, ou que pode representar perigo para a mãe e o feto.
- A infecção masculina pode influenciar a motilidade (casos de prostatite, epididimite ou uretrite) e a produção (na caxumba) de espermatozoides, além de poder causar cicatrizes com bloqueio da passagem destes.
- Os testes genéticos podem revelar defeitos, como a síndrome de Klinefelter (cromossomos XXY), na qual o homem tem desenvolvimento anormal dos testículos com ausência da produção de espermatozoides.
- A análise da urina pode revelar espermatozoides, indicando a ejaculação retrógrada.

- Testes nutricionais para sinais de desnutrição, principalmente redução de vitamina B_{12}, ferro, zinco, selênio, folato e vitamina C.
- Testes de esteroides podem revelar níveis de esteroides anabólicos que causam o encolhimento dos testículos e diminuem a produção de espermatozoides.
- Testes que revelam doenças crônicas que provocam diminuição da função sexual, como a fibrose cística (bloqueio dos **canais deferentes** – tubo que leva os espermatozoides dos testículos através do pênis), o diabetes (impotência, ejaculação retrógrada), a doença da tireoide (hiper ou hipotireoidismo pode interromper o ciclo menstrual e causar impotência), a anemia, o HIV/Aids, a doença renal, a doença falciforme (pode contribuir para a infertilidade) ou a hipertensão (medicamentos podem causar impotência).

Tratamento

- Avaliação médica precoce, com ginecologista, se for observada irregularidade menstrual, ou com urologista, se a contagem de espermatozoides for baixa ou se houver problema de testículos, próstata ou sexuais visando proporcionar o tratamento precoce.
- Aumento da atividade sexual para, no mínimo, 2 a 3 vezes por semana pode melhorar a fertilidade. Evitar a ejaculação entre as atividades sexuais.
- A nutrição adequada com folato, zinco e outros nutrientes, com ingesta limitada de cafeína e álcool, que podem aumentar o risco de abortamento.
- Evitar o exercício excessivo (oito horas ou mais por semana), pois ele pode diminuir a ovulação.
- Cessação do tabagismo, pois o tabaco pode diminuir a fertilidade e contribuir para o abortamento.
- Proteger os testículos durante o tratamento de câncer com radiação, quando possível, para prevenir o prejuízo na produção de espermatozoides. A coleta de espermatozoides, antes do tratamento químio ou radioterápico, conserva-os para fertilização posterior do óvulo.
- Procedimentos cirúrgicos para corrigir problemas estruturais, como a varicocele (massa de veias dilatadas no escroto que pode elevar a temperatura e baixar a contagem de espermatozoides), hipospadia ou bloqueio dos canais deferentes (fertilidade pode ser restaurada em seis meses a um ano). A mulher pode submeter-se à salpingectomia para remover a trompa de falópio danificada que talvez produza fluido fatal para o zigoto, ou um procedimento escópico para remover o bloqueio mucoso de uma das trompas.
- O citrato de clomifeno pode ser administrado para aumentar a ovulação. O desenvolvimento do folículo é monitorado com ultrassom e a relação sexual ou a inseminação intrauterina programada para promover a fertilização.
- A inseminação intrauterina pode ser realizada se os espermatozoides não forem capazes de penetrar na cérvice devido ao muco ou a outras razões.
- A gonadotropina coriônica humana (hCG) é administrada pelo especialista em fertilização para estimular a ovulação.
- A fertilização *in vitro* – remoção dos óvulos do ovário, fertilização e, após, implantação do óvulo fertilizado no útero – e outros tratamentos altamente tecnológicos são bastante divulgados, mas são usados para tratar menos de 10% de todos os casos de infertilidade.

Intervenções de enfermagem

- Ensinar ao casal a importância da dieta apropriada e da necessidade de folato, vitaminas e minerais adequados para promover a fertilidade e a gestação saudável.
- Auxiliar na triagem das mulheres quanto a infecções e doença inflamatória pélvica para promover o tratamento precoce.
- Enfatizar a importância do uso de métodos de barreira para promover o sexo seguro ou da abstinência para evitar as doenças sexualmente transmissíveis.
- Comunicar os achados da história e do exame físico que possam exigir tratamento para promover a fertilidade.
- Apoiar a mulher e o homem durante os testes de fertilidade ou na decisão de não se submeterem aos testes devido ao custo e ao desconforto.
- Auxiliar o casal na abstinência de substâncias, incluindo drogas, álcool, tabaco, conforme indicado.
- Instruir o casal sobre a importância dos horários no tratamento de fertilidade e da relação sexual.
- Auxiliar o casal a explorar alternativas, incluindo o uso de espermatozoide ou óvulo de doador, mãe de aluguel (uso de outra mulher para gestar e dar à luz o bebê) ou adoção.

ALERTA DE ENFERMAGEM

Os problemas de infertilidade podem ser delicados para o casal envolvido; por isso, o enfermeiro não deve ser crítico e prestar apoio à tomada de decisão do casal.

INTERRUPÇÃO DA GESTAÇÃO

Em algumas ocasiões pode ocorrer uma gestação não intencionada, como na adolescência ou em casos de estupro. A mulher enfrenta três alternativas: completar a gestação e criar a criança; completar a gestação e permitir que a criança seja adotada; ou interromper a gestação. A gestação pode ser interrompida intencional ou espontaneamente por inúmeras razões. O término da gestação será abordado a partir da perspectiva intencional* e espontânea.

O que houve de errado?

O término intencional ou provocado da gestação (**abortamento**) pode ser escolhido quando a gestação põe em perigo a vida da mãe, o feto tem alto risco de ter um defeito grave ou a gestação é indesejada, possivelmente resultante de

---

* N. de R.T.: Lembrar que nos Estados Unidos, país de origem deste livro, o abortamento intencional é legalizado. No Brasil, existem situações específicas nas quais o abortamento intencional é permitido.

estupro ou abuso. No caso da gestação na adolescência, a jovem mulher talvez escolha essa opção com ou sem a opinião dos pais. Embora o aborto seja um assunto controverso, o profissional de saúde deve permanecer objetivo e isento de crítica, permitindo que a mulher tome sua decisão sem ser pressionada.

O aborto provocado pode resultar em complicações causadas pela retenção dos produtos da concepção, como a placenta, o âmnio e o feto. Os produtos retidos podem causar infecção e eventual sepse. Comumente o aborto séptico ocorre quando o procedimento é realizado de forma ilegal, por pessoas com pouco treinamento ou experiência.

O aborto espontâneo ou **perda fetal** é a morte do feto ou sua expulsão e a da placenta antes da vigésima semana de gestação. O aborto precoce ocorre antes da décima segunda semana e o tardio ocorre entre a décima segunda e a vigésima semana de gestação. As causas mais comuns de aborto incluem determinados vírus – principalmente o herpes, o parvovírus, o citomegalovírus ou o vírus da rubéola – ou condições que impedem o desenvolvimento normal do feto, como as anomalias cromossômicas. O trauma ou as anomalias imunológicas podem resultar em aborto espontâneo. Outras vezes a causa é indeterminada.

Sinais e sintomas

Os sintomas de aborto espontâneo podem variar dependendo do estágio:

- Dor pélvica, cólica, sangramento e possível expulsão de tecido. O aborto apresenta-se de várias formas:
  - **A ameaça de aborto** pode apresentar-se com sangramento vaginal (possível rompimento de membranas sem dilatação cervical).
  - **O aborto inevitável** pode apresentar-se com sangramento vaginal e dilatação cervical (abertura do orifício cervical permeável a ponta do dedo).
  - **O aborto incompleto** revela a expulsão de alguns produtos da concepção (âmnio, placenta ou feto) e pode ter a aparência de um coágulo de sangue; assim como se tornar séptico devido aos produtos remanescentes.
  - **O aborto séptico** apresenta sinais de infecção, incluindo calafrios, dor, febre ou hipotermia, secreção vaginal e possível hipotensão, oligúria e sofrimento respiratório decorrente da sepse.
  - **O aborto retido** pode não ter sintomas imediatamente após a morte fetal devido à ausência de sangramento ou de expulsão de produto, mas o crescimento do feto e a atividade fetal não são observados e, com o tempo, pode evoluir para aborto séptico.
  - **Aborto recorrente** é a denominação da ocorrência de dois ou mais abortamentos anteriores.

Resultados dos exames

- O exame de urina será positivo para hCG, mas sem aumento progressivo nos níveis séricos.

- O hCG sérico ausente ou baixo pode indicar que o aborto é completo, enquanto os níveis mais altos podem indicar aborto incompleto.
- O ultrassom revelará o útero vazio ou com produtos parciais da concepção remanescentes e ausência de batimentos fetais no aborto tardio.
- A investigação cromossômica pode ser realizada para determinar se uma anormalidade cromossômica, como a **aneuploidia** – falta de cromossomo ou um cromossomo X extra – pode ter contribuído para o aborto (principalmente nos abortos recorrentes).
- Os distúrbios endócrinos podem revelar níveis anormais da tireoide ou da glicose.
- A condição imunológica pode revelar lúpus ou outros anticorpos.
- O exame físico pode revelar incontinência cervical ou anomalia estrutural na cérvice ou no útero, como pólipos ou fibromas, que podem causar mal ao feto e resultar em aborto.

Tratamentos

- Repouso ao leito para reduzir as cólicas e o sangramento.
- Abstenção das relações sexuais para evitar infecções.
- Indução médica do trabalho de parto e evacuação dos produtos da concepção podem ser realizadas no aborto tardio (décima sexta semana ou após).
- A curetagem por aspiração pode ser realizada para remover os produtos da concepção antes da décima segunda semana de gestação.
- O aborto parcial ou incompleto (na décima segunda semana ou após) pode exigir curetagem cirúrgica (dilatação e curetagem) do útero para remover todos os produtos da concepção.
- A administração de medicação para provocar a dilatação cervical e facilitar a evacuação do útero deve ser feita antes da dilatação e curetagem.
  - São administrados antibióticos para o aborto séptico.

Intervenções de enfermagem

- Observar as mulheres em risco para aborto espontâneo – principalmente se apresentaram abortamentos anteriores.
- Se for comunicado o aborto, monitorar os sinais de retenção parcial dos produtos da concepção, como o sangramento ou os sinais de infecção.
- Monitorar as complicações da evacuação uterina: sangramento ou ruptura uterina, principalmente no aborto tardio.
- Proporcionar apoio emocional no caso de aborto provocado (intencional) ou espontâneo para auxiliar a mulher e o homem com os sentimentos de culpa e luto. Tranquilizá-los de que o aborto espontâneo não se deve a ações de qualquer um deles.
- No caso de aborto provocado por escolha da mãe, prestar apoio e não julgar, independentemente de sua opinião.
- Se indicado, encaminhar para aconselhamento, principalmente na situação de aborto recorrente.

DOENÇAS SEXUALMENTE TRANSMISSÍVEIS E OUTRAS

As doenças sexualmente transmissíveis (DSTs) representam um perigo importante para a mulher antes da gestação, para a gestante e para o futuro bebê. A incidência de DST é alta nos adolescentes e, assim, representa um fator de risco especial na gestação nessa faixa etária. O diagnóstico e o tratamento precoce de uma DST, antes da gestação, seriam preferíveis, pois o tratamento tão precoce quanto possível pode minimizar o dano ao feto e a morbidade ou mortalidade materna. Um grupo de infecções que pode afetar negativamente o feto durante a gestação é rotulado como TORCH, significando a Toxoplasmose, Outras Infecções, Rubéola, Citomegalovírus e Herpes Simples (HSV).*

- A toxoplasmose é uma infecção contraída pela ingestão de carne crua ou malpassada ou pelo manuseio de fezes de gato. Os sintomas são semelhantes aos da gripe, e linfonodos aumentados podem ser percebidos. O tratamento parasitário é necessário com a combinação de sulfadiazina e pirimetamina, que pode também prejudicar o feto.
- Outras infecções incluem as condições sexualmente transmissíveis discutidas posteriormente neste capítulo.
- A rubéola é contraída no contato com crianças e o recém-nascido pode contraí-la da mãe que apresentar rubéola por ocasião do nascimento. Os sintomas na mulher incluem erupção, linfedema leve, dor muscular e articular, mas o impacto fetal pode incluir o aborto espontâneo, anormalidades congênitas e óbito. A principal intervenção é evitá-la com vacinação anterior à gestação.
- Citomegalovírus é um vírus relacionado ao herpesvírus, transmitido pelo contato com fluidos orgânicos de uma pessoa infectada. O feto torna-se infectado no útero ou ao passar através do canal do parto, se a mãe estiver infectada. A mulher é, muitas vezes, assintomática e o diagnóstico feito na cultura do líquido amniótico é o mais confiável. O impacto fetal pode incluir a restrição de crescimento, com bebês pequenos para a idade gestacional (PIG), o hidrâmnio, a cardiomegalia, a ascite fetal, as complicações neurológicas graves ou a morte por dano tecidual no útero.
- O vírus do herpes simples é discutido posteriormente neste capítulo.
- Devido às graves complicações das infecções TORCH, a orientação é essencial para a mulher que espera engravidar. Uma triagem é realizada para identificar essas condições na mãe ou no recém-nascido tão cedo quanto possível.

ALERTA DE ENFERMAGEM

A vacinação durante a gestação é contraindicada devido ao risco de contrair rubéola.

---

* N. de R.T.: Sigla em inglês.

INFECÇÃO POR CLAMÍDIA

1. O que houve de errado?

A infecção por clamídia é causada por *Chlamydia trachomatis*, um organismo que é parcialmente parasita e capaz de tornar-se parte da célula hospedeira, apesar das defesas do hospedeiro. O organismo invade, então, outras células hospedeiras e em 40 horas manifesta-se uma infecção completa. As infecções podem progredir para doença inflamatória pélvica (DIP) e causar gestação ectópica, epididimite e infertilidade. A infecção também pode causar parto prematuro, além de conjuntivite e pneumonia no recém-nascido.

2. Sinais e sintomas

- A clamídia pode ser assintomática em muitas pessoas infectadas pelo organismo.
- Pode ser observada secreção vaginal.
- A disúria pode apresentar-se tanto nas mulheres quanto nos homens.
- As irregularidades menstruais podem ocorrer se a infecção atingir o endométrio e as trompas.
- Os homens podem apresentar secreção uretral.
- A proctite – inflamação do ânus e do reto – pode ser observada.

3. Resultados dos exames

- Cultura de urina, uretra, cérvice ou amostra vaginal
- Atividade da esterase leucacitária na urina é usada para diagnosticar a uretrite em homens.
- Teste rápido de antígenos, ou testes de reações em cadeia da polimerase ou da ligase (PCR ou LCR).

4. Tratamentos

- Azitromicina em dose única.
- Doxiciclina durante sete dias.
- Todos os parceiros sexuais devem ser tratados.
- Abster-se de relações sexuais até o tratamento estar completo em ambos os parceiros, para prevenir a reinfecção.

5. Intervenções de enfermagem

- Instruir a paciente sobre a importância de completar o tratamento de sete dias de terapia.
- Enfatizar que a falha em tratar os parceiros pode resultar em infecções repetidas; portanto, todos os parceiros devem ser tratados.

- Enfatizar e explicar a importância de abster-se das relações sexuais até o tratamento estar completo.

GONORREIA

1. O que houve de errado?

Esta infecção é causada pela bactéria *Neisseria gonorrhoeae*. A condição é encontrada, muitas vezes, juntamente com a infecção por clamídia e pode ser descoberta depois de progredir para a DIP. Se a infecção ocorrer após o terceiro mês de gestação, o organismo pode ficar retido na área pélvica inferior, na uretra e na cérvice, devido ao tampão mucoso cervical que impede sua expansão ascendente.

2. Sinais e sintomas

- Pode ser assintomática.
- Sintomas comuns que podem ser notados:
  - Secreção vaginal purulenta, verde-amarelada
  - Disúria
  - Frequência urinária
- Inflamação da vulva.
- Podem ser notados edema e erosão cervical.

3. Resultados dos exames

- Triagem pré-gestacional ou triagem pré-natal inicial (ou teste no final da gestação para mães de alto risco) muitas vezes revela cultura positiva.
- A cultura uretral, da garganta ou retal pode ser positiva para a gonorreia se forem usados locais alternativos de penetração na relação sexual.

4. Tratamentos

- As mulheres não grávidas e seus parceiros podem ser tratados com cefixima ou ceftriaxona, em combinação com o tratamento para clamídia, com azitromicina ou amoxicilina.
- As culturas são repetidas 1 a 2 semanas após o tratamento.
- Todos os parceiros sexuais devem ser tratados.
- As gestantes e os parceiros devem ser tratados com cefixima oral ou ceftriaxona intramuscular, em combinação com o tratamento para clamídia, com azitromicina ou amoxicilina.
- O parceiro infectado deve abster-se de relação sexual até que a cultura confirme que a infecção foi curada.

5 Intervenções de enfermagem

- Instruir a paciente sobre a importância de completar todo o tratamento de antibioticoterapia.
- Enfatizar que a falha em tratar os parceiros pode resultar em repetição da infecção; portanto, todos os parceiros devem ser tratados.
- Enfatizar e explicar a importância da abstenção da relação sexual até que o tratamento esteja completo e a cultura confirme que a infecção está resolvida.

DOENÇA INFLAMATÓRIA PÉLVICA (DIP)

1 O que houve de errado?

A infecção do endométrio, trompas e ovários pode ser causada por vários organismos transmitidos sexualmente, incluindo a *N. gonorrhoeae, C. trachomatis* ou bactérias anaeróbias. A disseminação da infecção pode ser causada pela presença de DIU, por duchas vaginais ou pela menstruação, assim como pelo espermatozoide ativo, que pode transmitir o organismo ao trato genital.

2 Sinais e sintomas

- Sensibilidade no abdome inferior e região anexa (tecido em torno do útero)
- Febre (38,3°C ou superior).
- Secreção cervical e sensibilidade com o movimento.
- Nas adolescentes, pode manifestar-se como desconforto generalizado, dor abdominal baixa e sintomas semelhantes aos da gripe, como mal-estar, náusea, diarreia ou constipação.
- Sintomas do trato urinário.
- A infertilidade pode ocorrer devido às cicatrizes nas tubas.
- Há possibilidade de ocorrer gestação ectópica após a DIP.
- Dor abdominal crônica.
- Abscesso das tubas e ovários pode ser uma complicação.
- Presença da síndrome de Fitz-Hugh-Curtis, com dor abdominal alta e possíveis aderências peritoneais e hepáticas.
- A dor pélvica prolongada ou dispareunia (dor na relação sexual) pode ocorrer após a DIP.

3 Resultados dos exames

- Tempo de sedimentação de eritrócitos elevado
- Proteína C-reativa elevada
- Culturas positivas para clamídia ou gonorreia

◢4◣ Tratamentos

- Cefoxitina ou ceftriaxona intramuscular em dose única com doxiciclina.
- Doxiciclina duas vezes por dia durante 14 dias.
- Se for necessário tratamento com internação (se gestante adolescente ou gestante que não tolera o cuidado ambulatorial), podem ser administrados antibióticos endovenosos, incluindo a gentamicina ou a clindamicina.
- Todos os parceiros sexuais devem ser tratados para infecções para prevenir a recorrência.
- Abstenção da relação sexual até que o tratamento esteja completo em ambos os parceiros.

◢5◣ Intervenções de enfermagem

- Orientar sobre a importância do uso de métodos preventivos, como os preservativos, para impedir a disseminação de DSTs.
- Realizar a triagem de mulheres e homens quanto a sinais de infecção para promover o tratamento precoce.
- Obter amostras para cultura e tratamento.
- Incentivar o término de todo o tratamento com antibióticos para curar completamente a infecção.
- Monitorar cuidadosamente os sinais de gestação ectópica ou de outras complicações.
- Auxiliar no manejo da dor, conforme indicado.

✓ Verificação de rotina

1. Por que é essencial realizar a triagem da mulher quanto a DSTs antes da concepção, se ela estiver interessada em engravidar?

   Resposta: _____

2. As mulheres que apresentam resultado de teste positivo para clamídia são muitas vezes tratadas, automaticamente, para que outra DST?
   a) Sífilis
   b) Herpes
   c) Papilomavírus humano
   d) Gonorreia

   Resposta: _____

HERPES GENITAL

O que houve de errado?

A infecção por herpes envolve o vírus do herpes simples (HSV) e inclui duas formas: HSV-1 (oral, lesões na boca) ou HSV-2 (infecção genital). A forma genital é encontrada em milhões de pessoas nos Estados Unidos. A infecção pode permanecer dormente por determinados períodos, com ocorrências desencadeadas por estresse, menstruação, gestação, relação sexual vigorosa, excesso de calor, roupas justas ou exaustão.

Sinais e sintomas

- Uma ou múltiplas vesículas observadas nas áreas anal, uretral, cervical ou vaginal aparecendo até 20 dias após a exposição.
- As vesículas podem se romper espontaneamente e formar lesões dolorosas, abertas e ulceradas.
- A inflamação pode causar retenção urinária e micção dolorosa.
- Pode ser observado o aumento dos linfonodos.
- Sintomas semelhantes aos da gripe.
- Prurido genital.
- As lesões curam-se em 2 a 4 semanas.
- Podem ser observadas recorrências menos graves.
- O herpes no trato genital pode causar lesão ou morte do recém-nascido durante o parto.

Resultados dos exames

- Cultura das lesões revelará o vírus do herpes.
- Reação em cadeia da polimerase (PCR).
- Análise da glicoproteína G de tipo específico.

Tratamentos

- Não existe cura conhecida.
- Tratamento inicial com aciclovir, valaciclovir ou famciclovir.
- A terapia de supressão pode incluir as medicações acima durante as recorrências.
- As gestantes recebem aciclovir durante o terceiro trimestre para reduzir as recorrências na ocasião do parto.
- A higiene com iodo povidona (povidine), vitamina C ou lisina pode reduzir as recorrências.
- A solução de Bürow* contribui para reduzir o desconforto.

---

* N. de R.T.: Solução antisséptica e adstringente, à base de acetato de alumínio, utilizada em dermatites, queimaduras e exsudações cutâneas.

- O uso de roupas folgadas e de roupa íntima de algodão promove a cicatrização.

5 Intervenções de enfermagem

- Ensinar a importância do uso de métodos de barreira, como os preservativos, para prevenir a disseminação das DSTs.
- Realizar a triagem de mulheres e homens quanto a sinais de infecção para promover o tratamento precoce.
- Obter amostra para cultura e tratamento.
- Ensinar a pessoa infectada a manter a área genital limpa e seca.
- Instruir sobre os alimentos ricos em lisina e vitamina C.
- Salientar a importância da prevenção da recorrência durante o parto.

SÍFILIS

1 O que houve de errado?

Essa infecção crônica resulta da espiroqueta *Treponema pallidum* adquirida congenitamente da mãe, por intermédio de relação sexual com um indivíduo infectado ou da exposição a uma ferida ou ao sangue infectado. A infecção ocorre de 10 a 90 dias após a exposição.

2 Sinais e sintomas

- Podem não ser observados sintomas.
- O estágio inicial pode revelar um cancro no local de entrada do *T. pallidum*, que pode ser observado por quatro semanas.
- Febre, perda de peso e mal-estar podem ser observados.
- Os sintomas secundários podem aparecer de seis semanas a seis meses após a infecção:
  - Cancro duro (placas e erupções na pele semelhantes às verrugas) na vulva que são altamente infecciosas
  - Artrite aguda e aumento do fígado e do baço
  - Linfonodos aumentados, sem sensibilidade, e irite
  - Garganta inflamada crônica e rouquidão
- O recém-nascido pode demonstrar sintomas secundários, se infectado no útero.
- Se a sífilis for transmitida através da placenta, o crescimento intrauterino provavelmente será restrito.
- É possível a ocorrência de parto prematuro ou natimorto.

3 Resultados dos exames

- Exame sorológico pré-natal e exame do terceiro trimestre podem revelar sífilis (o exame precoce pode ser falso-negativo).
- O exame em campo escuro pode revelar espiroquetas.
- O teste VDRL (*veneral disease research laboratory*), o FTA-ABS (*fluorescent treponemal antibody-absorption*) ou o RPR (*rapid plasma reagin*) podem se mostrar positivos.

4 Tratamentos

- Penicilina benzatina G é administrada intramuscularmente, em uma única dose, se a pessoa foi infectada há menos de um ano.
- Para as infecções de mais de um ano, a dosagem é repetida uma vez por semana, durante três semanas. A tetraciclina ou a doxiciclina podem ser administradas se a pessoa for alérgica à penicilina (a gestante pode necessitar ser dessensibilizada à penicilina e tratada).

5 Intervenções de enfermagem

- Ensinar a importância do uso de métodos de barreira, como os preservativos, para impedir a disseminação das DSTs.
- Realizar a triagem de mulheres e homens quanto a sinais de infecção para promover o tratamento precoce.
- Obter amostras para cultura e tratamento.
- Salientar a importância do tratamento dos parceiros sexuais e da abstenção de relações sexuais até o tratamento estar completo.
- Informar à mãe que o teste sorológico pode mostrar achados positivos durante oito meses e o recém-nascido apresentar achados positivos durante três meses.

CONCLUSÃO

A concepção e a gestação, embora processos naturais, podem enfrentar muitos obstáculos, iniciando por engravidar quando desejado.

- O problema da infertilidade talvez exija uma solução com intervenção médica ou psicológica para ser resolvido, ou ser de base complexa, sem resolução.
- As alternativas devem ser exploradas e as decisões respeitadas nas situações de infertilidade.
- O enfermeiro pode desempenhar um papel essencial na orientação dos futuros pais sobre a importância da prevenção de infecções e do tratamento

precoce para evitar infertilidade ou lesões à mulher, ao homem ou ao feto, se ocorrer a gestação.

- As infecções representam um perigo importante para os futuros pais e para a criança que ainda não nasceu. Como contribuinte importante para evitar a infertilidade, a erradicação da infecção é fundamental.
- O tratamento da mulher e de todos os parceiros sexuais é importante para prevenir a reinfecção.
- A eliminação dos organismos infecciosos, como aqueles representados pela sigla TORCH, previne a exposição fetal durante períodos vulneráveis que possam resultar em deformidades no desenvolvimento, em parto prematuro ou em natimorto.

VERIFICAÇÃO FINAL

1. O enfermeiro investiga a paciente em uma instituição de cuidados de urgência. Ela declara estar "preocupada" porque teve uma relação sexual sem proteção na noite anterior. Qual é a melhor resposta do enfermeiro?

    a) "Você deveria ter pensado nisso antes de ter a relação sexual. Poderíamos ter ajudado você".
    b) "Não se preocupe. Você provavelmente não engravidou com apenas um erro".
    c) "Se sua preocupação é a gestação, a contracepção de emergência é uma opção que podemos discutir".
    d) "Está tudo bem, se seu parceiro tiver uma doença sexualmente transmissível, pois podemos tratá-la".

2. A mulher vem à clínica e se queixa de cólica com sangramento, mas sem a eliminação de coágulos ou outros elementos. Ela declara que usa anticoncepcional, mas não menstruou nos últimos dois meses e que isso não parece um sangramento menstrual. Seus níveis de hCG estão elevados. A enfermeira deve suspeitar da presença de qual condição?

    a) Aborto retido
    b) Aborto parcial
    c) Aborto séptico
    d) Aborto incompleto

3. Que teste o casal provavelmente faria se ocorressem abortos espontâneos repetidos?

    a) Investigação cromossômica
    b) Medida do nível de sódio sérico
    c) Eletrocardiografia de esforço
    d) Análise de urina com jejum de 24 horas

VERIFICAÇÃO FINAL

4. Qual das pacientes o enfermeiro de cuidado domiciliar visitaria em primeiro lugar?

   a) Gestante com dezesseis semanas de gestação que se queixa de aumento da frequência urinária.
   b) Gestante com 12 semanas de gestação que relata que o namorado foi diagnosticado com herpes.
   c) Mulher com trinta e sete semanas da gestação do primeiro filho que relata ter começado a sentir as dores do trabalho de parto há meia hora.
   d) Mulher com vinte e quatro semanas de gestação que se queixa de indigestão e dificuldade para dormir exceto quando deitada de lado.

5. Que ação de enfermagem seria apropriada se a mulher tivesse tido um aborto provocado e estivesse hospitalizada, durante uma noite, devido a uma leve hipotensão resolvida com líquidos EV?

   a) Enviar o capelão do hospital para auxiliar a mulher com sua culpa.
   b) Planejar um tempo para permanecer disponível no quarto da mulher, caso ela queira falar.
   c) Sugerir que a mulher peça para enterrarem os restos fetais, permitindo que ela elabore o luto.
   d) Todas as respostas anteriores.

6. Qual orientação pode ajudar uma gestante, no início da gestação, a evitar a exposição fetal às infecções TORCH?

   a) Solicitar a imunização contra rubéola para evitar a doença na hora do parto.
   b) Restringir o contato sexual ao sexo oral apenas se o parceiro tiver citomegalovírus.
   c) Evitar o sexo, como proteção contra o vírus do herpes, quando forem observadas feridas abertas.
   d) Solicitar à família que limpe a caixa de fezes do gato enquanto durar a gestação.

7. Que informação proporcionada pela gestante indicaria que é necessário mais orientações?

   a) Ela declara ter completado a dose de azitromicina para tratar a clamídia.
   b) Ela afirmou que seu parceiro também tomava medicação para tratar a infecção.
   c) Ela demonstra alívio de que ambos estando medicados seria seguro ter relações sexuais novamente.
   d) Ela pede encaminhamento para o pai do bebê, com quem tem relações sexuais, ocasionalmente.

8. O que o enfermeiro deve recomendar à mulher com doença inflamatória pélvica (DIP) como anticoncepcional?

   a) Usar um DIU para que possa ser evitado o diafragma.
   b) Evitar o uso do preservativo porque o látex pode agravar a inflamação.

❓ VERIFICAÇÃO FINAL

c) Interromper a medicação prescrita para a gonorreia até que a DIP desapareça.
d) Não utilizar a ducha, pois isso pode disseminar a infecção.

9. A paciente é admitida com gestação ectópica. Que condição seria mais significativa, em sua história, para confirmar o diagnóstico?
    a) História de nascimento de um bebê vivo dois anos antes.
    b) Recuperação recente de doença inflamatória pélvica.
    c) Seu desejo de ter um bebê.
    d) A mulher não tem sinais de dor ou secreção vaginal.

10. A mulher com diagnóstico positivo para gonorreia será provavelmente testada para que outra condição?
    a) Herpes
    b) Citomegalovírus
    c) Clamídia
    d) Sífilis

RESPOSTAS

Verificação de rotina

1. Isso permite o tratamento, tão rapidamente quanto possível, para evitar a exposição do embrião ou do feto aos organismos infecciosos que podem causar defeitos no crescimento dos órgãos e dos membros.
2. d

Verificação final

1. c   2. d   3. a   4. b   5. b
6. d   7. c   8. d   9. b   10. c

capítulo 6

Mudanças fisiológicas da gestação

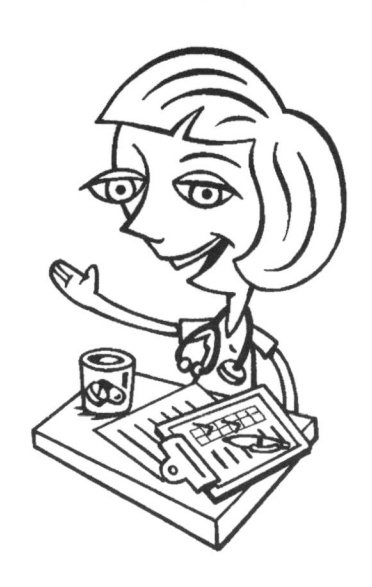

Objetivos

Ao final do capítulo, o estudante será capaz de:

1. Discutir os sinais e os sintomas da gestação.
2. Revisar as mudanças que ocorrem durante cada trimestre da gestação.
3. Discutir as investigações e as intervenções para cada trimestre, que são necessárias para promover gestação e parto saudáveis.
4. Identificar as condições e as circunstâncias que podem complicar cada trimestre da gestação.
5. Avaliar os achados diagnósticos associados com a gestação.
6. Discutir os cuidados e os esquemas terapêuticos associados com cada trimestre da gestação.
7. Orientar e apoiar os pais e as famílias em relação aos cuidados exigidos em cada trimestre da gestação.

PALAVRAS-CHAVE

Amniocentese
Contrações de Braxton-Hicks
Epistaxe
Movimentos fetais
Paridade
Pseudoanemia
Rechaço

Sinais de certeza
Sinais de presunção
Sinais de probabilidade
Sinal de Chadwick
Sinal de Goodell
Sinal de Hegar
Trimestre

VISÃO GERAL

Os estágios da gestação possuem períodos diferenciados durante os quais ocorrem o crescimento fetal e as alterações maternas. Cada um dos principais períodos é denominado **trimestre** (aproximadamente um terço dos nove meses da gestação). No Capítulo 3, foram revisados os estágios do desenvolvimento fetal. O primeiro trimestre da gestação incorpora os estágios do óvulo e do embrião e o início dos estágios do desenvolvimento fetal. O segundo e o terceiro trimestres incluem o tempo remanescente do estágio fetal. Este capítulo revisa as alterações maternas apresentadas enquanto a gestação evolui, do primeiro até o terceiro trimestre, e os cuidados de enfermagem necessários para apoiar a gestação saudável.

PRIMEIRO TRIMESTRE DA GESTAÇÃO

O primeiro trimestre envolve o período de tempo da concepção e a formação do zigoto (estágio de óvulo) até a transição para embrião (décimo quinto dia até a oitava semana) e então para feto (nona semana até a décima segunda ou décima terceira semanas). Esse período inclui a descoberta de que a gestação ocorreu e vai até o ponto no qual é possível determinar o sexo do feto. Vários sinais e sintomas são observados durante esse período.

Sinais e sintomas

- **Sinais de presunção**: sintomas subjetivos ou objetivos que podem levar a mulher a suspeitar que esteja grávida.

> - Amenorreia
> - Náusea e vômito
> - Fadiga
> - Frequência urinária
> - **Movimentação:** movimentos de agitação do feto sentidos pela mulher (semanas 16 a 20 da gestação)
> - Aumento uterino
> - *Linea nigra*
> - **Cloasma:** escurecimento da pele da face (máscara gestacional)
> - Estrias gravídicas
> - Mudanças nas mamas
> - Aréola escurecida

- **Sinais de probabilidade:** mudanças observadas durante a investigação que contribuem para a suspeita de gestação. Essas mudanças resultam de alterações físicas no útero durante o início da gestação.

- Aumento abdominal relacionado com as mudanças no tamanho, forma e posição uterina
- Modificações cervicais
- **Sinal de Chadwick:** revestimento vaginal de cor roxa-azulada escura devido ao aumento dos vasos sanguíneos
- **Sinal de Goodell:** amolecimento da cérvice
- **Sinal de Hegar:** amolecimento e maior flexibilidade da parte inferior do útero
- **Rechaço:** rebote do feto desencaixado
- Teste gestacional positivo
- Contorno fetal palpável
- **Contrações de Braxton-Hicks:** falsas contrações uterinas que, ao contrário daquelas do verdadeiro trabalho de parto, causam dor mínima e são irregulares

◐ **Sinais de certeza:** sinais que podem ser explicados exclusivamente pela gestação.

Uma vez confirmada a gestação, o prestador de cuidados de saúde determinará a data provável do parto. Dois métodos podem ser usados para determinar a data do nascimento:
- Regra de Nagele: iniciando no primeiro dia da última menstruação, subtrair três meses e adicionar sete dias e um ano.
- Método de McDonald: iniciar com a medida da altura do fundo uterino em centímetros, da sínfise púbica ao topo do fundo (entre 18 a 30 semanas de gestação). A idade gestacional é igual à medida da altura do fundo uterino.

- Batimentos cardíacos fetais
- Mudanças cervicais
- **Sinal de Chadwick:** revestimento vaginal de cor roxo-azulada escura devido ao aumento dos vasos sanguíneos
- **Sinal de Goodell:** amolecimento da cérvice
- **Sinal de Hegar:** amolecimento e maior flexibilidade da parte inferior do útero
- **Rechaço:** rebote do feto desencaixado
- Teste gestacional positivo
- Contorno fetal palpável
- **Contrações de Braxton-Hicks:** falsas contrações uterinas que, ao contrário das do verdadeiro trabalho de parto, causam dor mínima e são irregulares

Mudanças fisiológicas da gestação

1. Ciclo menstrual é interrompido (nos meses iniciais pode ser observada pequena perda de sangue) e o útero aumenta, e tem seu formato e posição alterados.

2. Mudanças tegumentares/na pele ocorrem devido aos hormônios e ao estiramento da pele à proporção que o corpo aumenta durante a gestação (estrias gravídicas). Muitas mudanças desaparecem após a gestação (cloasma), mas algumas permanecem (as estrias). Aumento da secreção sebácea e da oleosidade da pele são notadas, e o eritema palmar (palmas róseas) ou os pequenos angiomas vermelhos (aranhas vasculares) podem ser vistos na face, pescoço, tórax, braços e pernas devido ao aumento dos níveis de estrogênio com o aumento do fluxo sanguíneo aos tecidos.
3. O nariz, os seios da face, a boca e a garganta podem revelar congestão, as gengivas podem inchar e sangrar e os sangramentos nasais (**epistaxes**) talvez sejam observados devido à congestão vascular causada pelo estrogênio, além das mudanças na voz devidas ao edema laringeal.
4. O volume sanguíneo e a frequência cardíaca, assim como o débito cardíaco, aumentam para preencher as necessidades da mãe e do feto. O maior volume de plasma resulta na diluição dos glóbulos vermelhos e em **pseudoanemia** (anemia fisiológica em que as células sanguíneas não estão diminuídas, mas o volume de plasma resulta em menos células por volume).
5. A sobrecarga respiratória aumenta à medida que as necessidades de oxigênio aumentam para a mãe, visando suprir oxigênio para ela mesma e para o bebê, e para liberar resíduos respiratórios.
6. As mudanças nas mamas causadas pelo estrogênio e pela progesterona incluem o aumento da sensibilidade, aumento das mamas e dos mamilos, ingurgitamento das veias superficiais, estrias gravídicas e hiperpigmentação do mamilo e da aréola.
7. Os músculos abdominais e os ligamentos pélvicos dilatam-se com o aumento do útero. Pode ser observada dor pélvica baixa. A progesterona causa redução do relaxamento da musculatura lisa, com esvaziamento estomacal mais lento e refluxo/azia, além da diminuição da motilidade gástrica resultando em constipação. O aumento do fluxo sanguíneo e da constipação contribuem para as hemorroidas (veias varicosas no reto). A náusea e o vômito do primeiro trimestre, devido à alteração hormonal, são acompanhados por fome provocada pela maior demanda de nutrientes. A pressão sobre o estômago e os intestinos, à proporção que o feto cresce, aumenta a dispepsia, a azia e a constipação. O metabolismo dos carboidratos é alterado, levando à hipoglicemia no primeiro e segundo trimestres pelo aumento da sensibilidade tissular à insulina, aumento do uso da glicose e da produção de insulina pela hipertrofia e hiperplasia das células beta. No terceiro trimestre, a hiperglicemia pode ocorrer pela redução da sensibilidade tissular à insulina.
8. Os padrões urinários podem mudar em consequência do aumento do volume sanguíneo circulando para os rins. A frequência urinária pode aumentar à medida que o feto em crescimento pressiona a bexiga.
9. A audição pode ficar diminuída e a dor de ouvido ser percebida devido ao aumento da vascularidade da orelha interna, ao bloqueio da tuba de Eustáquio e à sensação de ouvidos cheios.

O que houve de errado?

Doença trofoblástica gestacional

4 Durante o estágio inicial da gestação, no primeiro trimestre, várias complicações podem ocorrer, começando pela própria gravidez.

- Na condição chamada de doença trofoblástica gestacional, as vilosidades trofoblásticas na placenta começam a degenerar e tornam-se edemaciadas e cheias de líquido. O embrião não se desenvolve além da duplicação celular, tornando-se uma massa semelhante a uma mola, com a aparência similar a um cacho de uvas. O material genético na massa pode ser derivado do DNA paterno ou materno, ou de ambos.
- Embora possa haver algum material fetal na massa e os níveis de gonadotropina coriônica humana (hCG) estarem elevados, não há crescimento, desenvolvimento de órgãos ou atividade. Não há vida presente.
- As mulheres em alto risco para esta condição são as com baixa ingesta de proteína ou em extremos de idade (< 18 anos ou > 35 anos).
- A condição está fortemente associada com o coriocarcinoma.
- As três complicações que ocorrem no início da gestação, abordadas em um capítulo posterior, são as seguintes:
  - O abortamento espontâneo, morte fetal antes de 20 semanas de gestação, secundário a anormalidades cromossômicas ou a outros problemas de desenvolvimento ou ao trauma.
  - A gestação ectópica, que ocorre fora do útero.
  - Hiperemese gravídica é o vômito excessivo, devido aos hormônios, que pode resultar em desnutrição, desidratação e outros problemas.

Sinais e sintomas

- A doença trofoblástica gestacional pode ser diagnosticada por:
  - Sangramento vaginal em torno da décima sexta semana, que pode ser marrom ou vermelho vivo (escasso ou abundante)
  - Crescimento uterino rápido além da expectativa normal de crescimento na gestação
  - Níveis de hCG elevados, acompanhados por náusea grave e vômito (hiperemese)
  - Ultrassom que revela crescimentos vesiculares, sem a presença de um feto
  - Exame de urina que pode demonstrar proteinúria
  - Secreção vaginal transparente das vesículas
  - Hipertensão induzida pela gestação (edema, hipertensão, proteinúria) antes da vigésima semana de gestação

Resultados dos exames no início da gestação

- História: **gestações (gesta)** (número de gestações), nascimentos a termo (38 semanas ou mais), partos prematuros (37 semanas ou menos), abortos ou perdas fetais, filhos vivos, **paridade (para)** (nascimento após 20 semanas de gestação, nativivo ou natimorto), história familiar, estilo de vida e práticas de saúde, padrões de atividade e repouso, exposição a toxinas ambientais, história familiar e social e recursos de apoio. Esses dados podem revelar os fatores de risco para complicações.
- Os níveis hormonais revelam um aumento a partir do estado pré-gestacional: hCG, progesterona, estrogênio, lactogênio placentário humano e prostaglandinas estão elevados para manter a gestação e desencadear alterações no corpo para a preparação para o trabalho de parto.
- Avaliação genética, principalmente se a mãe ou o pai tiver mais de 35 anos.
- Tipagem sanguínea e do fator Rh para determinar possível incompatibilidade entre o sangue materno e fetal, resultando na destruição das células sanguíneas do feto (eritroblastose fetal).
- Ultrassonografia, com o uso de ondas sonoras de alta frequência, que produzem uma imagem tridimensional das estruturas e tecidos internos do corpo. Um transdutor condutor é usado para dirigir as ondas sobre o abdome ou vaginalmente em direção às estruturas internas. A ultrassonografia pode ser feita por abordagem abdominal externa ou transvaginal interna.
- A ultrassonografia é útil para determinar vários aspectos da gestação, incluindo a idade gestacional, o crescimento e a viabilidade fetal, as proporções pélvicas maternas e a posição e a fixação placentária.

ALERTA DE ENFERMAGEM

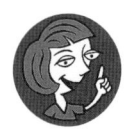

Para preparar a mulher para a ultrassonografia abdominal:
- Um a dois litros de líquido devem ser consumidos para encher a bexiga.
- Colocar a mulher em posição supina com apoio nas costas.
- Aquecer o gel condutor, se possível, mas informar à mulher que o gel será colocado sobre seu abdome e pode ser inicialmente frio.

ALERTA DE ENFERMAGEM

Para preparar a mulher para a ultrassonografia transvaginal:
- Posicionar a mulher em posição de litotomia e explicar que um transdutor será lubrificado e inserido na vagina e que ela sentirá alguma pressão.
- Explicar que o transdutor será reposicionado, conforme necessário, para promover a visualização das estruturas.
- Tranquilizar a mulher de que nenhum dano será causado ao feto pelo transdutor ou pelas ondas de ultrassom.
- Na doença trofoblástica gestacional, após ser realizada a evacuação da mola, através da curetagem por aspiração, os níveis de hCG são monitorados regularmente e a ultrassonografia e os exames pélvicos são realizados, com alguma frequência, para determinar a presença de malignidade (coriocarcinoma).

Tratamentos

- Dieta nutritiva com calorias e quantidades adequadas conforme as referências de ingesta nutricional recomendadas à gestante, de acordo com sua idade.
- Vitaminas pré-natais são prescritas para garantir a provisão de nutrientes adequados ao feto sem prejuízo para a mãe.
- Limitação ou eliminação do uso de medicamentos não prescritos, sem a liberação do profissional de saúde, para evitar possíveis medicamentos teratógenos (particularmente perigosos no primeiro e no segundo trimestres).
- Cuidados complementares e alternativos, incluindo massagem, ioga, acupuntura, *biofeedback*, medicina fitoterápica ou homeopática, tratamentos quiropráticos ou toque terapêutico podem ser oferecidos como opções para aliviar o desconforto da gestação e promover a sensação de bem-estar.
- O tratamento para a doença trofoblástica gestacional envolve a dilatação e a curetagem para remover todos os produtos da concepção. O cuidado pós-operatório é proporcionado incluindo o monitoramento de infecção ou de hemorragia.
- Na doença trofoblástica gestacional, se forem observados níveis elevados de hCG e aumento do útero, e for diagnosticado um coriocarcinoma, pode ser administrada a quimioterapia.
  - Se a mulher for Rh negativo, a imunoglobulina (RhoGAM) é administrada para diminuir a formação de anticorpos.

Intervenções de enfermagem

- No contato inicial com a gestante, o enfermeiro deve explicar o processo das consultas pré-natais, incluindo os exames ginecológicos e sanguíneos.

ALERTA DE ENFERMAGEM

Considerar as normas culturais relacionadas à gestação e ao parto. Respeitar as variações culturais se não houver possibilidade de dano à mãe ou ao feto. Comunicar-se com o chefe da casa, além da paciente, se for culturalmente adequado, para facilitar a tomada de decisão informada e o comprometimento com o cuidado.

- Orientar sobre o desenvolvimento fetal e as mudanças relacionadas. Proporcionar educação nutricional e auxiliar a mãe na incorporação da ingesta nutricional necessária à dieta da família.
- Estimular a ingesta diária das vitaminas e do ferro prescritos no pré-natal. Providenciar estratégias para ajudar a mãe a superar o efeito colateral do ferro que pode causar desconforto, isto é, a constipação (estimular o consumo de frutas e legumes para aumentar o suprimento de fibras).

- Ensinar a mãe e a família sobre o progresso da gestação, isto é, o desenvolvimento fetal e a importância dos exames pré-natais regulares e quais mudanças ocorrerão em seu corpo enquanto a gestação progride. Abordar as estratégias para promover o conforto:
  a) Sutiã de apoio à proporção que aumenta o peso das mamas.
  b) Aumento do repouso para a fadiga.
  c) Aumento dos líquidos durante o dia e redução da ingestão à noite para minimizar a noctúria.
  d) Deitar de lado para reduzir a pressão do feto sobre a bexiga e os principais vasos sanguíneos.
- Instruir a mulher e a família em relação aos sintomas anormais que podem indicar problemas na gestação e quando procurar atenção médica.
- Estimular os futuros pais a conversarem com o cuidador e entre eles sobre a gestação e antecipar as dúvidas e os medos que podem emergir no transcorrer da gestação (particularmente com o primeiro filho). Explicar que as flutuações emocionais são esperadas e que conversar ajuda a lidar com as preocupações.
- Discutir a preparação para o parto e fornecer informações sobre cursos de preparação.
- Quanto à doença trofoblástica gestacional, o enfermeiro deve:
  a) Investigar os fatores de risco ou sinais e sintomas: observar as medidas da altura uterina em crescimento rápido, sangramento vaginal, hiperemese grave, pressão sanguínea alta e edema.

Verificação de rotina 1

1. O enfermeiro observa uma mulher cuja medida do fundo uterino está duas vezes maior do que a esperada na terceira consulta pré-natal. O nível hCG está elevado. Que sintoma seria o mais importante como sinal adicional de que a mulher pode estar com a doença trofoblástica gestacional?
   a) Relato de aumento da atividade fetal nas últimas semanas.
   b) Relato de extrema náusea e vômito
   c) Mamas aumentadas com mamilos e aréolas escuros
   d) Sangramento e congestão nasal

   Resposta: _____

2. O que o enfermeiro deve fazer se a gestante relata frequência urinária que dificulta seu sono à noite?
   a) Instruir a mulher a tomar um diurético leve pela manhã para reduzir o líquido.
   b) Estimular a mulher a comer melancia ou tomar água com limão antes de deitar.
   c) Sugerir que a mulher beba líquidos durante o dia e limite a ingestão à noite.
   d) Recomendar que a mulher limite a ingesta de água a três copos por dia.

   Resposta: _____

b) Instruir a paciente a comunicar e coletar amostra de qualquer tecido eliminado pela vagina para que o profissional de saúde o examine.
c) Destacar a importância da contracepção para evitar a gestação, durante ao menos seis meses, para permitir o monitoramento do aumento do hCG, que pode indicar malignidade. Instruir a paciente sobre a importância das consultas de acompanhamento e dos exames.
d) Apoiar a paciente e a família nas crises emocionais relacionadas com os sentimentos de perda de um filho. Evitar julgamentos e não minimizar o sentimento de perda da paciente. Explicar com a frequência necessária que a massa não era um feto vivo, mas apoiar seu luto.

SEGUNDO TRIMESTRE DA GESTAÇÃO

O segundo trimestre da gestação envolve o período de desenvolvimento fetal da décima quarta até a vigésima quarta ou vigésima quinta semana. Pode haver eliminação de colostro das mamas com início no segundo trimestre. Sentir-se tonta e com a cabeça "leve" é comum, no início do segundo trimestre, devido à progesterona e ao relaxamento dos vasos, com depósito de sangue nas extremidades inferiores (agravado pela pressão do feto e pela permanência prolongada em pé). As alterações adicionais que costumam ocorrer são as seguintes:

- A mulher pode aumentar meio quilo por semana no restante da gestação.
- É observada mais energia do que no primeiro trimestre.
- Pode ser observado aumento da secreção vaginal.
- A diminuição da frequência urinária é observada quando o útero eleva-se, saindo da região pélvica, durante o segundo trimestre.
- O aumento do tamanho abdominal é observado devido ao feto em crescimento, à bolsa amniótica e ao tamanho uterino; prurido pode estar presente devido ao estiramento da pele.
- Podem ocorrer mudanças na pele, como estrias gravídicas, cloasma, *linea nigra* e acne.
- O movimento fetal é percebido pela mulher, aumentando a sensação de que está realmente grávida.
- No final do segundo trimestre podem ocorrer sangramentos e congestão nasais, assim como estrias.
- Muitos exames que anteriormente eram perigosos para o feto podem ser realizados nesse período.

ALERTA DE ENFERMAGEM
Se houver queixa de prurido ou de mau cheiro, é possível que haja a presença de infecção.

Resultados dos exames

Doppler do fluxo sanguíneo (velocimetria umbilical) pode ser feito para medir a velocidade do fluxo de glóbulos vermelhos, visando detectar problemas de perfusão na placenta durante o segundo e o terceiro trimestres. São observados o pico de velocidade das ondas, a medida sistólica e o ponto diastólico mais baixo da onda e é medida a relação S/D. A relação normal com 26 semanas de gestação é de 2,6 e no final da gestação é de menos de 3. A leitura acima de 3 é anormal. Um exame Doppler de fluxo anormal, além dos baixos níveis de líquido amniótico, pode indicar risco de um bebê pequeno para a idade gestacional, com sofrimento respiratório e com outros problemas relacionados à má nutrição. Os exames Doppler são feitos desde a décima sexta semana e repetidos regularmente nas gestações de alto risco.

A **amniocentese** é a aspiração de líquido amniótico para investigar anormalidades fetais (como um problema genético) ou a maturidade do pulmão fetal. A ultrassonografia é usada para localizar o feto; depois, uma agulha é inserida no útero para aspirar o líquido.

ALERTA DE ENFERMAGEM

O cuidado antes e depois do procedimento inclui o monitoramento dos sinais vitais e a observação dos sinais de hipotensão materna ou de excesso de retorno venoso, assim como o monitoramento dos batimentos cardíacos fetais quanto a sinais de sofrimento (continuar monitorando durante 30 a 60 horas após o procedimento). Instruir a mulher a observar e registrar os movimentos fetais e relatar a ausência de movimentos imediatamente; além disso, a mulher deve comunicar o surgimento de contrações, secreção vaginal, febre ou calafrios.

A **triagem quádrupla** é um teste menos invasivo para a investigação de anormalidades genéticas, como síndrome de Down (trissomia 21), defeitos do tubo neural ou trissomia 18. O teste investiga os níveis sorológicos de substâncias que podem indicar o crescimento e o desenvolvimento pulmonar adequados – alfafetoproteína, gonadotropina coriônica humana (hCG), estriol não conjugado e inibina A. A amniocentese é necessária para o diagnóstico definitivo das anormalidades.

Maturidade do pulmão fetal: os fosfolipídeos que compõem o surfactante, que reveste os alvéolos dos pulmões, como a lecitina/esfingomielina (L/S) em uma relação de 2:1, e a presença de fosfatidilglicerol, com contagem associada de corpos lamelares acima de 32.000, indica que existe maturidade pulmonar.

Amostra da vilosidade coriônica: a amostra obtida, transabdominal ou transcervicalmente, da placenta em desenvolvimento pode ser usada para detectar anomalias genéticas. Esse procedimento pode ser feito a partir da décima semana de gestação e fornece um diagnóstico mais precoce do que o da amniocentese, mas possui maior risco de lesão ou mortalidade fetal. As possíveis complicações incluem rompimento da bolsa amniótica, vazamento do líquido amniótico, sangramento, infecção e aloimunização Rh. Devido à ocorrência precoce do teste, os defeitos do tubo neural não são detectados com esse procedimento.

O **perfil biofísico** fetal é realizado com a visualização ultrassonográfica do feto combinada a um teste reativo sem esforço para observar a atividade e o estado fetal. O escore 2 é de aprovação:

- Respiração fetal (um ou mais episódios de 30 segundos de duração em 30 minutos = 2; menos ou respiração ausente = 0).
- Movimentos fetais dos membros e do corpo (mínimo de três extensões com retorno à flexão em 30 minutos = 2; menos ou sem movimentos= 0)
- Tônus fetal (ao menos um episódio de extensão dos membros com retorno à flexão = 2; movimento lento, ausência de movimento ou ausência de flexão = 0)
- Volume do líquido amniótico em torno do feto: o índice do líquido amniótico é obtido medindo-se o líquido no bolsão vertical mais profundo nos quatro quadrantes da área uterina (mínimo de 1 bolsão com 2 cm de líquido e índice de líquido amniótico > 5 cm = 2; menos líquido ou índice de líquido amniótico < 5 cm = 0)
- Frequência cardíaca fetal reativa com atividade (teste reativo sem esforço): mais do que 2 acelerações de > 15 batimentos/min durante 15 segundos em 20 a 40 minutos = 2; 0 a 1 aceleração em 20 a 40 minutos = 0.

Tratamentos

Se o teste sem esforço não for reativo, pode ser solicitada uma ultrassonografia diagnóstica, um teste de esforço da contração e um perfil biofísico. Se o feto for viável, o parto é realizado imediatamente.

4 O que houve de errado?

Uma complicação que pode acontecer no início da gestação é a **incompetência cervical** – dilatação da cérvice sem contrações uterinas. Nesta situação, a cérvice é incapaz de conter o feto e se abre com o peso do feto em crescimento, expelindo-o juntamente com os outros produtos da concepção. Isso ocorre em torno da vigésima semana de gestação.

Sinais e sintomas

A **incompetência cervical** pode manifestar-se com secreção ou sangramento vaginal (possivelmente uma golfada de líquido quando a bolsa se rompe), pressão cervical e contrações e expulsão do feto e dos produtos da concepção.

Resultados dos exames

- A ultrassonografia pode revelar cérvice curta (menos de 20 mm), indicando diminuição da competência.

Tratamentos

- Na incompetência cervical constatada antes da expulsão do feto, pode ser realizada uma cerclagem cervical – reforço cirúrgico – para prevenir a dilatação prematura. A cerclagem permanece colocada até 37 semanas de gestação. Podem ser prescritas restrições de atividades ou repouso ao leito.
- O tratamento para a incompetência cervical, com a expulsão parcial do feto, envolve a dilatação e a curetagem para remover todos os produtos da concepção – é proporcionado cuidado pós-operatório incluindo o monitoramento quanto a infecção ou hemorragia.

Intervenções de enfermagem

1. Monitorar os sinais vitais.
2. No caso de incompetência cervical, o enfermeiro deve:
   a) Observar os sinais, como secreção ou sangramento vaginal, e relato de pressão com ou sem contração.
   b) Estimular *hobbies* ou outras distrações para promover o comprometimento com a restrição de atividades e o repouso ao leito, se prescritos.
3. Instruir a paciente e a família em relação às restrições de atividades, incluindo a abstenção de relações sexuais, evitar ficar em pé por períodos longos ou levantar peso.
4. Evitar a desidratação, que pode estimular as contrações, promovendo a ingestão regular de líquidos.
5. Instruir a paciente em relação aos sinais de trabalho de parto prematuro – contrações fortes com intervalos menores do que cinco minutos, rompimento da bolsa amniótica ou pressão perineal com desejo de fazer força – e de infecção.
6. Providenciar um enfermeiro de cuidado domiciliar e instruir a paciente sobre o uso de um monitor de atividade uterina doméstico, se prescrito.
7. Instruir a paciente sobre a importância das consultas de acompanhamento e do cuidado.
8. Apoiar a paciente e a família na crise emocional relacionada com a perda do bebê. Encaminhar para o aconselhamento de pesar, se indicado.

> ### ✓ Verificação de rotina 2
>
> 1. Que sintomas são comuns no segundo trimestre da gestação?
>   a) Diarreia
>   b) Redução do apetite
>   c) Urgência e frequência urinária
>   d) Prurido abdominal
>
>   **Resposta:** _____
>
> 2. Que mudança, no segundo trimestre, pode ter o maior impacto na adaptação psicológica da mulher à gestação?
>   a) A maior sensibilidade da pele faz com que a mulher fique mais ligada ao feto.
>   b) A mulher pode sentir a forma fetal em seu abdome, tornando a criança mais real.
>   c) A explosão extra de energia que a mulher apresenta facilita pensar sobre o nascimento do recém-nascido e sua chegada à família.
>   d) A primeira experiência de movimentos fetais torna mais clara a presença da gestação e do feto.
>
>   **Resposta:** _____

TERCEIRO TRIMESTRE DA GESTAÇÃO

O terceiro trimestre começa após a vigésima quarta semana e perdura até o nascimento do bebê. A pressão sanguínea estabiliza-se e a tontura tem seu pico em torno da trigésima segunda semana, desaparecendo depois disso. Os problemas do segundo trimestre, relacionados com a pressão do feto em crescimento; as mudanças hormonais, particularmente relacionadas com a dor nas costas; as pressões vasculares e as modificações gastrintestinais são intensificados durante o trimestre final.

- A respiração torácica torna-se mais comum do que a abdominal, podendo ser observada dispneia conforme a gestação evolui e o fundo uterino atinge o apêndice xifoide.
- Quando o feto em crescimento exerce pressão contra o diafragma, a cavidade torácica pode aumentar, com a progesterona causando o relaxamento das articulações e dos ligamentos. A largura da cavidade torácica aumentará à proporção que o crescimento fetal reduzir sua altura, mantendo, assim, sua capacidade e a eficiência respiratória.

- A indigestão e a azia poderão estar presentes, assim como a flatulência e a constipação.
- O edema pendente (tornozelos inchados) e as veias varicosas desenvolvem-se nas extremidades inferiores, vulva e reto devido à pressão do útero grávido sobre as veias femorais.
- O edema e a dilatação vascular das extremidades inferiores colocam a gestante em risco para tromboflebite (coágulos sanguíneos).
- A frequência urinária retorna quando o útero aumentado pressiona a bexiga.
- As mamas estão aumentadas e sensíveis.
- Podem surgir hemorroidas.
- A estrutura esquelética da mulher deve ajustar-se ao aumento de peso e o andar oscilante é notado no final da gestação, quando as articulações pélvicas relaxam em preparação para o parto. Pode ser observada lordose quando a mulher tenta adaptar-se ao peso da barriga e das mamas.
- O aumento na dor nas costas está presente conforme a gestação evolui.
- As contrações de Braxton-Hicks são percebidas e intensificam-se na preparação para o trabalho de parto verdadeiro.

5 Resultados dos exames

O teste sem esforço, ou cardiotocografia basal, é o mais usado para avaliar o estado do feto, com a mensuração da frequência cardíaca fetal (FCF) durante os seus movimentos. Um transdutor externo é aplicado no abdome materno para monitorar as contrações e o Doppler é usado para monitorar a FCF. Quando a mãe sentir um movimento fetal, o traçado da FCF é marcado para permitir a análise. A acústica, a vibração e os sons são usados para estimular os movimentos. Este teste é realizado no terceiro trimestre. O teste sem esforço é considerado *reativo* se, durante a atividade fetal, a FCF acelerar duas ou mais vezes em um período de 20 minutos, durante ao menos 15 segundos, em 15 batimentos por minuto. O teste é considerado *não reativo* se a FCF não acelerar o suficiente com o movimento ou se não houver movimento fetal em 40 minutos. Deve ser realizada uma investigação mais aprofundada, usando um teste com esforço ou um perfil biofísico fetal.

O teste de esforço, ou cardiotocografia de esforço, com sobrecarga, ou estimulada, é usado para determinar o fluxo de sangue oxigenado através da placenta durante uma contração estimulada ou induzida. O fluxo, em geral, diminui levemente com as contrações e normalmente o feto adapta-se e tolera a redução. Se as reservas de oxigênio forem limitadas, ocorrem hipoxia fetal e depressão miocárdica, com a redução da FCF, indicando que o feto não está suportando o estresse das contrações uterinas. Devem ser obtidos a FCF, os movimentos fetais e as contrações basais durante um período de 10 a 20 minutos. Depois, a mulher é instruída a manipular seus mamilos com os dedos (ou com um estimulador mecânico) para proporcionar estímulos até ser iniciada a contração. Se for usada a ocitocina para induzir as contrações, monitorar cuidadosamente. O teste *negativo* ocorre se não for observada nenhuma desaceleração tardia, com três contrações de 40 segundos ou mais, em um período de 10 minutos. O teste é *positivo* quando mostra desacelerações tardias em mais da metade das contrações, indicando que o feto é incapaz de suportar o estresse e que ocorrerá o sofrimento fetal quando o trabalho de parto evoluir. Se os resultados dos testes forem suspeitos, com menos de 50% de contrações causando desacelerações tardias, ou com a ocorrência de hiperestimulação com as contrações mais longas (> 90 segundos) ou mais frequentes (a cada dois minutos), que resultam em desacelerações tardias, o achado é denominado *equívoco*, sendo necessários mais testes. O achado *insatisfatório* resulta quando o traçado da FCF é deficiente ou as contrações nunca atingem 3 em 10 minutos, com duração de 40 segundos ou mais.

ALERTA DE ENFERMAGEM

Avisar a mãe para parar a estimulação dos mamilos ao sentir a contração e repousar nos períodos entre os exames para prevenir a hiperestimulação uterina.

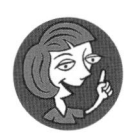

ALERTA DE ENFERMAGEM

O teste de esforço é contraindicado na placenta prévia, no descolamento prematuro da placenta, no sangramento vaginal de origem desconhecida, no rompimento prematuro da bolsa amniótica, na incompetência cervical com cerclagem intacta, quando há órgãos reprodutivos maternos anormais, na cesariana prévia com incisão vertical do fundo uterino ou na história de trabalho de parto prematuro ou parto de gestação múltipla. Revisar cuidadosamente a história da mulher.

O que houve de errado?

O trabalho de parto prematuro, a placenta prévia e o descolamento prematuro da placenta podem ocorrer no final do segundo trimestre ou no terceiro trimestre (ver detalhes no Capítulo 9).

Sinais e sintomas

- Secreção vaginal com tonalidade rósea, contrações uterinas regulares e dilatação e apagamento cervical antes da trigésima sexta semana de gestação indicam trabalho de parto prematuro.
- Sangramento vaginal indolor enquanto a cérvice dilata-se (placenta prévia) ou acompanhado de dor abdominal aguda e útero rígido (descolamento prematuro da placenta) são sinais de complicações importantes.

Resultados dos exames

- A ultrassonografia indica a localização da placenta ou a cérvice curta no trabalho de parto prematuro.
- A fibronectina fetal coletada por meio de esfregaço cervical indica trabalho de parto prematuro.

Tratamentos

- A cerclagem é removida após as 37 semanas de gestação nas mulheres com incontinência cervical.
- Hidróxidos de alumínio e de magnésio podem ser permitidos para aliviar a indigestão; o bicarbonato de sódio é proibido.
- Ver o capítulo posterior para o cuidado detalhado de outras complicações.

Intervenções de enfermagem

- Estimular a mulher a sentar com os pés elevados sempre que possível.
- Instruir a gestante a levantar-se lentamente para minimizar a tontura e o risco de queda, quando presentes.
- Incentivar o uso de meias elásticas para aliviar os problemas de circulação nas extremidades inferiores.
- Um vaporizador frio ajuda a reduzir o desconforto respiratório; o uso de vaselina pode aliviar os sangramentos nasais.
- Estimular o uso de sutiã bem-ajustado e com apoio.
- As mudanças na pele terão solução após a gestação (exceto as estrias); cremes podem aliviar o prurido e alguns podem reduzir as estrias. Um sabonete neutro ajuda a remover o excesso de oleosidade e reduzir a acne.
- A ingesta aumentada de fibras e de líquidos e os exercícios regulares diminuem a constipação.
- Fazer refeições pequenas e frequentes; evitar alimentos gordurosos e não deitar-se após as refeições para aliviar a indigestão.
- Instruir a mulher a comer melancia ou beber água com limão (2 colheres de sopa para 1 copo) para incentivar a diurese e reduzir o edema.

✓ Verificação de rotina 3

1. Por que a mulher no terceiro trimestre pode apresentar maior frequência urinária do que a observada no segundo trimestre?

Resposta: _____

2. Que achado seria incomum para a mulher no terceiro trimestre de gestação?
   a) Insônia
   b) Contrações de Braxton-Hicks
   c) Dor nas costas
   d) Sangramento vaginal

Resposta: _____

◐ Os exercícios de inclinação pélvica fortalecem as costas e os músculos abdominais e reduzem a dor nas costas; sapatos de saltos baixos são recomendados.
◐ Instruir a mulher a deitar-se de lado ao dormir para minimizar a pressão sobre os principais vasos e melhorar a circulação fetal.
◐ Abordar as preocupações da mulher e da família em relação ao trabalho de parto e ao parto; incentivar a participação em cursos de preparação para o parto.
◐ Ensinar a mulher e a família sobre as necessidades pós-parto e os cuidados ao recém-nascido.

CONCLUSÃO

O corpo da gestante sofre um número significativo de alterações durante a gestação. Algumas mudanças e complicações são mais comuns durante períodos específicos da gestação. Esses períodos, os trimestres, abrangem aproximadamente 12 semanas. Este capítulo revisou as alterações maternas ocorridas conforme a gestação prossegue do primeiro até o terceiro trimestre e os cuidados de enfermagem relacionados necessários para o apoio da gestação saudável e a abordagem das complicações que podem ocorrer.

Primeiro trimestre: Concepção até décima segunda ou décima terceira semana de gestação:

◐ Os sinais de gestação são:
  • Sinais de presunção, que incluem sinais subjetivos ou objetivos:
    – Amenorreia
    – Náusea e vômito
    – Fadiga
    – Frequência urinária
    – Movimentos fetais
    – Aumento do útero
    – *Linea nigra*
    – Cloasma
    – Estrias gravídicas
    – Mudanças nas mamas
    – Aréola escurecida
  • Sinais de probabilidade, que incluem as mudanças vistas durante a investigação que levam à suspeita de gestação:
    – Sinal de Goodell: amolecimento da cérvice
    – Sinal de Hegar: amolecimento e maior flexibilidade da parte inferior do útero
    – Sinal de Chadwick
    – Rechaço
    – Teste gestacional positivo: hCG detectado
    – Contorno fetal palpável
    – Contrações de Braxton-Hicks
    – Modificações cervicais
    – Aumento do abdome

Dois métodos podem ser usados para determinar a data do parto:

- A regra de Nagele: do primeiro dia da última menstruação, subtrair 3 meses e adicionar 7 dias e um ano.
- Método de McDonald's: idade gestacional é igual à altura do fundo.

As mudanças fisiológicas durante os três trimestres incluem as seguintes:

- O ciclo menstrual é interrompido.
- Náusea e vômito no início da gestação.
- Mudanças tegumentares e da pele, como estrias e cloasma.
- Congestão e sangramento nasal.
- Aumento do volume de sangue e da frequência cardíaca.
- Pseudoanemia.
- Aumento da sobrecarga respiratória.
- Mudanças nas mamas (ingurgitamento e hiperpigmentação).
- Refluxo, azia e constipação.
- Frequência urinária.
- Audição diminuída.

Os exames que podem ser feitos na gestação são os seguintes:

- Níveis hormonais
- Ultrassonografia
- Testes genéticos
- Tipagem sanguínea (incluindo o fator Rh)
- Doppler do fluxo sanguíneo
- Amniocentese
- Triagem quádrupla
- Relação lecitina/esfingomielina (L/S) de 2:1 e fosfatidilglicerol com contagem associada dos corpos lamelares para determinar a maturidade do pulmão fetal
- Amostragem da vilosidade coriônica
- Perfil biofísico
- Cardiotocografia

As complicações que podem ocorrer antes ou no estágio inicial da gestação incluem:

Primeiro trimestre

- Doença trofoblástica gestacional
- Aborto espontâneo
- Gestação ectópica
- Hiperemese gravídica

Segundo trimestre

◐ Incompetência **cervical**

Terceiro trimestre

◐ Trabalho de parto prematuro
◐ Placenta prévia
◐ Descolamento prematuro da placenta

O monitoramento das alterações gestacionais esperadas auxilia o enfermeiro a validar que a gestação está progredindo bem, pois muitas mudanças estão associadas com o crescimento fetal. A investigação dos sinais de complicação da gestação proporciona intervenções precoces que podem interromper a sua evolução e diminuir o impacto negativo sobre a mãe e o feto.

? VERIFICAÇÃO FINAL

1. A história da paciente registra que ela é gesta 3 para 2, o que indica que a mulher apresentou qual dos seguintes itens?
    a) Duas gestações com três nascimentos após o feto ter 20 semanas de gestação ou mais.
    b) Duas gestações com três nativivos com fetos com 20 semanas de gestação ou mais.
    c) Três gestações com dois nascimentos após o feto ter 20 semanas de gestação ou mais.
    d) Três gestações com dois abortos com fetos com 20 semanas de gestação ou mais.

2. Foi informado à mulher que ela não está grávida, mas está com a doença trofoblástica gestacional. Ela pergunta: "Meu bebê morreu?" Qual seria a melhor resposta do enfermeiro?
    a) "Não havia bebê; você tinha um crescimento semelhante a um tumor canceroso."
    b) "As células que poderiam transformar-se em um bebê nunca se desenvolveram."
    c) "Sim, seu bebê morreu por causa da doença trofoblástica."
    d) "Você não deve se preocupar, pode tentar engravidar novamente."

3. Qual das mulheres seguintes o enfermeiro deve observar com mais cuidado quanto a sinais de doença trofoblástica gestacional?
    a) Kelly, 20 anos, que terá seu primeiro bebê
    b) Sra. Deeds, 32 anos, que terá seu terceiro bebê
    c) Sra. Beal, 37 anos, que terá seu segundo bebê
    d) Srta. Davies, 28 anos, que terá seu quarto bebê

VERIFICAÇÃO FINAL

4. **Kelly, 20 anos, que terá seu primeiro bebê, vem à clínica queixando--se de "vômitos todas as manhãs, mas seguidos de muita fome". O enfermeiro poderia fornecer qual das seguintes explicações para a Kelly?**
   a) O vômito é um sinal de que algo pode estar errado e deve ser comunicado ao médico.
   b) O vômito é uma reação nervosa à gravidez; desaparecerá após a gestação ser aceita.
   c) O nível aumentado de hCG em resposta à gestação provoca náusea e vômito.
   d) Dizer à Kelly que ela está apresentando náusea e vômito porque é a sua primeira gestação.

5. **Uma mulher comparece ao setor de emergência preocupada porque sua gestação "não está indo bem", pois o bebê não se movimenta. Ela está com 26 semanas de gestação. Qual dos seguintes exames será provavelmente solicitado para avaliar o feto e atender à preocupação da gestante?**
   a) Perfil biofísico e teste reativo sem esforço
   b) Amostragem da vilosidade coriônica
   c) Maturidade do pulmão fetal
   d) Triagem quádrupla e amostragem da vilosidade coriônica

6. **Monica Bailey, 30 anos, está com 29 semanas de gestação e se submete a um teste sem esforço. Qual das afirmações seguintes é verdadeira sobre esse exame diagnóstico na gestação?**
   a) Se o teste sem esforço for reativo, podem ser solicitados uma ultrassonografia e perfil biofísico.
   b) Se o teste sem esforço for reativo, o feto em idade viável deve nascer imediatamente.
   c) Se o teste sem esforço for não reativo, pode ser solicitado um teste com estresse e perfil biofísico.
   d) Se o teste sem esforço for não reativo, a gestação é interrompida porque o feto não é viável.

7. **Qual das mulheres seguintes teria mais probabilidade de ser submetida à amostragem da vilosidade coriônica?**
   a) Penny Marshall, 19 anos, primeira gestação
   b) Bonnie Veal, 29 anos, primeira gestação

? VERIFICAÇÃO FINAL

c) Sara Eaton, 34 anos, primeira gestação
d) Patricia Dennis, 38 anos, primeira gestação

8. **Uma mulher em seu segundo trimestre de gestação comparece ao setor de emergência preocupada por estar "perdendo o bebê exatamente como há um ano". A ultrassonografia revela cérvice com menos de 20 mm. Para qual das condições e tratamentos seguintes o enfermeiro deve preparar a mulher?**
   a) Incompetência cervical, tratada com o nascimento do feto
   b) Apagamento cervical, tratado com ocitocina tópica
   c) Incompetência cervical, tratada com a cerclagem cervical
   d) Apagamento cervical, tratado com o nascimento do feto

9. **Uma mulher no seu terceiro trimestre de gestação indica que tem maior pressão na bexiga, mas menos pressão nos pulmões do que tinha algumas semanas antes. A resposta do enfermeiro será qual das seguintes opções:**
   a) Instruir a mulher a sentar-se e preparar-se para repouso total ao leito porque o bebê iniciou uma descida prematura que deve ser interrompida ou ocorrerá um parto prematuro.
   b) Informar à mulher que quando o bebê se movimenta para a posição do parto o peso transfere-se para baixo, aliviando a pressão sobre os pulmões, mas causando pressão sobre a bexiga.
   c) Informar ao profissional de saúde primário que a mulher está apresentando uma complicação importante e prepará-la para o parto imediato.
   d) Investigar os sons respiratórios e obter uma amostra de urina para determinar se os nervos pulmonares foram paralisados e se existe a presença de infecção do trato urinário.

10. **Durante o terceiro trimestre, que medidas podem ser usadas para abordar os desconfortos da gestação?**
    a) Redução da fibra dietética minimiza a flatulência que ocorre, muitas vezes, no final da gestação.
    b) Exercícios com levantamento de peso fortalecem as costas e os músculos abdominais.
    c) Deitar de costas ao dormir para reduzir o aporte de sangue renal e a frequência urinária.
    d) Água com limão pode ser ingerida para estimular a diurese e reduzir o edema.

RESPOSTAS

Verificação de rotina 1
1. b
2. c

Verificação de rotina 2
1. d
2. d

Verificação de rotina 3
1. O útero começa a voltar para a pelve, colocando peso sobre a bexiga.
2. d

Verificação final
1. c 2. b 3. c 4. c 5. a
6. c 7. d 8. c 9. b 10. d

capítulo 7

Desenvolvimento fetal

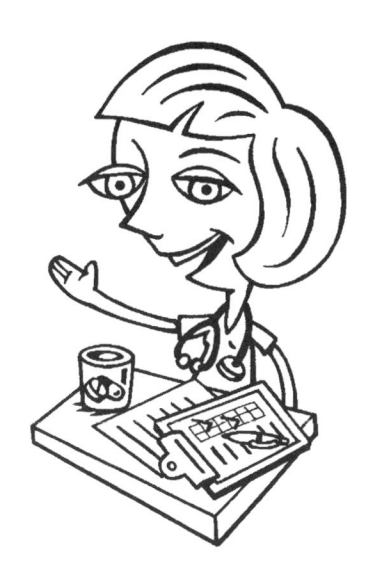

Objetivo

Ao final deste capítulo, o estudante será capaz de:

1. Explicar a evolução do óvulo fertilizado desde a concepção até o nascimento.
2. Revisar as mudanças que ocorrem durante cada 2 a 4 semanas ao longo da gestação.
3. Avaliar as investigações e os achados diagnósticos associados ao desenvolvimento fetal.
4. Discutir as intervenções de enfermagem que promovem gestação e parto saudáveis.
5. Identificar as condições e as circunstâncias que interferem no desenvolvimento fetal.
6. Discutir o tratamento e as intervenções de enfermagem necessários para apoiar o recém-nascido, os pais e a família quando ocorre uma alteração no desenvolvimento fetal.

PALAVRAS-CHAVE

Cefalocaudal
Distocia de ombros
Dizigótico
Ducto arterioso
Estágio embrionário
Estágio fetal
Estágio pré embrionário
Forame oval
Idade pós¬ concepção
Lanugo

Macrossômico
Monozigótico
Movimentos fetais
Onfalocele
Polidactilia
Sindactilia
Somitos
Teratógenos
Vérnix caseoso

VISÃO GERAL

Após ter ocorrido a concepção, o zigoto evolui para embrião e, depois, para feto. Geralmente o período de crescimento da fertilização até o nascimento é considerado duas semanas a menos do que a idade gestacional, ou a duração da gestação é calculada desde o início da última menstruação até o momento do nascimento, 280 dias ou 40 semanas de duração. A **idade pós-concepção** é calculada em torno de 266 dias ou 9 meses e meio. Em cada estágio do desenvolvimento fetal, mudanças físicas distintas ocorrem e podem ser observadas no exame de ultrassonografia. O feto é vulnerável a muitos fatores que podem prejudicar ou alterar seu desenvolvimento, principalmente nos estágios iniciais. A investigação de cada estágio do desenvolvimento fetal propicia a detecção precoce dos problemas que podem surgir. Os cuidados de enfermagem são dirigidos à promoção do desenvolvimento fetal saudável e à prevenção ou redução dos comportamentos maternos perigosos e das exposições fetais que podem resultar em morbidade ou mortalidade fetal.

🔑 Como mencionado no Capítulo 4, o óvulo fertilizado é chamado de zigoto.

- As primeiras duas semanas após a concepção são chamadas de período germinal, durante o qual as células continuam a duplicar-se e o zigoto passa das tubas de Falópio para o útero. As primeiras duas semanas do desenvolvimento são consideradas o **estágio pré-embrionário**.
- O **estágio embrionário** começa no décimo quinto dia e prossegue até a oitava semana, ou em torno de 56 dias.
- O estágio final é o **fetal**, que inicia na nona semana e vai até o nascimento (Fig. 7.1)

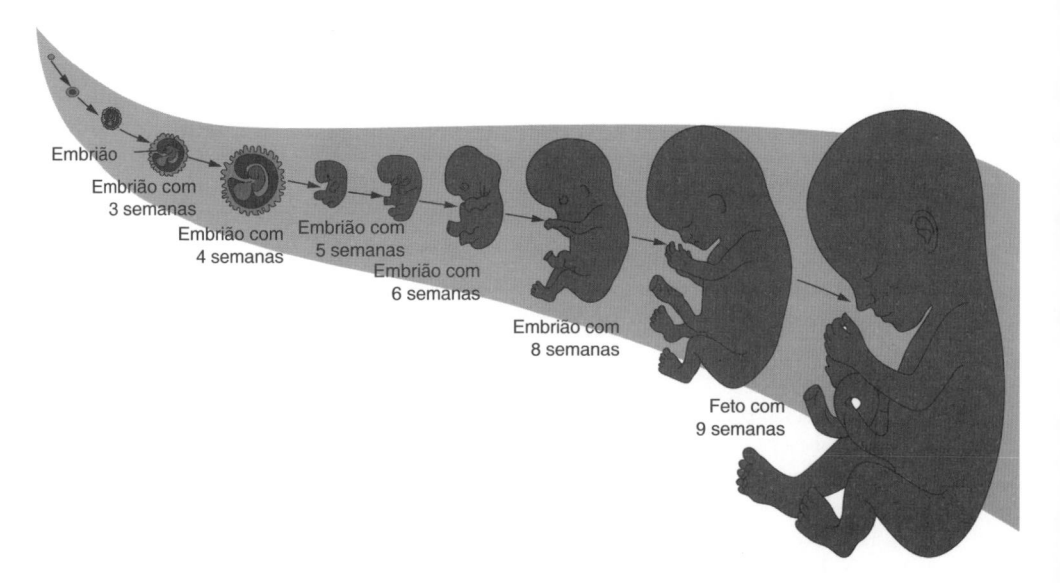

FIGURA 7.1 Desenvolvimento fetal.

- Durante o estágio embrionário e o fetal, a cabeça e as costas estão flexionadas e o comprimento é medido do topo da cabeça até a parte inferior da nádega.
- No estágio fetal, como as extremidades aumentam de comprimento, a medida também é feita da cabeça ao calcanhar.

O principal desenvolvimento fetal (em semanas pós-concepção) que ocorre durante o estágio embrionário e o fetal inclui (Tab. 7.1):

ESTÁGIO EMBRIONÁRIO

Aproximadamente do décimo ao décimo quarto dia após a concepção e durante o estágio embrionário, as camadas de células germinativas, o ectoderma, o mesoderma e o endoderma são formados, como membranas das quais crescerão os tecidos, os órgãos e os sistemas corporais. Nesse estágio, o embrião é mais vulnerável aos danos causados às células e aos tecidos pelos **teratógenos** (agentes que podem causar dano ao feto em desenvolvimento, como drogas, infecções, radiação). O ectoderma forma um tubo cilíndrico que desenvolverá o cérebro e a medula espinal. O trato gastrintestinal desenvolve-se do endoderma e forma outro cilindro que se fixa ao saco vitelino. O coração em forma de tubo tem início fora do corpo, inicialmente, e no final da sétima semana as células sanguíneas circularão através dos principais vasos sanguíneos. Os glóbulos vermelhos são formados pelo saco vitelino, que se desenvolve nas primeiras semanas e continua a funcionar até que a função hepática seja estabelecida. Esse saco é mais tarde incorporado ao cordão umbilical.

Em torno da quarta à quinta semana, os blocos mesodérmicos (**somitos**) revestem os dois lados da linha média do embrião e fornecem a base para as vértebras da coluna vertebral. As bases para a mandíbula inferior, o osso hioide e a laringe são desenvolvidas nesse estágio. Na quinta semana, o cérebro tem cinco áreas distintas e podem ser notados 10 pares de nervos cranianos. Na sexta semana o coração tem a maioria dos seus aspectos principais e a circulação fetal está estabelecida, com verdadeiras células sanguíneas produzidas pelo fígado. No final da sétima semana, a fundação de todas as partes internas e externas do corpo está no lugar. No final da oitava semana, todas as estruturas corporais, órgãos e sistemas estão presentes. A estrutura musculoesquelética começa a formar-se. A função dessas estruturas será aperfeiçoada durante os meses remanescentes até o nascimento.

ESTÁGIO FETAL

Durante o estágio fetal, são aperfeiçoadas as formas e as funções dos órgãos. Desenvolvem-se os primórdios dos dentes e a face do feto, que tem aparência humana. A frequência cardíaca fetal é de 120 a 160 batimentos por minuto. Entre as semanas 12 e 16, o feto cresce rapidamente com o desenvolvimento do tecido musculoesquelético, que possibilita o movimento.

TABELA 7.1
Desenvolvimento fetal nas semanas pós-concepção

Idade em semanas	Comprimento/ peso	Formação corpo/órgãos	Neurológico/ sensorial	Cardiovascular/ respiratório	Gastrintestinal/ endócrino	Genital/ urinário
2-3	O comprimento fetal da cabeça à nádega (CCN) é 2 mm	Formação da cavidade auditiva/ pigmento dos olhos, lente e cálice ocular	Formação do tubo neural com o fechamento do sulco neural	Começa a se formar o coração tubular, inicia a circulação primitiva de células sanguíneas. Formam-se as cavidades nasais	Fígado começa a funcionar. Observado o tecido da tireoide	Começa a formação renal
4	O CCN é 4,6 mm. Peso: 0,4 g	Corpo fetal flexionado na posição em forma de C. Observados os brotos dos membros (braço/perna)	Tubo neural fecha-se para formar o cérebro e a medula espinal	Está presente o batimento cardíaco fetal	Cavidade oral, mandíbula, esôfago, traqueia, estômago, intestinos, ductos pancreáticos e fígado são formados	
5	CCN: 8 mm	Músculos desenvolvem-se com a inervação	Cérebro começa a diferenciar-se e os nervos cranianos são notados	Os átrios do coração dividem-se		
6	CCN: 12 mm	Ossos começam a forma esquelética. Ossificação do crânio e da mandíbula	Estruturas da orelha formam-se: externa, média e interna	Câmaras cardíacas presentes; tipos de células sanguíneas podem ser identificados. Botões da traqueia, brônquios e pulmões	Formam-se o palato oral e nasal e o lábio superior. Fígado forma células sanguíneas	Aparecem as glândulas sexuais embrionárias

(continua)

TABELA 7.1
Desenvolvimento fetal nas semanas pós-concepção (continuação)

Idade em semanas	Comprimento/ peso	Formação corpo/órgãos	Neurológico/ sensorial	Cardiovascular/ respiratório	Gastrintestinal/ endócrino	Genital/ urinário
7	CCN: 18 mm		Nervo óptico Formam-se as pálpebras O cristalino torna-se mais espesso	Batimento cardíaco fetal detectado, circulação sanguínea verdadeira Diafragma separa as cavidades torácica e abdominal	A língua separa as dobras do palato Estômago completamente formado	A bexiga e a uretra separam-se do reto Glândulas sexuais diferenciam-se em ovários ou testículos
8	CCN: 2,5 a 3 cm Peso: 2 g	Desenvolvimento da massa muscular Formam-se os dedos Ossificação do esqueleto de cartilagem óssea Desenvolvimento da musculatura Possível movimento		A frequência cardíaca fetal pode ser ouvida, geralmente, pelo Doppler		
10	Comprimento da cabeça ao calcanhar (CCC): 5 a 6 cm Peso: 14 g	As unhas nos dedos das mãos e dos pés começam a crescer		Divisões cerebrais estabelecidas, neurônios no final da medula espinal	Os lábios separam-se da mandíbula, o palato funde-se, os intestinos são contidos no abdome Formam-se as ilhotas de Langerhans	Saco da bexiga desenvolvido Testosterona masculina e características físicas

(continua)

TABELA 7.1
Desenvolvimento fetal nas semanas pós-concepção (*continuação*)

Idade em semanas	Comprimento/ peso	Formação corpo/órgãos	Neurológico/ sensorial	Cardiovascular/ respiratório	Gastrintestinal/ endócrino	Genital/ urinário
12	CCN: 8 cm CCC: 11,5 cm Peso: 45 g	Pele fina e rósea Ossos mais evidentes com ossificação esquelética completa Músculos viscerais involuntários	Aparece o tecido linfoide na glândula do timo	Pulmões têm formato nítido	O palato é formado Músculos intestinais Secreção de bile Fígado produz células sanguíneas Tireoide e pâncreas secretam hormônios	Função renal começa com a formação de urina pelos rins O sexo do feto pode ser verificado por ultrassom
16	CCN: 13,5 cm CCC: 15 cm Peso: 200 g	Pele, **lanugo** (cabelo fino e macio) sobre o corpo, glândulas sudoríparas Cabelo no couro cabeludo Dentes formam o tecido rígido Olhos, orelhas e nariz formados	Órgãos sensoriais podem ser distinguidos	Músculo cardíaco está completamente formado Som cardíaco fetal audível com o fetoscópio (16 a 20 semanas) Vasos sanguíneos visíveis	Palato mole e rígido estão evidentes Glândulas gástricas e intestinais Forma-se mecônio nos intestinos	Rins formados Sexo pode ser verificado
20	CCN: 19 cm CCC: 25 cm Peso: 435 g 6% de gordura corporal	Lanugo em todo o corpo, forma-se a gordura marrom, pele com revestimento encerado (**vérnix caseoso**) Membros inferiores tornam-se proporcionais Aumenta a função da medula óssea, ferro é estocado Dentes formam o tecido rígido que serão os caninos e os molares	Continua o desenvolvimento do cérebro fetal Inicia a mielinização da medula espinhal São notados os anticorpos (IgG) fetais	Batimentos cardíacos podem ser auscultados com o fetoscópio O movimento respiratório é iniciado	Feto suga e deglute Começa a atividade peristáltica	

(*continua*)

TABELA 7.1
Desenvolvimento fetal nas semanas pós-concepção (continuação)

Idade em semanas	Comprimento/ peso	Formação corpo/órgãos	Neurológico/ sensorial	Cardiovascular/ respiratório	Gastrintestinal/ endócrino	Genital/ urinário
24	CCN: 23 cm CCC: 28 cm Peso: 780 g	Pele avermelhada e enrugada, vérnix caseoso Dentes formam o tecido rígido que serão os segundos molares	Cérebro tem a aparência de cérebro maduro IgG fetal atinge os níveis maternos	Movimento respiratório regular (24 a 40 semanas), narinas abrem-se, alvéolos produzem surfactante, é capaz de troca gasosa		
28	CCN: 27 cm CCC: 35 cm Peso 1.200 a 1.250 g	Acúmulo do tecido adiposo, presença de unhas Pálpebras abertas, cílios e sobrancelhas	Inicia a regulação do sistema nervoso de algumas funções do corpo Reflexo de sucção fraco	Presença de movimento respiratório		Testículos descem para a parte superior do escroto e canal inguinal
32	CCN: 31 cm CCC: 38 a 43 cm Peso 2.000 g	Formação da gordura subcutânea	Muitos reflexos presentes Sentido do paladar estabelecido Consciência de sons fora do corpo materno			

(continua)

TABELA 7.1
Desenvolvimento fetal nas semanas pós-concepção (*continuação*)

Idade em semanas	Comprimento/ peso	Formação corpo/órgãos	Neurológico/ sensorial	Cardiovascular/ respiratório	Gastrintestinal/ endócrino	Genital/ urinário
36	CCN: 35 cm CCC: 42 a 48 cm Peso: 2.500 a 2.750 g	Pele pálida, corpo arredondado Diminuição do lanugo, difuso cabelo Centros de ossificação distal femoral observados				
38-40	CCN: 40 cm CCC: 48 a 52 cm Peso > 3.200 g 16% de gordura corporal	Pele lisa com tons róseos, vérnix nas dobras de pele, lanugo nos ombros e parte superior do dorso Lóbulos das orelhas firmes devido à cartilagem Unhas estendem-se sobre as pontas dos dedos		Relação lecitina/ esfingomielina próxima de 2:1 na semana 38 Surfactante adequado		Meninos: testículos no escroto ou no canal inguinal Meninas: grandes lábios bem-desenvolvidos, pequenos lábios

Na vigésima semana o feto torna-se ativo e a mãe percebe sua mobilidade (**movimentos fetais**). Com 24 semanas, o feto tem um corpo proporcional, magro. O líquido amniótico contém um marcador respiratório (lecitina) que pode ser usado para determinar a maturidade pulmonar. O feto parece capaz de ouvir e progride para a percepção do ambiente externo ao corpo materno. Na vigésima oitava semana, os olhos do feto começam a se abrir e fechar. O cérebro está formado e um fraco reflexo de sucção está presente. Na semana 32, está presente a proteção subcutânea da gordura marrom. O feto tem unhas nos pés e nas mãos. Da trigésima sexta semana em diante, a forma do corpo fetal é arredondada, a pele tem tonalidade rósea e um lanugo fino é observado na parte superior do corpo. O vérnix caseoso pode estar presente no feto a termo. O sistema imunológico está em desenvolvimento e o recém-nascido está protegido por anticorpos fornecidos pela mãe durante esse período vulnerável.

Circulação fetal

A circulação fetal é projetada para permitir que o sangue flua da mãe, através da placenta, para o corpo fetal, mas desviando dos pulmões e do fígado fetais ainda não funcionantes. O feto recebe sangue oxigenado e nutrientes da mãe e envia o sangue desoxigenado para que ela realize a troca gasosa e a remoção do dióxido de carbono e dos resíduos. O sangue flui da placenta para a veia cava inferior e o átrio direito, depois, a maior parte do sangue flui através do **forame oval**, uma abertura entre os átrios do feto, para o átrio esquerdo e, então, para o ventrículo esquerdo, e é bombeado através da aorta para o corpo. Uma pequena quantidade de sangue flui da cabeça e das extremidades superiores para o átrio direito e uma pequena quantidade para o ventrículo direito. A maior parte do sangue flui através dos pulmões e para a aorta, retornando, então, para a placenta através do **ducto arterial**, conexão entre a artéria pulmonar e a aorta que desvia o sangue dos pulmões fetais.

A circulação fetal fornece oxigênio para o corpo na direção da cabeça aos pés (**cefalocaudal**), estimulando a prioridade do desenvolvimento do cérebro e do coração, seguido pelo trato gastrintestinal e extremidades. No nascimento, o fluxo da circulação fetal é alterado quando os pulmões do feto tornam-se funcionais e o sangue deve passar pelos pulmões para a troca gasosa. Os problemas ocorrem quando as estruturas cardíacas fetais, projetadas para desviar o sangue dos pulmões, não se fecham (ver Cap. 12 Cuidados ao recém-nascido).

FETOS MÚLTIPLOS

Fetos múltiplos podem desenvolver-se de óvulos diferentes fertilizados por diferentes espermatozoides (fraternos/**dizigóticos**). Nesta situação, formam-se duas placentas, dois córios e dois âmnios. Os fetos são considerados fraternos e não se parecem. Fetos múltiplos também podem se desenvolver de um óvulo fertilizado (materno/**monozigótico**). Os fetos compartilham o córi o e a placenta, são do mesmo sexo e têm aparência idêntica. A massa celular deve separar-se em dois ou mais zigotos distintos para que fetos múltiplos se desenvolvam. Se a separação ocorrer precocemente, os córios e os âmnios vão se desenvolver individualmente. Se a separação ocorrer mais tarde, os embriões vão compartilhar o cório, mas terão bolsas amnióticas separadas. Se a separação ocorrer ainda mais tarde, após o âmnio estar formado, o que é um fato raro, os fetos vão compartilhar a mesma bolsa amniótica. O desenvolvimento de fetos múltiplos é similar ao de um único feto. As anomalias ou os defeitos congênitos secundários à exposição aos teratógenos, observados em um feto, são, normalmente, encontrados em todos os outros fetos dessa gestação.

DISTÚRBIO NO DESENVOLVIMENTO FETAL

A incompatibilidade de **Rh** ou **ABO**, como abordada no Capítulo 3, pode ocorrer quando a mãe é Rh-negativo e o pai é Rh-positivo. Se o feto for Rh-positivo como o pai, ao ser exposta ao sangue do bebê, a mãe desenvolve anticorpos que atacarão o sangue do feto como um corpo estranho. A primeira gestação, que resulta em um nativivo ou em aborto, sensibiliza o sistema da mãe e os anticorpos serão formados, exceto se a mulher for tratada com a imunoglobulina Rh, que proporciona proteção passiva de anticorpos contra o antígeno Rh e impede que o corpo produza seus próprios anticorpos. Se a mãe foi sensibilizada e não foi tratada, o feto está em risco de ter seus glóbulos vermelhos destruídos pelos anticorpos da mãe. O feto pode tornar-se gravemente anêmico devido à destruição dos glóbulos vermelhos (hemólise) e exigir a antecipação do parto (adiado, se possível, até a trigésima sexta ou trigésima sétima semana), ou transfusão intrauterina ou imediatamente após o nascimento. O feto pode também desenvolver ascite, edema subcutâneo, aumento do tamanho do coração ou hidrâmnio (excesso de líquido amniótico) e exigir tratamento de apoio.

Os cuidados de enfermagem concentram-se na prevenção, pela investigação precoce do risco e do tratamento da mulher em cada gestação. Ao receber os resultados dos exames, o enfermeiro deve comunicar que a gestante é Rh-negativo (o teste de Coombs indireto é negativo, não sensibilizada) e o feto é Rh-positivo (teste de Coombs direto é negativo) e prosseguir com o tratamento com imunoglobulina Rh, conforme prescrito. A observação deve continuar para determinar a eficácia do tratamento, a ausência de sofrimento fetal devido à incompatibilidade e ao dano aos glóbulos vermelhos fetais causado pelos anticorpos maternos.

A **incompatibilidade ABO** representa um dilema similar ao abordado anteriormente. Principalmente quando o tipo sanguíneo materno é O (sem antígenos A ou B) e o tipo sanguíneo fetal é A, B, ou AB, os antígenos fetais provavelmente farão com que a mãe produza anticorpos contra o sangue fetal, podendo ocorrer a hemólise no feto. A anemia não é tão grave quanto à da incompatibilidade Rh, e não existe tratamento disponível. Além disso, cada gestação é única; portanto, nenhuma sensibilização anterior terá impacto na atual. O recém-nascido é monitorado desde o nascimento quanto a sinais de hiperbilirrubinemia, resultantes da quebra excessiva de glóbulos vermelhos, e o tratamento adequado deve ser providenciado.

Os teratógenos, fatores que podem interferir no desenvolvimento fetal normal, podem causar várias alterações na formação do corpo fetal. O impacto varia com base em quando e em que grau ocorreu a exposição, que tecido foi mais afetado e o genótipo fetal, que determina quão vulnerável ele é ao teratógeno. Quanto mais precoce for a exposição, maior a alteração que ocorre no desenvolvimento fetal. Se o distúrbio for grave, o feto não sobrevive e ocorre aborto espontâneo. As alterações mais comuns incluem:

- Déficits nutricionais causam diminuição do crescimento cerebral e do desenvolvimento do tubo neural (distúrbio na medula espinal), doença cardíaca coronariana, diabetes, hipertensão e desenvolvimento pequeno ou desproporcional do corpo fetal.
- A hipertermia materna pode causar defeitos no sistema nervoso central (SNC) ou falha no fechamento do tubo neural.
- A exposição ao abuso de substâncias, a infecção ou aos teratógenos pode resultar em várias alterações, incluindo o retardo mental ou a malformação estrutural do corpo, dependendo da semana de exposição, por exemplo:
    - 3ª semana: ausência de uma ou mais extremidades, o coração permanece fora do tórax
    - 4ª semana: herniação das estruturas abdominais no cordão umbilical (**onfalocele**)
    - 5ª semana: catarata, globo ocular pequeno (microftalmia), fendas faciais
    - 6ª semana: anormalidades septais ou aórticas, lábio fendido, agnatia (ausência da mandíbula)
    - 7ª semana: defeito septal do ventrículo, fenda palatina, braquicefalismo (cabeça curta), características sexuais confusas, estenose pulmonar
    - 8ª semana: persistência da abertura do septo atrial, dedos dos pés e das mãos curtos

DEFEITOS DO TUBO NEURAL

O que houve de errado?

O tubo neural desenvolve-se formando o cérebro e a medula espinal. O defeito do tubo neural é a falha do fechamento do tubo 28 dias após a concepção, em uma parte do tubo neural ou em todo o seu comprimento, resultando em distúrbio neurológico no feto.

A causa dos defeitos do tubo neural é desconhecida; existe, entretanto, um vínculo entre a ingesta inadequada de ácido fólico antes da gestação e durante o primeiro trimestre. Os defeitos mais comuns do tubo neural são:

- Espinha bífida oculta: é o fechamento incompleto sem a protrusão da medula espinal ou das meninges. Este paciente geralmente não apresenta alteração neurológica, embora possa haver disfunção na bexiga ou no intestino, ou fraqueza nos pés.
- Espinha bífida cística: é o fechamento incompleto com a protrusão da medula espinal ou das meninges em um saco. Existem dois tipos de espinha bífida cística. Eles são:
  - Meningomielocele: o saco contém a medula espinal, o líquido cerebrospinal e as meninges. Esse paciente geralmente apresenta alteração neurológica.
  - Meningocele: o saco contém o líquido cerebrospinal e as meninges. Esse paciente raramente apresenta alteração neurológica.
- Anencefalia: ausência de hemisférios cerebrais e da porção superior do crânio. O tronco cerebral está íntegro, possibilitando as funções cardiopulmonares do bebê, no entanto, ele provavelmente morrerá de insuficiência respiratória algumas semanas após o nascimento.
- Encefalocele: porções do cérebro e das meninges protruem em um saco. Esse paciente geralmente apresenta alteração neurológica.

Sinais e sintomas

- Espinha bífida oculta:
  - Tufo de cabelo na área lombar ou sacral
  - Depressão na área lombar ou sacral
  - Hemangioma na área lombar ou sacral
- Espinha bífida cística meningocele
  - Presença de saco
- Espinha bífida cística meningomielocele:
  - Presença de saco
  - Incontinência intestinal
  - Incontinência urinária
  - Hidrocefalia
  - Paralisia espástica
  - Pés tortos
  - Contraturas do joelho
  - Curvatura da coluna
  - Malformação de Arnold-Chiari
- Anencefalia:
  - Está ausente a porção superior do crânio
- Encefalocele:
  - Retardo mental
  - Paralisia
  - Hidrocefalia

Resultados dos exames

- O soro materno testado para alfafetoproteína: realizado entre 15 e 22 semanas (altos níveis associados com defeitos do tubo neural, anencefalia, onfalocele ou **gastrosquise** (intestinos expostos e fora da parede abdominal).
- Amniocentese: investiga se existe alfafetoproteína no líquido amniótico. Esse exame é realizado se o exame da alfafetoproteína for anormal.
- Ultrassonografia: investiga se existe defeito do tubo neural ou defeito na parede ventral. Esse exame é realizado se o exame da alfafetoproteína for anormal.
- Transiluminação do saco: diferencia entre meningomielocele e meningocele. O saco da meningocele não é transiluminado. Esse exame é realizado se o saco estiver presente após o nascimento.
- Tomografia computadrizada: investiga a presença de defeito do tubo neural após o nascimento.
- Raio X: investiga a presença de defeito do tubo neural após o nascimento.

Tratamentos

- Cirurgia em 48 horas após nascimento para fechar a abertura, reduzir o risco de infecção e prevenir o dano à medula espinal.
- Inserir um dreno para diminuir a hidrocefalia.

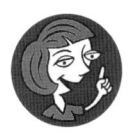

ALERTA DE ENFERMAGEM
A cirurgia não reverte o distúrbio.

Intervenções de enfermagem

- Pré-natais
  - Estimular a mãe a tomar quantidades adequadas de ácido fólico durante os anos férteis.
  - Explicar a alteração e o tratamento após o nascimento.
- Após o nascimento:
  - Deitar o bebê de lado para evitar a pressão sobre o saco.
  - Manter o saco coberto com um curativo esterilizado, embebido em soro fisiológico aquecido, para mantê-lo úmido.
  - Colocar um curativo de plástico abaixo do saco para evitar contaminação pela urina e pelas fezes e para prevenir infecções.

- Medir a circunferência cefálica para determinar o desenvolvimento de hidrocefalia.
- Monitorar quanto a infecção em torno do saco.
- Investigar a função urinária e intestinal.
- Investigar os sinais neurológicos.
- Reposicionar o paciente a cada duas horas para prevenir úlceras de pressão e contraturas.
- Explicar para a família que será realizada cirurgia para fechar a abertura 48 horas após o nascimento.

◐ Após a cirurgia:
- Monitorar os sinais vitais.
- Monitorar quanto aos sinais de infecção.
- Reposicionar o paciente a cada duas horas para prevenir o desenvolvimento de úlceras de pressão.
- Monitorar a função intestinal e da bexiga para avaliar as mudanças a partir do período pré-operatório.
- Investigar os sinais neurológicos.
- Medir a circunferência cefálica para determinar se houve desenvolvimento de hidrocefalia.
- Estar preparado para inserir sonda vesical se o bebê não estiver urinando adequadamente.
- Realizar exercícios com amplitude de movimentos para manter o tônus muscular.

ANORMALIDADES GENÉTICAS

As condições hereditárias são transmitidas pelos genes da mãe, do pai, ou de ambos. Quando o óvulo e o espermatozoide se unem, ocasionalmente um ou outro pode ter uma cópia extra de um cromossomo (trissomia) totalizando 47 cromossomos. O cromossomo que é duplicado mais comumente é o de número 21. A síndrome de Down é a condição mais comum (trissomia 21). A consequência mais comum dessa anomalia é o retardo intelectual. As trissomias dos cromossomos 13 e 18 podem ocorrer, mas ambas estão associadas com a morte nos primeiros três meses de vida. Algumas condições envolvem a ausência de um cromossomo (monossomia), em um total de 45. As anomalias das estruturas cromossômicas podem ser encontradas em combinação com condições de trissomia. Em alguns casos, após a fertilização, duas linhas diferentes de células desenvolvem-se: uma com um número cromossômico anormal e uma com um número normal. Esta condição deve ser suspeitada se forem observados sintomas da síndrome de Down, porém com a inteligência normal ou quase normal. As anomalias dos cromossomos sexuais ocorrem se o feto masculino tiver um cromossomo X extra (Klinefelter – 47, XXY) ou no feto feminino faltar um cromossomo X (Turner – 45,

XO). Embora as manifestações individuais de anomalias cromossômicas possam variar, alguns sinais e sintomas comuns são observados nas principais condições (Tab. 7.2).

TABELA 7.2
Sinais e sintomas comuns das principais anomalias

Anomalia	Sintomas
Trissomia 21, 18, 13	Retardo mental, hipotonia, (convulsões na trissomia 13), doença cardíaca congênita (ver seção a seguir para dados adicionais)
Trissomia 18	Occipúcio proeminente, orelhas com implantação baixa, ptose, **sindactilia** (dedos unidos)
Trissomia 18, 13	Anomalias do trato gastrintestinal, malformação de outros órgãos. Microcefalia, orelhas malformadas
Trissomia 13	Lábio/palato fendido, **polidactilia** (dedos extras)
Turner (XO) mulheres	Nenhuma deficiência intelectual, dificuldades de percepção, linha do cabelo baixa, estatura baixa, nevus excessivos (descoloração da pigmentação da pele), tórax amplo com mamilos espaçados, ausência de unhas nos dedos dos pés, ovários com linhas fibrosas, características sexuais secundárias subdesenvolvidas, infertilidade, anomalias renais
Klinefelter (XXY) homens	Retardo leve, ginecomastia, falta de musculatura masculina, características sexuais secundárias subdesenvolvidas, infértil/estéril

ANOMALIAS CONGÊNITAS

As condições genéticas foram abordadas no Capítulo 4, mas serão brevemente revisadas aqui. Algumas anomalias congênitas são condições herdadas que ocorrem em consequência de um gene dominante ou recessivo portado pela mãe, pelo pai ou por ambos. Essas anomalias também ocorrem por herança vinculada ao sexo (vinculada ao X). As condições secundárias à herança que ocorrem incluem doença de Huntington, doença renal policística, fibrose cística, fenilcetonúria, anemia falciforme, hemofilia e distrofia muscular de Duchenne. Algumas condições ocorrem devido a múltiplos fatores combinando genes e ambiente; quanto maior o número de defeitos mais alto o número de fatores que têm impacto sobre o feto. Essas condições incluem espinha bífida, meningomielocele ou estenose do piloro. Os defeitos cardíacos congênitos serão abordados no Capítulo 12, com os cuidados ao recém-nascido.

> **✓ Verificação de rotina**
>
> 1. A mãe de uma criança com síndrome de Down telefona dizendo que tem dúvida sobre o diagnóstico porque sua filha, de dois meses, age como sua outra filha normal quando tinha dois meses. Qual a melhor resposta?
>   a) "Telefone para o profissional de saúde e solicite que a criança seja examinada novamente."
>   b) "Sua filha tem a síndrome de Down de acordo com os resultados dos exames."
>   c) "As diferenças comportamentais não são facilmente notadas até mais tarde no desenvolvimento do bebê."
>   d) "Sua filha tem as características faciais de uma criança com a síndrome de Down; portanto, ela tem o distúrbio."
>
> **Resposta:** _____
>
> 2. O que o enfermeiro recomendaria que a gestante fizesse para prevenir a exposição fetal a infecções?
>
> **Resposta:**
> _____
> _____

ALTERAÇÕES NO CRESCIMENTO FETAL

Algumas gestações são identificadas como de alto risco devido às condições maternas ou às exposições pré-natais que podem influenciar o crescimento do feto. Qualquer condição que afete a nutrição materna, como a situação socioeconômica baixa, a falta de moradia ou a adolescência, ou qualquer condição que perturbe o fornecimento placentário de sangue rico em nutrientes, como a placenta pequena ou a placenta prévia, pode causar déficits na nutrição fetal. A exposição a fatores ambientais como toxinas, raio X ou hipertermia, ou a infecções, como toxoplasmose, outras infecções, rubéola, citomegalovírus e vírus do herpes simples (TORCH) podem aumentar o risco de alterações no crescimento fetal. As condições que têm influência sobre o fluxo sanguíneo materno causam, igualmente, interrupção ou diminuição do fluxo de sangue placentário, por exemplo, doença cardíaca materna, abuso de substância (incluindo o uso de cigarros e álcool), anemia falciforme, lúpus eritematoso ou fenilcetonúria. Os recém-nascidos prematuros (menos de 37 semanas) provavelmente serão pequenos para a idade gestacional (PIG) e os pós-maturos (acima de 42 semanas) podem ser grandes para a idade gestacional (GIG). Os recém-nascidos com qualquer das designações estão em maior risco para complicações do que os que nascem a termo (37 a 42 semanas) e adequados à idade gestacional (AIG). O gráfico de risco neonatal de semanas de gestação e peso em gramas tem sido usado para determinar a probabilidade de morbidade, com o parto prematuro e o baixo peso contribuindo para um alto grau de morbidade e mortalidade. A avaliação do peso do recém-nascido exige consideração da sua etnia e do padrão de peso ao nascer para essa população.

RECÉM-NASCIDO PREMATURO

O que houve de errado?

O recém-nascido é considerado prematuro se nascer antes de completar 37 semanas de gestação. Esses bebês muitas vezes têm também baixo peso ao nascer, e a ocorrência de prematuridade e de baixo peso é mais alta nas adolescentes e na população afro-americana. Os principais problemas dos bebês prematuros de baixo peso resultam dos seus sistemas imaturos, com funções reduzidas. O estresse do nascimento é um desafio importante que alguns bebês prematuros não conseguem superar. Inúmeros problemas desafiam os bebês prematuros.

Sinais e sintomas e resultados dos exames

ALERTA DE ENFERMAGEM
Ao serem avaliadas as realizações no desenvolvimento, o recém-nascido deve ser avaliado com base em sua idade cronológica, a partir da data provável do parto desde a concepção, não da data real do nascimento.

- Sistema respiratório:
  - O recém-nascido prematuro tem baixas quantidades de surfactante, resultando em alvéolos que colapsam facilmente e levam a troca gasosa deficiente, redução da oxigenação, hipoxia e pouca tolerância à atividade devido às baixas reservas de oxigênio. A síndrome da angústia respiratória pode ocorrer e exige tratamento intensivo (Ver Cap. 12).
  - Fluxo aumentado de sangue retornando aos pulmões através do ducto arterial que falha em fechar-se após o nascimento porque os níveis de oxigênio e de prostaglandina E não aumentaram suficientemente para estimular sua vasoconstrição. São observados como resultados congestão pulmonar, retenção de dióxido de carbono, limitação dos pulsos femorais e aumento do esforço respiratório. A disfunção pulmonar pode tornar-se crônica.

- A apneia da prematuridade (interrupção da respiração por até 20 segundos ou menos de 20 segundos, acompanhada de bradicardia, cianose ou palidez) pode acontecer secundária ao controle neurológico imaturo das respirações ou à obstrução devido a colapso estrutural ou secreções.
◐ Baixo controle da temperatura:
  - Grande superfície corporal para baixo peso do corpo promove alta perda com baixa produção de calor, resultando em hipotermia do recém-nascido.
  - Gordura subcutânea diminuída, resultando em isolamento térmico mínimo e maior perda de calor corporal pelos vasos sanguíneos próximos à superfície da pele.
  - Pele fina com alta permeabilidade, levando à perda de água e de calor.
  - Postura de recém-nascido prematuro, com menor flexão e maior extensão dos membros, leva à maior exposição da área da superfície corporal e maior perda de calor.
  - A capacidade do recém-nascido de contrair os vasos sanguíneos é reduzida, causando menor capacidade de conservar o calor do corpo.
◐ Problemas gastrintestinais:
  - Aspiração devido a fraqueza dos reflexos de regurgitação, sucção e deglutição causada pelo esfincter esofágico deficiente.
  - Alta demanda calórica e de líquidos com tamanho pequeno, mas a pouca capacidade do estômago exige alimentação e suplementos frequentes.
  - Aumento do metabolismo e das demandas de oxigênio devido à energia exigida para sugar, baixa tolerância à atividade e facilidade de fatigar-se.
  - Capacidade limitada de processar os nutrientes, incluindo a conversão de aminoácidos, a absorção de gorduras (sais biliares baixos) ou a digestão de lactose (necessidade de açúcares simples).
  - Os níveis de cálcio e fósforo são baixos, pois as reservas são geralmente formadas no terceiro trimestre. Pode ser observada a desmineralização óssea.
  - A perfusão tissular diminuída para o trato gastrintestinal ou a hipoxemia ao nascimento pode resultar em intolerância alimentar e enterocolite necrotizante.
◐ Função renal diminuída:
  - Frequência de filtração glomerular baixa devido ao baixo fluxo de sangue renal e hipoxia resultando em oligúria ou anúria.
  - Capacidade limitada dos rins do bebê prematuro de concentrar a urina, levando à excreção excessiva de líquido e ao risco de desidratação.
  - Excreção de glicose pelos rins imaturos, levando à hipoglicemia.
  - Capacidade diminuída dos rins de tamponamento, com a excreção excessiva de bicarbonato, e acidose metabólica resultante.
  - Capacidade diminuída dos rins prematuros de excretar drogas, levando à toxicidade em níveis mais baixos e à alta suscetibilidade aos medicamentos nefrotóxicos.
◐ Sistema imunológico alterado:
  - Alto risco para infecção, pois a imunidade passiva obtida pelo feto da mãe é recebida, geralmente, no terceiro trimestre.
  - A superfície da pele do prematuro proporciona menos defesas contra os organismos invasivos.

- IgA, uma imunoglobulina significativa necessária para o recém-nascido, que é adquirida apenas através do leite materno, não atravessa a placenta; assim, o recém-nascido prematuro deve receber leite materno para adquirir essa proteção.
- Sistema neurológico:
  - A mielinização dos nervos ocorre inicialmente no segundo trimestre e persiste até o nascimento. Quanto mais próximo do termo, menor o distúrbio observado na função neurológica.
  - A hemorragia intracraniana e a hemorragia intraventricular (com possível hidrocefalia) são as complicações mais comuns nos bebês prematuros. A vascularização frágil do cérebro rompe-se na presença de hipoxia, como ocorre comumente na asfixia do parto ou no trauma do parto.
  - Os recém-nascidos prematuros têm padrões de resposta diferentes dos recém-nascidos a termo, com menos períodos reativos, diminuição da responsividade e tônus muscular mais fraco. O padrão pode ser usado para determinar a melhor oportunidade para alimentar e reforçar o vínculo.

Tratamentos

- Usar o aquecedor irradiante ou a incubadora para auxiliar no controle de temperatura.
- Apoio nutricional com leite materno e nutrição especial para prematuro, com proteínas e calorias extras. O apoio adicional inclui:
  - Dieta rica em gordura poli-insaturada (bem tolerada pelo recém-nascido prematuro)
  - Suplementação multivitamínica de vitaminas A, D, E e ferro
  - Suplementos de cálcio, fósforo e vitamina D para a mineralização dos ossos
  - Nutrição oral (seio/mamadeira), naso/orogástrica, ou nutrição parenteral total proporcionada para apoio nutricional com base na capacidade de tolerância do bebê à nutrição
- Reposição de líquido: Existe uma necessidade maior de reposição se for usado o aquecedor para manter a temperatura.
- Tratamento de acompanhamento para as necessidades de longo prazo:
  - Déficits neurológicos, como QI mais baixo, convulsões e paralisia são difíceis de prever e altamente influenciadas pelo sistema de apoio familiar e a situação socioeconômica (recursos)
  - Déficits na fala
  - Retinopatia
  - Displasia broncopulmonar (devido aos alvéolos danificados)
  - Defeitos auditivos

Intervenções de enfermagem

- Apoiar a condição respiratória fetal, observar o sofrimento respiratório e administrar oxigênio, se prescrito.

- Manter o ambiente aquecido para evitar o resfriamento.
- Iniciar a alimentação tão rapidamente quanto possível e programar alimentação frequente.
- Planejar as atividades para evitar a fadiga.
- Estimular o contato entre o recém-nascido e os pais e a família.
- Monitorar os sons pulmonares do recém-nascido e a oximetria de pulso.
- Monitorar os sinais vitais.
- Verificar a temperatura axilar a cada quatro horas.
- Monitorar rupturas da pele.
- Proporcionar orientações à família, relativas à necessidade de monitoramento constante do crescimento e desenvolvimento, com apoio adequado à família e ao bebê no caso de ser observado atraso no desenvolvimento.

PEQUENO PARA A IDADE GESTACIONAL (PIG)

O que houve de errado?

O feto é considerado pequeno para a idade gestacional se o seu peso estiver no percentil 10 ou abaixo. O recém-nascido PIG também é descrito como o que apresentou restrição de crescimento intrauterino causada por fatores maternos, fatores placentários ou condições fetais. Os principais fatores de risco para PIG incluem tabagismo, uso de drogas ou álcool, gestações múltiplas, hipertensão gestacional, desnutrição materna, doença ou infecção, diminuição da perfusão placentária (como ocorre na placenta pequena ou na placenta prévia), infecção fetal (como na rubéola) ou anomalias congênitas.

Sinais e sintomas

- Peso no percentil 10 ou abaixo
- Dimensões corporais reduzidas
- Gordura subcutânea fetal reduzida e pele frouxa
- Cabelo escasso no couro cabeludo
- Sinais de hipotermia
- Redução da massa muscular
- Abdome plano
- Hipoxia, possivelmente com sofrimento respiratório
- Cordão umbilical fino e seco, em vez de cinza, úmido e brilhante
- Suturas do crânio amplas devido ao crescimento ósseo deficiente

Resultados dos exames

- Ultrassonografia revela tamanho fetal pequeno para a idade gestacional
- Glicose sanguínea indica hipoglicemia
- Raio X do tórax indica aspiração de mecônio

- Hemograma mostra policitemia devido a hipoxia ou sofrimento fetal
- Gasometria arterial pode indicar hipoxia crônica devido à má perfusão placentária

Tratamentos

- Parto cesáreo, se houver sinal de que o feto não pode tolerar o parto
- Incubadora após o nascimento para o controle de temperatura, se for observada hipotermia
- Verificações frequentes dos sinais vitais, glicose sanguínea e monitoramento de temperatura
- Alimentação precoce e frequente (a cada 3 horas) com suplementos ou glicose, conforme tolerado

Intervenções de enfermagem

- Apoiar o estado respiratório fetal por meio de aspiração, conforme necessário.
- Observar se há sofrimento respiratório.
- Manter o ambiente aquecido para prevenir o resfriamento.
- Iniciar a alimentação tão rapidamente quanto possível e programar alimentações frequentes.
- Planejar as atividades para evitar a fadiga.
- Estimular o contato entre o recém-nascido e os pais e a família.
- Cuidado preventivo: inclui a orientação nutricional materna para evitar o ganho de peso inadequado e o diabetes gestacional.
- Monitorar os sons pulmonares do recém-nascido e a oximetria de pulso.
- Monitorar os sinais vitais.
- Verificar a temperatura axilar a cada quatro horas.
- Monitorar rupturas da pele.
- Proporcionar à família orientações relativas à necessidade de monitoramento constante do crescimento e do desenvolvimento, com apoio adequado à família e ao bebê no caso de ser observado atraso no desenvolvimento.

GRANDE PARA A IDADE GESTACIONAL (GIG)

O que houve de errado?

O feto é considerado excessivamente grande (**macrossômico**) se seu peso estiver acima do percentil 90 ou exceder a 4.000 gramas. Os principais contribuintes para o desenvolvimento fetal macrossômico são o diabetes materno e a gestação pós-termo. O feto GIG está em risco para várias condições:

- Lesão às clavículas fetais no parto devido à **distocia de ombros** (incapacidade do ombro fetal de passar sob a sínfise púbica materna durante o parto)
- Hipoglicemia neonatal (tremores, convulsões, hipotonia, apneia), policitemia, hiperviscosidade e hipocalcemia: condições associadas com o diabetes materno
- Paralisia de Erb-Duchenne secundária à lesão no parto

Sinais e sintomas

- Tamanho fetal investigado durante as manobras de Leopold indica GIG.
- **Distocia** do trabalho de parto (**trabalho de parto disfuncional**) é notada com o fracasso do trabalho de parto em progredir.
- FCF pode revelar sofrimento durante a contração relacionado com a distocia de ombros.
- Recém-nascido com aumento da gordura corporal.
- Se o bebê for de uma mãe diabética, pode ser observada cardiomegalia.

Tratamentos

- Se o bebê for de uma mãe diabética, a exposição a níveis de glicose excessivos resultará na produção alta de insulina, devido à hiperplasia das células pancreáticas. Após o suprimento de glicose materna ser cessado com o nascimento, pode ocorrer hipoglicemia. A glicose EV é fornecida se a glicose sanguínea não for mantida (> 40 mg/dL) com a alimentação.
- Hipocalcemia, se presente, exige tratamento com suplemento de cálcio.

Intervenções de enfermagem

- Cuidado preventivo: inclui orientação nutricional materna para prevenir o ganho de peso excessivo e o controle rígido do diabetes gestacional para evitar dano fetal.
- Monitorar a frequência, a duração e a intensidade das contrações e observar a evolução ou não do trabalho de parto.
- Preparação para assistência ao parto com vácuo-extrator ou com fórceps.
- Auxiliar a mãe em trabalho de parto a assumir a posição de litotomia para aumentar a abertura pélvica.
- Aplicar pressão suprapúbica, durante o parto, para auxiliar a mãe no esforço para liberar os ombros fetais.
- Investigar o recém-nascido para detectar possível trauma do parto (i.e., fratura de clavícula ou paralisia).

RECÉM-NASCIDO PÓS-MATURO

Os bebês nascidos após 42 semanas de gestação são considerados pós-maturos. Embora esses bebês possam ser grandes para a idade gestacional, a maioria será adequada à idade gestacional e revelará poucos sintomas. A síndrome da pós-maturidade pode ser notada em alguns recém-nascidos que apresentam hipoglicemia devido à depleção das reservas de glicogênio, oligoidrâmnio (redução do líquido amniótico), hipoxia intrauterina evidenciada pela aspiração de mecônio, policitemia devido ao aumento das células sanguíneas em resposta a hipoxia e convulsões, assim como resfriamento devido ao mau desenvolvimento ou à perda de gordura subcutânea. A gestação prolongada contribui para o envelhecimento da placenta, com a redução do funcionamento e da nutrição e oxigenação fetal.

Sinais e sintomas

- Pele seca, fina, frouxa e com rachaduras.
- Falta de lanugo ou vérnix.
- Unhas longas nos dedos das mãos e cabelo no couro cabeludo.
- O corpo é alongado e magro, sem camadas de gordura.
- Pele e cordão umbilical tingidos por mecônio (cor amarelo-esverdeada).
- Hipotermia.
- Dispneia e sofrimento respiratório (se ocorrer aspiração de mecônio).

Resultados dos exames

- Glicose sanguínea pode mostrar hipoglicemia.
- Temperatura pode estar abaixo da normal.
- Hematócrito (exame de acesso central) pode revelar policitemia.

Tratamentos

- Pode ser infundido líquido no útero para reduzir a concentração do líquido amniótico tinto de mecônio e reduzir o impacto da aspiração de mecônio.
- Oferta de oxigênio conforme indicado para o sofrimento respiratório.
- Monitoramento da glicose sanguínea com glicose endovenosa para tratar a hipoglicemia.
- Infusões de líquido para reduzir a viscosidade do sangue devido à policitemia.
- Alimentação precoce para manter os níveis de glicose.
- Ambiente aquecido para compensar a falta de gordura subcutânea.

Intervenções de enfermagem

- **Cuidado preventivo:** orientação nutricional materna para evitar o ganho de peso excessivo e o controle rígido do diabetes gestacional para diminuir o impacto fetal.
- Monitorar a frequência, a duração e a intensidade das contrações e observar a evolução ou não do trabalho de parto.
- Investigar o sofrimento respiratório, hipoglicemia ou outras complicações ao nascimento.
- Proporcionar cuidado de apoio: alimentação precoce com suplementos, monitorar a glicose sanguínea, proporcionar oxigênio, conforme prescrito, para o sofrimento respiratório.
- Investigar o recém-nascido para detectar possível trauma do parto (i.e., fratura de clavícula ou paralisia) se for GIG.
- Apoiar a família e proporcionar ensino sobre a necessidade de monitoramento e acompanhamento para possíveis problemas de longo prazo.

CONCLUSÃO

O desenvolvimento fetal geralmente ocorre de modo ordenado, partindo da concepção e da divisão celular para a formação do cérebro, coração e outros órgãos e estruturas corporais. O desenvolvimento inicial é crítico para a formação das estruturas, e o desenvolvimento posterior é importante para o funcionamento total e a maturidade dos sistemas corporais. A exposição fetal ao trauma por substâncias tóxicas ou a condições desfavoráveis, como a desnutrição ou a hipoxia, pode resultar em dano irreversível. Os pontos essenciais a serem lembrados incluem:

- Os estágios do crescimento fetal incluem o estágio pré-embrionário ou período germinal, durante o qual ocorrem a duplicação celular e a implantação uterina; o estágio embrionário, no qual o corpo e as extremidades são formados; e o estágio fetal, que inclui o crescimento do feto até o nascimento.
- O comprimento e o peso do embrião e do feto devem aumentar em cada período com aumento das funções dos órgãos e aperfeiçoamento das estruturas.
- O tecido adiposo aumenta no final da gestação para proporcionar reservas de gordura e isolamento térmico ao recém-nascido.
- A circulação fetal permite que o sangue flua da placenta através do coração, mas desvie dos pulmões não funcionais, através de aberturas próprias para levar o sangue de um lado do coração para o outro e para fora do corpo fetal.

- O processo de desenvolvimento de fetos múltiplos ocorre como o de apenas um feto, mas os nutrientes maternos e, em alguns casos, a placenta e o cório, são compartilhados, impondo, portanto, maior demanda sobre a mãe e aumentando os riscos para problemas no desenvolvimento fetal.
- A incompatibilidade RH ou ABO pode causar o desenvolvimento de anticorpos maternos ao sangue fetal. Esses anticorpos podem atacar o sangue fetal, resultando em hemólise e grave anemia no recém-nascido. A imunoglobulina Rh deve ser administrada à mãe não sensibilizada, após cada gestação, para prevenir a produção de anticorpos. Nenhum tratamento preventivo está disponível para a incompatibilidade ABO e transfusões devem estar disponíveis para o recém-nascido, no caso de surgir necessidade.
- Os teratógenos podem interferir no desenvolvimento fetal. Quanto mais precoce for a exposição do feto em desenvolvimento à toxina, mais grave o dano resultante.
- Os déficits nutricionais, a hipertermia e a exposição aos teratógenos podem ter impacto sobre os vários órgãos, dependendo do estágio do desenvolvimento fetal no qual a exposição ocorrer.
- O defeito do tubo neural pode ocorrer no caso de fechamento incompleto, com ou sem protrusão da medula espinhal ou das meninges. O cuidado de enfermagem concentra-se na prevenção de lesões ou de infecções até que o reparo seja realizado; posteriormente, cuidado pós-operatório para o recém-nascido e a família.
- As anomalias genéticas podem surgir secundárias a anormalidades hereditárias ou cromossômicas. Cromossomos a mais, ou a falta deles, resulta em alterações na estrutura e na função do corpo, incluindo a capacidade mental alterada.
- As anomalias genéticas implicam em impactos multissistêmicos; alguns efeitos podem não ser evidentes ao nascimento ou no período da primeira infância.
- As alterações no crescimento fetal ocorrem em consequência do nascimento prematuro e da restrição no crescimento intrauterino, devido a condições maternas, placentárias ou fetais e resultando em um recém-nascido pequeno para a idade gestacional; a exposição excessiva a altos níveis de glicose resulta em um recém-nascido grande para a idade gestacional; ou em nascimento pós-termo.
- O tempo gestacional excessivo ou inadequado e o peso fetal podem resultar em dificuldade na adaptação do feto ao processo de parto, assim como em complicações ao RN devido a alterações dos sistemas corporais.
- Os cuidados de enfermagem, na presença de alterações do desenvolvimento fetal, incluem auxiliar a família a adaptar-se ao funcionamento alterado do recém-nascido e promover o apoio familiar ao desenvolvimento ideal do bebê e da criança, além do controle das complicações, se necessário.

VERIFICAÇÃO FINAL

1. **De que maneira a circulação fetal é diferente da circulação do recém-nascido?**
   a) O sangue flui do átrio direito para o ventrículo direito na circulação fetal, mas não na circulação do recém-nascido.
   b) O sangue flui do átrio direito para os pulmões na circulação fetal.
   c) O fluxo de sangue desvia dos pulmões e flui para a aorta na circulação fetal.
   d) O fluxo de sangue desvia da aorta e retorna à placenta na circulação do recém-nascido.
   e) a e c

2. **Os gêmeos idênticos resultam de que padrão de concepção?**
   a) Dois óvulos fertilizados por dois espermatozoides
   b) Um óvulo fertilizado por dois espermatozoides diferentes
   c) Dois óvulos diferentes fertilizados por um espermatozoide
   d) Um óvulo fertilizado por um espermatozoide

3. **A investigação fetal revela que um feto de 24 semanas tem 15 cm de comprimento (cabeça à nádega) e pesa aproximadamente 400 g. O que o enfermeiro conclui com esses achados?**
   a) O feto é mais comprido do que o esperado para esse estágio do desenvolvimento.
   b) A restrição do crescimento intrauterino é evidente com esse achado.
   c) Os achados apoiam o risco para o feto ser GIG ao nascer.
   d) Devem ser feitos preparativos para um parto pós-termo para esse feto.

4. **Qual afirmação é verdadeira sobre a incompatibilidade ABO e Rh?**
   a) A incompatibilidade ABO é mais perigosa na segunda gestação do que na primeira.
   b) A incompatibilidade Rh não é problema se a gestação terminou no primeiro trimestre.
   c) A imunoglobulina Rh deve ser administrada à mãe após o parto para protegê-la da anemia devido aos anticorpos fetais.
   d) A hemólise do sangue fetal pode ocorrer nas gestações com incompatibilidade ABO ou Rh.

5. **A ultrassonografia indica que calota craniana fetal está faltando. O enfermeiro deve identificar isso como qual condição?**
   a) Anencefalia
   b) Meningocele cística
   c) Espinha bífida oculta
   d) Encefalocele

6. **A amniocentese é realizada e o teste da alfafetoproteína revela baixo nível. O enfermeiro esperaria qual resposta do profissional de saúde primário?**
   a) Uma ultrassonografia será solicitada para investigar o defeito do tubo neural.
   b) Os pais serão avisados da alta probabilidade de defeito do tubo neural.
   c) Nenhum outro exame será solicitado, pois o defeito do tubo neural não é provável.
   d) Será aconselhado um aborto porque o exame é positivo para anencefalia.

? VERIFICAÇÃO FINAL

7. **Ao explicar a síndrome de Down para os pais, o enfermeiro incluiria que informação?**

   a) O defeito genético subjacente é a falta de um cromossomo da trissomia 21.
   b) A condição provavelmente não causará nenhum efeito duradouro na criança.
   c) Tanto a trissomia 21 quanto a trissomia 13 estão associadas com a morte nos três primeiros meses de vida.
   d) O grau de retardo mental varia da dependência completa até a independência.

8. **O bebê nasce com 37 semanas e meia de gestação pesando 3.200 g. O recém-nascido é considerado em que categoria?**

   a) Pequeno para a idade gestacional
   b) Grande para a idade gestacional
   c) Adequado para a idade gestacional
   d) Prematuro com restrição de crescimento intrauterino
   e) Macrossômico com pós-maturidade

9. **O recém-nascido prematuro obteria imunidade passiva através de que fonte nutricional?**

   a) Mamadeira com fórmula fortificada
   b) Aleitamento materno conforme demanda
   c) Fórmula de gavagem orogástrica
   d) Nutrição parenteral total

10. **Que condição é provavelmente a mais frequente em bebês que são PIG ou GIG?**

    a) Aumento da gordura subcutânea
    b) Hipotermia
    c) Hipoglicemia
    d) Diminuição da gordura subcutânea

RESPOSTAS

Verificação de rotina

1. c
2. Submeter-se a exames pré-natais para infecção e ser tratada, logo que possível, para prevenir a transmissão de infecções ao feto.

Verificação final

1. c 2. d 3. b 4. d 5. a
6. c 7. d 8. c 9. b 10. c

capítulo 8

Preparação para o parto

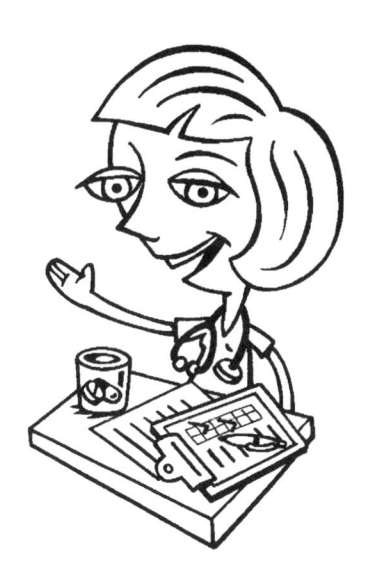

Objetivos
Ao final deste capítulo, o estudante será capaz de:

1. Investigar o nível de preparação da futura mãe e da família para a experiência do parto e da maternidade.
2. Discutir as opções dos ambientes, tipos, profissionais e preparos para o parto.
3. Abordar os problemas relacionados com crenças culturais sobre a gestação, o trabalho de parto e o parto e cuidados ao recém-nascido.
4. Identificar as necessidades nutricionais da futura mãe para promover uma gestação saudável.
5. Descrever as atividades e os exercícios que fortalecem o corpo e os músculos maternos para gestação e parto saudáveis.
6. Descrever os aspectos dos programas de parto usados para preparar as futuras mães e as famílias para a gestação, o trabalho de parto e o parto e o processo de adaptação ao recém-nascido.

PALAVRAS-CHAVE

Anorexia nervosa
Bloqueio epidural
Bloqueio espinal (raquidiano)
Bloqueio pudendo
Bulimia nervosa

Paridade materna
Pica
Quantidade dietética recomendada
Toque suave

VISÃO GERAL

A mulher e a família que se preparam para o nascimento de um filho enfrentam inúmeras questões e ansiedades. Para determinar as necessidades de cuidado e de aprendizado da mulher e da família, uma investigação minuciosa é realizada, acompanhada de um plano para proporcionar informações e orientações relacionadas às adaptações do estilo de vida e às novas habilidades necessárias para assegurar a gestação, o parto e o ajuste saudável à chegada do recém-nascido. Os problemas incluem desde a mudança nas necessidades nutricionais à escolha das medidas para o alívio da dor durante o processo de trabalho de parto. A abordagem centralizada na família exige que a futura mãe e sua família ou sistema de apoio sejam incluídos no ensino e no auxílio proporcionado pelo enfermeiro.

INVESTIGAÇÃO

❶ A investigação pré-natal fornece dados relativos à saúde geral da futura mãe e a qualquer problema potencial relacionado à gestação e à adaptação ao recém-nascido (incluindo problemas fisiológicos, socioeconômicos e emocionais). Vários aspectos que a gestante enfrenta foram abordados nas mudanças fisiológicas da gestação no Capítulo 6. O cuidado pré-natal engloba as medidas gerais de saúde, abordando principalmente as doenças crônicas e o apoio nutricional, necessário para maximizar a saúde materna e preencher as necessidades fetais. A tomada de decisão relacionada às escolhas de cuidadores, local e tipo de parto e medidas desejadas de conforto, além da preparação inicial para o cuidado do recém-nascido, serão abordadas durante o período pré-natal.

CUIDADO PRÉ-NATAL

❷ O principal local para o cuidado pré-natal é, com frequência, a unidade básica de saúde, um ambulatório ou consultório de um médico ou de um enfermeiro-obstetra. Material educacional está disponível para a paciente e a família na internet, além daquele fornecido pelo profissional de saúde. O cuidado de saúde domiciliar talvez esteja disponível e seja necessário para as mulheres que têm dificuldade de acesso ao atendimento. Ele também talvez seja necessário na situação de gestação de alto risco na qual é exigido o repouso ao leito.

❶ Entre outras medidas específicas à paciente, as investigações e o cuidado pré-natal incluem as seguintes abordagens:

- História atual de preocupações, principalmente relacionadas à gestação.
- Dados de investigação, incluindo sinais vitais, peso e amostra de urina.
- Testes para a investigação fetal (Doppler, ultrassonografia, etc.), se indicados. A mulher e a família podem ter uma imagem inicial do feto e ouvir os seus batimentos cardíacos.
- O exame de toque cervical pode ser realizado, se indicado.

● Hábitos nutricionais pré-gestacionais e atuais (incluindo as substâncias estranhas desejadas, como a goma ou a terra e o barro) devem ser investigados como linha basal para o ensino nutricional.

🔴 Os **cuidados do pai e da família** incluem a explicação dos aspectos comuns da gestação e a resposta a qualquer questão. A utilização de medidas como o uso de uma barriga falsa, para que a pessoa de apoio possa entender o que a futura mãe talvez esteja sentindo e antecipar e satisfazer melhor as suas necessidades, é uma estratégia efetiva. Estão disponíveis cursos para fornecer à mãe e à família informações e orientações relacionadas ao enfrentamento da gestação, à preparação para o parto e aos cuidados ao recém-nascido. A determinação da prontidão dos membros do sistema de apoio para os desafios, tanto físicos como emocionais, relativos à gestação, ao início do trabalho de parto e à experiência do nascimento permite que o enfermeiro planeje o ensino adequado. As discussões sobre as preocupações do pai ou dos familiares sobre as escolhas das medidas para o parto, ou sobre assuntos mais pessoais, como a atividade sexual durante a gestação ou a escolha entre a amamentação e a mamadeira para o recém-nascido, promovem seu envolvimento na experiência gestacional e aumentam o apoio à futura mãe.

🔴 Os **outros filhos** têm, muitas vezes, perguntas e preocupações relacionadas à gestação, ao impacto da experiência gestacional da mãe e do recém-nascido na família, como um todo, além de seu papel na nova estrutura familiar, de modo particular. A orientação pré-natal deve permitir tempo para interação com a família, principalmente com os irmãos. A comunicação clara das necessidades e expectativas ajuda os outros filhos e demais familiares a fornecerem os recursos de apoio necessário aos futuros pais e promove o funcionamento familiar saudável.

🔴 As **preocupações culturais** incluem a abordagem das práticas e crenças, que podem ser diferentes daquelas do profissional de saúde, mas são importantes para a futura família. As dificuldades de comunicação devem ser antecipadas em consequência das barreiras de linguagem e um intérprete deve ser providenciado, se necessário. Se for indicado pelas normas culturais e se houver a preferência da paciente, apenas profissionais do sexo feminino devem ter permissão para tocar na futura mãe. Se a cultura determinar, com a aprovação e a solicitação da mãe, o chefe da família deve ser incluído no fornecimento de informações e nas atividades decisórias. Não sendo proibidos conforme normas de melhor prática e segurança da paciente, as preferências culturais e os tabus devem ser reconhecidos e aceitos. Investigar qualquer substância ingerida pela futura mãe ou à qual ela tenha sido exposta visando determinar a existência de dano potencial ao feto ou à mãe. Abordar a necessidade de alterar ou eliminar uma determinada prática cultural para garantir a segurança materna e fetal.

🔴 NECESSIDADES NUTRICIONAIS

O primeiro trimestre muitas vezes apresenta preocupações nutricionais devido à náusea e ao vômito, durante a adaptação da mãe às modificações hormonais, alternada com fome intensa devido às necessidades nutricionais fetais. Um esquema multivitamínico diário reduz o risco de déficit nutricional causado por náusea e vômito. A medicina alternativa costuma tratar a náusea usando o gengibre, e a piridoxina (vitamina B_6) ou os anti-histamínicos que não exigem prescrição (com permissão do profissional de saúde) podem ser recomendados. Um esteroide pode ser usado para tratar a náusea grave e o vômito, mas o perigo para o feto geralmente supera os benefícios. Instruir a mulher a notificar o profissional de saúde se o vômito ocorrer mais do que uma vez por dia, ou se ocorrer desidratação (lábios e mucosas secas, pouca urina concentrada). Um antiemético, como a prometazina pode ser prescrito, mas deve ser evitado, se possível.

A investigação nutricional deve determinar os problemas relacionados com a alimentação da mãe, incluindo os hábitos alimentares, a cultura, a situação econômica e o nível de conhecimento, assim como a disposição para alterar esses hábitos e maximizar a saúde. As considerações adicionais que influenciam o estado nutricional durante a gestação incluem:

- Estado nutricional anterior à gestação
- **Paridade materna:** o número e o intervalo entre as gestações anteriores e o resultado delas produz impacto na necessidade nutricional materna.
- Idade materna: gestantes adolescentes têm necessidades de crescimento, além das necessidades de nutrição, aumentadas pela gestação. Os hábitos alimentares irregulares das adolescentes podem resultar em nutrientes insuficientes para a mãe e para o feto. O planejamento de maneiras de preencher as necessidades nutricionais mantendo as atividades da adolescente com os amigos (lanches nutritivos, escolhas saudáveis dos cardápios de *fast food*) promoverá o comprometimento com a dieta saudável.
- Estágio da gestação: o rápido crescimento celular do início da gestação que acontece sob baixo suprimento nutricional pode resultar em dano permanente ao feto em desenvolvimento.
- A ingesta de elementos essenciais deve ser aumentada durante a gestação e a lactação. Os **valores diários de referência** e a ingesta adequada aumentam para as gestantes e as mulheres lactantes.
- O ganho de peso materno é esperado devido ao aumento do tamanho fetal, produção de líquido amniótico, expansão do útero, aumento do volume sanguíneo, crescimento do tecido mamário e reservas maternas aumentadas.
- O aumento de peso varia nos trimestres como a seguir:
  - 1,6 a 2,3 kg no primeiro trimestre.
  - 0,5 kg por semana durante o segundo e o terceiro trimestres.
  - O ganho de peso é um pouco mais alto para as mulheres abaixo do peso.
  - O ganho de peso deve ser menor (0,3 kg por semana) para as mulheres com excesso de peso.
  - Na gestação de múltiplos fetos, o ganho de peso é maior (0,7 kg por semana para gêmeos).
- O ganho de peso materno insuficiente tem demonstrado resultar em parto prematuro e sofrimento relacionado do recém-nascido, e em bebês pequenos para a idade gestacional ou com baixo peso ao nascer.

- A obesidade materna pode predispor a gestante a maior risco de complicações relacionadas à gestação, como o aborto espontâneo, a pré-eclâmpsia e o diabetes, além de aumentar o risco para anormalidades fetais. Além disso, os filhos de mães obesas têm mais probabilidade de serem obesos. O ganho de peso deve ser cuidadosamente monitorado, pois a obesidade predispõe a mulher ao ganho de peso excessivo durante a gestação. A obesidade materna e o ganho de peso excessivo estão associados com bebês grandes para a idade gestacional. As dietas com baixas calorias não são incentivadas durante a gestação para as mulheres obesas, pois é necessária a ingesta adequada para a saúde fetal. Em vez disso, o ganho de peso desejado é modificado e uma dieta saudável é estimulada com uma variedade de alimentos da pirâmide alimentar.
- Em média, as calorias devem ser aumentadas em 300 kcal/dia durante o segundo e o terceiro trimestres. A ingesta de carboidratos e proteínas é aumentada levemente, e a gordura deve permanecer abaixo de 30% da ingesta diária.
- A ingesta de minerais deve ser aumentada para preencher as necessidades maternas e fetais:
  - O cálcio e o fósforo são necessários para a mineralização dos ossos e os dentes do feto. Se o suprimento adequado não estiver disponível, a mãe pode apresentar déficit à medida que as necessidades do feto são preenchidas.
  - O iodo (para prevenir a ocorrência de cretinismo) é necessário em quantidades baixas. O suprimento adequado é fornecido com o uso de sal iodado.
  - O sódio é necessário para o metabolismo e a regulação dos líquidos. A ingesta adequada raramente é problemática, e o excesso de sódio deve ser evitado eliminando os lanches ricos em sal e o sal adicional aos alimentos.
  - O zinco é necessário para o metabolismo de proteínas e a síntese do DNA/RNA. A carne, o frango, os frutos do mar, os grãos integrais e os legumes devem ser consumidos para proporcionar o zinco.
  - O magnésio é necessário para o metabolismo celular. Leite, grãos integrais, vegetais verde-escuros, nozes e legumes devem ser consumidos para fornecer o magnésio dietético.
  - As necessidades de ferro aumentam de forma significativa durante a gestação para proporcionar a produção de glóbulos sanguíneos da mãe e do feto. A anemia por deficiência de ferro resulta das reservas baixas de ferro e da alta demanda de ferro durante a gestação. Carnes magras, vegetais de folhas verde-escuras, ovos e grãos integrais ou pães e cereais enriquecidos, assim como frutas secas, legumes e melado são boas fontes de ferro. Os suplementos de ferro são prescritos, muitas vezes, mas o incômodo gastrintestinal causado pode dificultar o uso. O sal com ferro pode fornecer o aumento necessário de ferro enquanto reduz o sódio do sal normal para condimentar os alimentos.

ALERTA DE ENFERMAGEM
O leite e a cafeína interferem na absorção do ferro, portanto, os suplementos devem ser tomados com água.

- Para diminuir o desconforto gastrintestinal, pode-se recomendar que a mãe coma vegetais e frutas para reduzir a constipação.
- Vitaminas: ADEK, vitaminas lipossolúveis, são fundamentais para crescimento celular, visão noturna e desenvolvimento dos olhos do feto. O perigo reside na ingesta excessiva de ADEK, portanto, o monitoramento é importante. Os sintomas de excesso de vitamina E e K incluem náusea e indisposição gastrintestinal, pele seca e rachada, e perda de cabelo. Os sintomas de toxicidade de vitamina D incluem sede, perda de apetite, vômitos, perda de peso, irritabilidade e altos níveis de cálcio sanguíneo. A vitamina E é um antioxidante benéfico para as reações enzimáticas e metabólicas; o seu excesso tem sido associado, no entanto, com anormalidades da coagulação do recém-nascido. Por isso, os suplementos de vitaminas ADEK devem ser usados cuidadosamente.
- As vitaminas hidrossolúveis (vitaminas C e B e ácido fólico) são importantes para formação do tecido conjuntivo e da vascularização (vitamina C), fatores coenzimáticos, como a regulação celular, oxidação da glicose e metabolismo de energia (vitaminas B_1, B_2, B_6 e B_{12}), e crescimento, reprodução e lactação, assim como prevenção da anemia megaloblástica (ácido fólico). A necessidade dessas vitaminas aumenta de acordo com a demanda de calorias e de energia.

As gestantes vegetarianas, incluindo as que ingerem leite e ovos na sua dieta de frutas e vegetais, ou as *vegans*, que não comem carne ou subprodutos animais, devem prestar atenção a sua dieta para assegurar a provisão adequada de proteínas, vitamina B e calorias suficientes, pois os vegetais saciam e são baixos em calorias, de modo que a ingesta calórica total talvez seja insuficiente para as necessidades da gestação. Os suplementos adicionais de cálcio e de vitamina D podem ser prescritos para garantir o suprimento adequado.

ALERTA DE ENFERMAGEM
Avisar às mães que evitem peixes e frutos do mar com altos teores de mercúrio e comam pequenas porções com baixo teor dessa substância. Os adoçantes artificiais permitidos pela FDA (Food and Drug Administration) são seguros para o uso da gestante. Os alimentos podem conter salmonela, listeria (bactérias encontradas em substâncias refrigeradas, como o leite não pasteurizado, e algumas carnes, aves e frutos do mar) ou hepatite E (particularmente na carne crua), por isso a higiene adequada e as temperaturas de cozimento são essenciais.

Os **transtornos da alimentação**, como comer e provocar o vômito (bulimia nervosa), ou a ingesta gravemente limitada de alimentos devido à autoimagem alterada, em que a pessoa se vê gorda (anorexia nervosa), podem resultar na ingesta insuficiente de calorias e ameaçar a saúde do bebê. A pica (ingestão de substâncias não alimentícias, como terra ou barro, devido ao desejo irresistível) também pode resultar em ingesta inadequada, além de anemia ferropriva, se a absorção de ferro for interrompida. O enfermeiro não deve julgar, e sim trabalhar com a família para evitar práticas culturais que colocam a mãe ou o feto em risco.

4 Os pontos-chave na nutrição materna incluem:

- A mulher deve alimentar-se regularmente, realizando três refeições normais ou seis pequenas refeições durante o dia.
- A mãe deve ingerir uma dieta bem equilibrada, nutritiva, com variedade de alimentos que proporcionem a quantidade recomendada de nutrientes adaptada para a idade e o tamanho maternos. As calorias e os nutrientes adicionais serão necessários se for uma gestação de fetos múltiplos.
- O ganho de peso inadequado pode resultar em um bebê pequeno para a idade gestacional, e o ganho de peso excessivo resultar em recém-nascido com peso e tamanho excessivamente grandes.
- As frutas e os vegetais fornecem fibras na dieta e reduzem a incidência de constipação.
- Os alimentos ricos em ferro aumentam as reservas de ferro maternas e fetais.
- Um multivitamínico diário deve ser prescrito para assegurar que os nutrientes necessários sejam proporcionados.
- A dieta para perda de peso é proibida para evitar a redução de nutrientes para o feto.
- As adolescentes exigem nutrientes adicionais para o seu crescimento, assim como para o desenvolvimento fetal.
- É necessário monitorar a ingesta dietética e proporcionar aconselhamento para evitar o desejo da ingesta de barro, goma, ou de outras substâncias não alimentícias (pica), que reduzirá a ingesta nutricional necessária.
- Deve-se monitorar os exames laboratoriais que indicam a adequação da nutrição, como o hematócrito e a hemoglobina.
- As gestantes vegetarianas devem escolher alimentos que evitem o potencial para baixas proteínas, ferro, zinco, vitamina B_{12} e cálcio, pois a carne e os produtos animais são as fontes habituais desses nutrientes.
- As preferências culturais devem ser respeitadas no planejamento de uma dieta para a gestante.

ATIVIDADES FÍSICAS

5 O exercício proporciona múltiplos benefícios para a mulher durante a gestação. O equilíbrio entre a atividade e o repouso é importante para obter os benefícios e evitar a exaustão ou o dano pela atividade de alto risco. Exercícios específicos para os músculos abdominais e pélvicos são benéficos na preparação para o trabalho de parto e o parto.

- O exercício deve ser regular, com duração de meia hora por dia.
- O exercício de baixo impacto reduz a pressão sobre o tronco, que pode ser causada por exercícios com sustentação de peso, como a corrida.
- A natação e a caminhada proporcionam benefícios cardiovasculares e alívio para o estresse.
- A hidratação é importante, principalmente em climas quentes. A gestante deve beber água regularmente e evitar o superaquecimento ou o cansaço excessivo.
- Se não for capaz de falar durante o exercício, reduzir o ritmo e a intensidade para permanecer em um nível confortável.
- Não se deve utilizar a banheira quente ou a sauna, que podem causar vasodilatação e resultar em comprometimento cardiovascular, com hipotensão e desfalecimento.
- Não se exercitar sozinha. Em caso de complicações ou lesão, assistência pode ser necessária.
- Os exercícios de Kegel ajudam a fortalecer os músculos pélvicos usados no parto.
- Os exercícios para as costas, incluindo a inclinação pélvica, são benéficos na redução da dor lombar comum na gestação.

As atividades durante o trabalho de parto e antes do nascimento incluem a deambulação, sentar-se em uma cadeira de balanço, tomar banho de chuveiro ou banheira, sentar ou deitar na cama. Se a bolsa estiver rompida e o feto não estiver encaixado, a deambulação pode ser limitada para prevenir o prolapso de cordão.

Verificação de rotina 1

1. Por que o cuidado de saúde domiciliar pode ser indicado para uma gestante?

Resposta:
_____
_____

2. O que representa uma estratégia adequada para a abordagem nutricional na gestação?
   a) Gengibre para a frequência urinária
   b) Vitamina B_6 para a supressão do apetite
   c) Aumento de carboidratos para o preenchimento de necessidades calóricas
   d) Dieta pobre em proteínas no segundo e no terceiro trimestres

Resposta: _____

OPÇÕES PARA O PARTO

🔟 Quando a futura mãe e a família começam a ajustar-se ao conceito de gestação, são tomadas decisões sobre o plano para o parto. Existem muitas opções para o parto sem complicações, e mesmo quando é realizado um parto cirúrgico, existem opções relacionadas com alguns aspectos da experiência, por exemplo, os horários, o grau de sedação e a presença de pessoas de apoio. A futura mãe e a família trabalharão com o profissional de saúde primário e com o enfermeiro para determinar a experiência de parto que melhor se adapta à família, aos recursos comunitários e, em alguns casos, ao plano do convênio ou aos recursos econômicos.

2️⃣ A futura mãe e a família podem escolher o ambiente hospitalar tradicional para o trabalho de parto e o parto, um centro de parto normal ou pelo parto em casa. Muitos hospitais têm salas de trabalho de parto e salas de parto separadas semelhantes às salas cirúrgicas. Alguns hospitais têm quartos normais de pacientes equipados para apoiar o trabalho de parto e o parto, assim como a mãe, no pós-parto, quando o recém-nascido permanece com ela. O quarto pode ser decorado como um quarto de uma casa, e conter uma cama ou cadeira de parto para ser usada. As instalações permitem que a pessoa de apoio também possa dormir no quarto. Em outros locais, estão disponíveis banheiras grandes para o parto na água, se for o desejo da futura mãe e da família.

As posições para o parto variam com base na preferência da mãe, nas recomendações do profissional de saúde e nas instalações disponíveis para apoiar a escolha da posição. Geralmente, qualquer posição que permita que a gravidade ajude a descida do feto é aceitável, por isso a preferência da mãe, em geral, prevalece. As posições durante o parto podem ser de joelhos, de cócoras, deitada de lado, deitada de costas na cama de parto, sentada na cadeira de parto ou posicionada de quatro sobre as mãos e os joelhos. A mulher pode trocar de posição várias vezes antes do nascimento da criança.

MANEJO DA DOR

Como qualquer medicamento que entra na corrente sanguínea da mãe geralmente circula no sistema fetal e o afeta, a escolha das medidas de alívio da dor durante o parto é crítica. Algumas mães escolhem o parto natural, sem medicação. As medidas alternativas são usadas para minimizar o desconforto, e o apoio é prestado para ajudar a mãe a enfrentar a dor do trabalho de parto. Várias abordagens ao parto estão disponíveis:

- 🔘 O método Leboyer é uma abordagem ao parto concentrada na minimização do trauma da transição fetal para a vida extrauterina, proporcionando um ambiente calmo. Os partos na água estão incluídos nas estratégias usadas.
- 🔘 6️⃣ O método Bradley usa a respiração abdominal e o relaxamento geral, promove o envolvimento do parceiro e o apoio para a mãe e enfatiza o parto natural sem medicação. O método Dick-Read usa a respiração controlada com apoio do parceiro e o relaxamento progressivo e consciente de todos

os músculos, exceto o útero, para um trabalho de parto menos estressante. O método Lamaze concentra-se na respiração instruída pelo parceiro e no ofegar com o relaxamento, usando um ponto focal para a concentração durante o trabalho de parto. O relaxamento é um elemento-chave na maioria dos métodos de parto e ajuda as medidas de alívio da dor, pois a ansiedade e a tensão muscular potencializam a dor enfrentada pela mãe.

Algumas medidas usadas para o controle da dor incluem:

- **Toque suave:** batidas leves no abdome, em padrão circular, feitas com as pontas dos dedos, pela mulher ou pela pessoa de apoio.
- Pressão profunda sobre as costas pode aliviar o desconforto lombar.
- Exercícios de relaxamento: deitada, tensionar e relaxar diferentes partes do corpo da cabeça aos pés. As variações incluem o toque relaxante, que envolve o toque confortador da pessoa de apoio; e o relaxamento com dissociação, que envolve os exercícios que ajudam a mulher a concentrar-se em uma parte do corpo (útero) enquanto relaxa as outras partes.
- Os exercícios respiratórios são ensinados à mãe para promover a sua oxigenação efetiva e a do feto durante o trabalho de parto, com o controle da respiração rápida, irregular, devida à dor. A respiração profunda também aumenta o relaxamento, concentra a mulher e a distrai da dor enquanto ela realiza essa tarefa. Também ajuda a mãe a retomar o controle, caso ela tenha a sensação de impotência durante o trabalho de parto.
- **A intervenção farmacológica para a dor** pode incluir uma série de abordagens. A mãe deve entender a medicação sendo administrada, o efeito da medicação e seu impacto sobre o feto, as alternativas e as instruções de segurança associadas, como sentar-se lentamente ou permanecer no leito para evitar queda acidental.
  - **Bloqueio epidural:** Envolve a injeção de anestésico no espaço epidural, que bloqueia a recepção da dor da parte inferior do corpo, bloqueando, assim, as dores do trabalho de parto. Os opioides também podem ser injetados para controlar a dor.

ALERTA DE ENFERMAGEM

Fornecer líquidos antes da colocação da epidural e monitorar a hipotensão materna, que pode ocorrer. Contraindicações para a epidural incluem infecção no local da punção da agulha, coagulopatias, aumento da pressão intracraniana, alergia ao medicamento ou hipotensão materna. O bloqueio epidural pode ser administrado como infusão regulada para manejar a dor. Se a dor ocorrer mesmo com a infusão contínua (dor penetrante), talvez seja necessária medicação adicional.

- **Bloqueio espinal (raquidiano):** Envolve a injeção do agente anestésico ao líquido cerebrospinal. Pode ser utilizado para o parto vaginal ou para a cesariana. É obtido controle rápido da dor; no entanto, pode ocorrer hipotensão, levando ao comprometimento fetal por hipoxia.

ALERTA DE ENFERMAGEM

A mãe não sente a contração uterina ou a necessidade de empurrar após o bloqueio espinal, por essa razão, o enfermeiro deve monitorar as contrações e instruir a parturiente a empurrar. Se ela não for capaz de empurrar, talvez seja necessário o uso do fórceps para auxiliar no nascimento do bebê.

- **Bloqueio espinal-epidural combinado** pode reduzir o nível total da medicação introduzida no sistema materno, mas permitir maior mobilidade pela mãe em trabalho de parto.
- **Bloqueio pudendo** é a injeção de anestesia transvaginalmente para bloquear o sinal de dor do nervo pudendo, resultando em alívio da dor nas estruturas da região pélvica. A dor das contrações uterinas ainda é sentida. Não ocorre hipotensão materna nem é observado nenhum impacto fetal, mas pode ocorrer hematoma, trauma ao nervo isquiático ou perfuração retal.
- **Anestesia local:** geralmente injetada na hora do parto para permitir a episiotomia com desconforto mínimo.
- **Anestesia geral:** pode ser necessária para a cesariana, mas o impacto é maior sobre o feto, sendo, portanto, esse método evitado no feto de alto risco.
- **Medicação sistêmica para dor** pode ser administrada durante o trabalho de parto para reduzir o desconforto materno e promover o repouso entre as contrações. Muitos medicamentos sistêmicos atravessam a barreira placentária, podendo influenciar o feto. Como a função hepática afeta o metabolismo do medicamento, a dose proporcionada ao feto permanecerá por um período de tempo maior devido à imaturidade do seu funcionamento hepático. Os medicamentos baseados em opiáceos são evitados se a mãe tiver história ou houver a suspeita de dependência de drogas. As diretrizes no uso da medicação sistêmica, caso a mãe forneça o consentimento informado, incluem:
- **Situação da mãe e do feto mostra-se estável:**
    - Sinais vitais maternos estão dentro dos parâmetros normais.
    - Frequência cardíaca fetal é de 110 a 160 bpm com variabilidade e sem desacelerações cardíacas.
    - O feto está a termo e demonstra aceleração com o movimento.
- O medicamento deve ser administrado após o trabalho de parto estar bem estabelecido, com dilatação e apagamento da cérvice adequados e contrações regulares. Se fornecido demasiado cedo, o trabalho de parto pode ser prolongado. Se for administrado demasiado tarde, será menos benéfico para a mãe e resultará no nascimento de um recém-nascido sedado.
- Um efeito colateral da medicação para a dor é a sedação. Isso pode ajudar a mãe a relaxar e descansar entre as contrações; no entanto, a medicação e os efeitos colaterais também atingem o feto, por isso a importância de usar a menor quantidade possível, permitindo o máximo conforto materno com a mínima sedação fetal e a menor redução na evolução do trabalho de parto. Os sinais vitais maternos, a FCF, as condições da cérvice (dilatação, posição, apagamento, consistência) e o padrão das contrações são investigados antes e depois de a medicação ser administrada.

◐ A maioria dos medicamentos é baseada em opiáceos e pode causar tontura e hipotensão, por medida de segurança é exigido o repouso ao leito, com as grades laterais elevadas, para a prevenção de lesões.
◐ A retenção urinária é causada por alguns medicamentos, por isso a eliminação urinária e a investigação da bexiga devem ser realizadas. Os medicamentos incluem:

Medicamento	Efeitos colaterais	Intervenção de enfermagem
Fentanil: ação curta, não cruza a barreira placentária	Depressão neonatal, mas menor do que com meperidina; possível bradicardia materna, hipotensão, rigidez muscular, náusea e prurido	Monitorar a resposta materna ao medicamento, principalmente o pulso e a respiração; monitorar a FCF quanto à redução
Meperidina	Depressão respiratória materna e fetal é comum; possível sedação fetal; possível constipação materna, tontura e prurido	Monitorar a respiração materna e os sinais de depressão da FCF; se necessário, proporcionar suporte respiratório
Cloridrato de nalbufina	Cólicas abdominais e dor, hipotensão, bradicardia, visão turva	Avaliar o pulso e a pressão sanguínea – contraindicado se for observada hipersensibilidade, se houver alergia, bradicardia ou hipotensão
Butorfanol	Sonolência é comum; possível tontura, desfalecimento, hipotensão	Monitorar a distensão da bexiga; armazenar em ambiente escuro e em temperatura ambiente

CURSOS PARA O PARTO

A educação pré-natal é fundamental para auxiliar a futura mãe e a família na compreensão e no enfrentamento da experiência da gestação e do parto, e na preparação para o cuidado do recém-nascido. O papel do enfermeiro inclui a investigação do conhecimento, o planejamento necessário, o ensino e o encaminhamento da gestante e da pessoa de apoio para cursos de preparação para o parto. A educação pré-natal deve incluir:

◐ Alterações durante a gestação e desconfortos que os acompanham.
◐ Medidas preventivas e de alívio para maximizar o conforto materno.
◐ Planejamento da dieta e do exercício para promover uma gestação saudável e um processo positivo de trabalho de parto e de parto.
◐ A experiência de parto anterior pode influenciar as necessidades de aprendizado maternas positiva ou negativamente, dependendo do tipo de expe-

> ✓ **Verificação de rotina 2**
>
> 1. Por que a gestante deve evitar alguns medicamentos para a dor?
>
> **Resposta:** _____
>
> _____
>
> 2. Por que a posição sentada teria mais vantagens do que a posição deitada durante o parto?
>   a) Maior circulação para a cabeça ao sentar ajuda o humor durante o parto.
>   b) As respirações curtas na posição sentada são ainda mais curtas ao deitar.
>   c) A gravidade facilitará a descida fetal ao estar sentada durante o parto.
>   d) Deitar diminui a capacidade do sangue em transportar oxigênio.
>
> **Resposta:** _____

riência. Não presumir que a mãe saiba tudo porque já teve uma gestação prévia.
- Se a experiência anterior foi negativa, tranquilizar a mãe de que cada gestação é diferente e abordar qualquer preocupação. A experiência pode variar se fatores maternos, como a idade, o peso ou mesmo a atitude mental, forem diferentes. Os fetos múltiplos ou as complicações da gestação podem causar grandes diferenças na gestação.
- Destacar os comportamentos positivos, como a dieta adequada, o exercício e o cuidado pré-natal regular.
- Discutir a necessidade de evitar medicamentos e suplementos, exceto os aprovados pelo profissional de saúde.
- Discutir a importância de evitar álcool e tabaco ou o abuso de substâncias para redução do risco de defeitos congênitos, drogadição fetal, baixo peso ao nascer ou outras complicações.
- Instruir a mãe e a família em relação às complicações a serem monitoradas e o que comunicar ao médico/enfermeiro-obstetra.
- Revisar o cuidado pré-natal necessário e o que ocorrerá durante as consultas, assim como a frequência das consultas necessárias enquanto a gestação evolui para os estágios finais.
- Discutir as medidas de monitoramento fetal, incluindo a ultrassonografia e a amniocentese, se indicadas.
- O aconselhamento genético é introduzido se indicado pela história materna ou paterna ou pelos extremos de idade.
- A decisão de amamentar ou dar mamadeira é tomada durante o período pré-natal.
- Os cursos de preparação para o parto discutem problemas como:
  - Método de parto disponível (parto na água, etc.)

- Medidas de conforto durante o trabalho de parto (uso de medicamentos, epidural, etc.) e seu impacto sobre o feto.
- Monitoramento do movimento fetal. Contar os movimentos diariamente durante um minuto completo. Comunicar se eles se reduzirem para menos de três por hora ou se o movimento não for notado durante 12 horas.
- Alternar métodos para minimizar a dor, usando técnicas de distração e exercícios respiratórios.
- Sinais de trabalho de parto iminente.
- Contrações de Braxton-Hicks *versus* verdadeiro trabalho de parto.
- Processo do trabalho de parto e parto.
- Contato com o bebê imediatamente após o parto.
- Cuidados pós-parto.
- Cuidados ao recém-nascido e habilidades como pais.

◐ Discutir as mudanças emocionais da gestação para a mãe e a família, incluindo os outros filhos.
◐ Permitir a verbalização de preocupações e ambivalências sem demonstrar crítica, e tranquilizar a mãe de que os sentimentos oscilarão muitas vezes durante a gestação e os níveis hormonais influenciam às vezes as emoções.
◐ Manter um diário pode ser útil para elaborar os sentimentos.

PREPARAÇÃO PARA A CESARIANA

Um número crescente de mulheres está solicitando o parto por cesariana. Por essa razão, o ensino pré-natal inclui informações sobre esse processo de parto. Devem ser fornecidas explicações sobre:

◐ Incisão usada e escolhas permitidas, se houver
◐ Anestesia usada para o parto e o manejo da dor pós-parto
◐ As sensações que serão percebidas
◐ Capacidade da mãe de estar alerta e consciente durante o parto
◐ Presença do pai ou pessoa de apoio permitida durante o parto
◐ Filmagem ou fotografias durante o parto ou na sala de recuperação
◐ Atraso na aplicação das gotas de colírio nos olhos do bebê para permitir o vínculo pais-filho
◐ Contato físico da mãe com o bebê (e com o pai/pessoa de apoio) após o parto
◐ Amamentação na área de recuperação
◐ Procedimentos preparatórios (incluindo exames e instruções pré-operatórias)
◐ Cuidados pós-operatórios relacionados com o parto e o procedimento cirúrgico
◐ Impacto do procedimento cirúrgico sobre a interação com o recém-nascido e a família
◐ Antecipação do período de recuperação

Se a cesariana for uma emergência, o tempo de preparação é limitado, mas muitas preocupações podem ser antecipadas e abordadas. Enfocar o motivo para o parto cesariano, o apoio que estará presente, a capacidade de participar no parto e interagir com o recém-nascido (se não houver sofrimento fetal) e as sensações que podem ser percebidas. As pessoas de apoio devem ser incluídas nas orientações e ter permissão para permanecer com a mulher durante o procedimento.

CONCLUSÃO

A preparação da futura mãe e da família para a gestação, o parto e a experiência de maternidade/paternidade proporciona a base para um parto saudável e para a transição positiva da família para o cuidado do recém-nascido. Os pontos-chave abordados neste capítulo incluem:

- A abordagem centralizada na preparação para o parto envolve o ensino e o apoio da futura mãe e da família, incluindo os outros filhos.
- A investigação inclui a saúde materna e os hábitos que podem influenciar na gestação, os sistemas de apoio e o conhecimento da mãe e da família, assim como as preocupações.
- As crenças e práticas culturais relacionadas com a gestação e o parto devem ser respeitadas e adotadas quando não houver perigo para a mãe ou para o feto.
- A nutrição é fundamental para a mãe e para o feto para promover o crescimento e o desenvolvimento fetal saudável, sem dano ao estado nutricional da mãe. Maiores quantidades de nutrientes-chave devem ser ingeridos diariamente para apoiar o desenvolvimento fetal.
- A gestação na adolescência apresenta desafios nutricionais e exige planejamento e orientação para apoiar o crescimento da adolescente e do feto e suas necessidades de desenvolvimento.
- O ganho de peso materno desejável é ajustado com base na idade, no peso pré-gestacional e no número de fetos. O ganho de peso inadequado ou excessivo devem ser evitados devido aos fatores de risco para parto prematuro, crescimento fetal restrito ou excessivo ou complicações maternas. Um plano de refeições bem equilibradas com 3 a 6 refeições por dia é o ideal.
- Os transtornos alimentares e o desejo por substâncias não alimentícias podem comprometer a ingesta nutricional materna e a nutrição fetal. O ensino e, se necessário, o encaminhamento para aconselhamento devem ser proporcionados para orientar a mãe para a nutrição ideal.
- O exercício pode ser benéfico para a futura mãe no alívio do estresse, na manutenção da saúde, na redução da dor nas costas e na preparação para o trabalho de parto e o parto.
- A atividade deve ser moderada e de baixo impacto, com cuidado para evitar fadiga e lesões. A deambulação é limitada após o rompimento da bolsa para evitar o prolapso do cordão.
- Existem múltiplas opções de parto e as preferências maternas e da família, além dos recursos disponíveis e as considerações de saúde, influenciam na escolha do tipo de parto.
- O manejo da dor é um aspecto importante para a promoção de uma experiência efetiva e positiva de trabalho de parto e parto. O uso de medidas não

farmacológicas, além das farmacológicas, proporciona o manejo da dor mais efetivo e benéfico para a mãe, com mínimo impacto negativo sobre o feto. Monitorar os efeitos colaterais dos bloqueios espinais e outros e minimizar, quando possível, com hidratação.

- Os cursos de preparação para o parto são benéficos para a preparação da futura mãe e da família, incluindo os outros filhos, para a gestação e o parto.
- A preparação da mãe e da família para a cesariana promove um resultado pós-operatório e pós-parto positivo para a mãe, para o feto e para a família e reduz a ansiedade em todos os envolvidos.

(?) VERIFICAÇÃO FINAL

1. Michelle, 28 anos, indicou que, como este é o seu primeiro filho, ela quer ter a dor controlada com bloqueio espinal e um pouco de sedação para sua ansiedade, mas deseja estar acordada para a experiência. Que método de parto seria apropriado para ela?
    a) Lamaze
    b) Bradley
    c) Dick-Read
    d) Leboyer

2. O enfermeiro deve instruir a gestante a comunicar quais sintomas imediatamente?
    a) Sangramento pela vagina
    b) Edema dos pés e dos tornozelos
    c) Indigestão após as refeições
    d) Edema e sensibilidade nas mamas

3. Qual afirmação descreve as necessidades de ingesta de minerais durante a gestação?
    a) Cálcio e fósforo serão mantidos pelo corpo materno antes do preenchimento das necessidades fetais.
    b) Lanches ricos em sal devem ser realizados para garantir que sódio adequado seja ingerido.
    c) O ferro deve ser tomado com leite para promover a absorção na corrente sanguínea.
    d) O zinco é encontrado na carne e no frango e é necessário para o metabolismo da proteína.

4. Com qual das mães o enfermeiro estaria mais preocupado?
    a) A mulher que aumenta 2,2 kg no final do primeiro trimestre.
    b) A mulher que aumenta 1,5 kg por semana no terceiro trimestre.
    c) A mulher que aumenta 2,0 kg em um mês do segundo trimestre.
    d) A mulher que aumenta 0,5 kg por semana no segundo trimestre.

VERIFICAÇÃO FINAL

5. A India Ires, uma futura mãe, diz que é costume em sua família colocar uma cabeça de cobra empalhada, na cabeceira da cama durante o processo de trabalho de parto para afastar os maus espíritos e pede para colocá-la na mesa ao lado da cama. Como o enfermeiro deve reagir?
   a) "O médico não permite nenhum objeto estranho no quarto durante o trabalho de parto."
   b) "O quarto deve ser mantido esterilizado durante o trabalho de parto e o parto, mas sua família pode trazê-la após o bebê nascer."
   c) "Tudo bem. Diga-me se necessita de alguma coisa para posicionar a cabeça de cobra na mesa como seu costume exige."
   d) "Aqui não existem maus espíritos, por isso você não deve ser preocupar, temos uma equipe positiva."

6. Vegetarianos que não ingerem subprodutos de animais estão em maior risco para déficit de qual nutriente?
   a) Vitamina B
   b) Vitamina C
   c) Sódio
   d) Iodo

7. Que atividade seria benéfica para uma futura mãe?
   a) Uma corrida vigorosa em volta da quadra todas as manhãs para aumentar a circulação.
   b) Mergulhar em uma banheira quente por meia hora para relaxar a musculatura pélvica.
   c) Exercícios de inclinação pélvica para afrouxar as articulações pélvicas e facilitar a descida fetal.
   d) Exercícios Kegel para fortalecer os músculos pélvicos maternos.

8. Qual a afirmação da gestante indicaria necessidade de orientações adicionais?
   a) "Devo evitar o fumo e não ficar próxima de pessoas que fumam."
   b) "Devo comer vegetais verde-escuros e carne ou peixe para ingerir proteína."
   c) "Posso diminuir a constipação evitando os vegetais e as frutas."
   d) "Devo evitar o chá e o café quando tomo meu comprimido de ferro."

9. A mulher em trabalho de parto que recebeu uma dose de fentanil para a dor, menciona que está sentindo menos dor, mas está preocupada por estar muito sonolenta. Como o enfermeiro deve responder?
   a) "A medicação é provavelmente forte demais para você, vou trazer o antídoto."
   b) "Vou monitorá-la cuidadosamente, por isso diga-me se a sonolência diminuir."
   c) "Deite calmamente, vou notificar o médico sobre sua reação à medicação."
   d) "A sedação é esperada e deve ajudá-la a descansar entre as contrações."

❓ VERIFICAÇÃO FINAL

10. Que medicação o enfermeiro deve questionar se prescrita para uma gestante em trabalho de parto com história de hipertensão?
    a) Fentanil
    b) Butorfanol
    c) Cloridrato de nalbufina
    d) Meperidina

RESPOSTAS

Verificação de rotina 1
1. Se a mulher estiver em situação de alto risco e exigir repouso ao leito, o cuidado de saúde domiciliar pode ser indicado.
2. c

Verificação de rotina 2
1. Porque qualquer medicamento que entra no sistema materno exerce influência sobre o feto e algumas substâncias para a dor podem causar aumento dos sintomas de algumas condições crônicas.
2. c

Verificação final
1. b   2. a   3. d   4. b   5. c
6. a   7. d   8. c   9. d   10. b

capítulo **9**

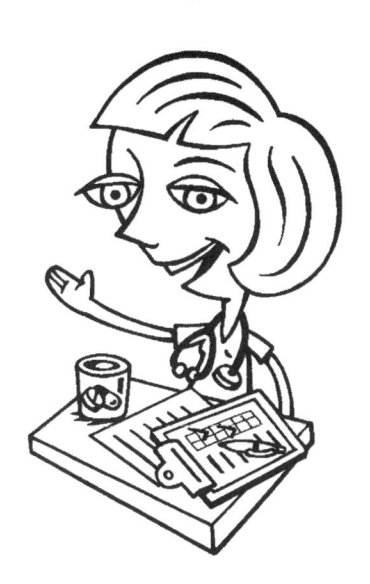

Complicações da gestação

Objetivos
Ao final deste capítulo, o estudante será capaz de:

1. Identificar condições e circunstâncias que possam resultar em complicação na gestação.
2. Discutir as investigações e os achados diagnósticos relacionados às complicações da gestação.
3. Discutir os cuidados e os equemas terapêuticos associados com cada complicação da gestação.
4. Determinar as intervenções de enfermagem adequadas associadas com cada complicação da gestação
5. Orientar e apoiar os pais e as famílias em relação ao cuidado exigido para minimizar a mortalidade e a morbidade secundárias às complicações da gestação.

PALAVRAS-CHAVE

Doença trofoblástica gestacional
Macrossomia
Número de gestações
Paridade

Salpingostomia/salpingectomia
Síndrome HELLP
Tocólise
Trombocitopenia

VISÃO GERAL

As complicações da gestação podem ocorrer em qualquer estágio, começando na fertilização e prosseguindo até o nascimento. O diagnóstico precoce de um fator de risco ou de uma complicação pode levar ao tratamento e à prevenção de danos à mãe e ao feto.

Muitas vezes, a causa da complicação é desconhecida, mas muitas condições associadas apresentam a oportunidade de antecipar-se a condição e de realizar a prevenção ou minimização das consequências negativas.

GESTAÇÃO ECTÓPICA

O que houve de errado?

Na gestação ectópica, o espermatozoide fertiliza o óvulo, mas a transição da tuba para o útero é interrompida e o zigoto é implantado fora do útero, geralmente na tuba. As causas variam, mas qualquer condição que resulte em dano às tubas, incluindo doença inflamatória pélvica, endometriose, cirurgia anterior, exposição ao dietilbestrol ou a presença de um DIU contribuem para a gestação ectópica. O prognóstico é ruim para o embrião, que não pode crescer até o termo, e reservado para a mãe, se a gestação ectópica não for interrompida antes que a tuba seja rompida e ocorra hemorragia.

Sinais e sintomas

- Ausência de menstruação.
- Dor repentina penetrante no quadrante inferior em um lado do abdome.
- Sangramento vaginal pode ou não estar presente: perda sanguínea escassa e escura (indica que ocorreu a ruptura; no entanto, pode ocorrer sangramento para o peritônio, em alguns casos).
- Podem ser relatados sintomas de início de gestação: mudanças nas mamas, náusea, etc.
- Náusea e vômito aumentam se ocorre a ruptura.
- Pode ser relatada dor no ombro: dor referida pela irritação do diafragma ou do nervo frênico pelo sangue.
- Hipotensão, taquicardia e palidez são observadas, se a ruptura ocorrer secundária ao sangramento e ao choque.

Resultados dos exames

- Hemoglobina e hematócrito podem estar baixos se ocorrer sangramento.
- A gonadotropina coriônica humana (hCG) está elevada, confirmando a gestação.
- O nível de progesterona está elevado.

- A ultrassonografia revela o útero vazio.
- A contagem de leucócitos apresenta-se elevada.

Tratamentos

- Metotrexato é administrado para interromper a divisão celular e o aumento do zigoto, visando a prevenção da ruptura da tuba.
- Salpingostomia ou salpingectomia (excisão cirúrgica de uma porção ou de toda a tuba)
  - Salpingostomia linear para remover a gestação ectópica não rompida e salvar a tuba
  - Salpingectomia laparoscópica para remover toda a tuba (se tiver ocorrido a ruptura)

ALERTA SOBRE O FÁRMACO

Os efeitos colaterais do metotrexato incluem estomatite e supressão da produção de células sanguíneas, portanto, monitorar lesões orais, anemia, trombocitopenia, sangramento e infecção.

ALERTA DE ENFERMAGEM

Instruir a paciente sobre o uso de método contraceptivo durante a administração de metotrexato, avisá-la de que ocorrerá perda de cabelo e ela deve preparar-se para estilos alternativos para manter a autoestima.

Intervenções de enfermagem

- Monitorar a paciente cuidadosamente quanto aos sinais de gestação ectópica para facilitar o diagnóstico e o tratamento precoces.
- Monitorar os sinais vitais para sintomas de ruptura:
  - Pressão sanguínea, pulso, respirações e temperatura
  - Eliminação urinária
  - Cor da pele
- Repor a perda de líquido.

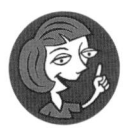

ALERTA SOBRE O FÁRMACO

Investigar os sinais de reação adversa ao metotrexato – tontura, convulsões, náusea e vômito, hemorragia gastrintestinal, anemia, retenção urinária, insuficiência renal, doença pulmonar, etc.

- Preparar a paciente para a cirurgia.

ALERTA DE ENFERMAGEM • ORIENTAÇÕES PARA A PACIENTE

🔑 Reforçar a explicação sobre a gestação ectópica e apoiar a família na adaptação à perda da gestação (se indicado).
• Proporcionar cuidado pós-operatório para a cirurgia abdominal ou laparoscópica.

🔑 **Considerações culturais:** Algumas culturas podem considerar a gestação ectópica a morte de uma criança e exigem que a tuba e o zigoto sejam dispostos de maneira especial. Estar atento para esta possível necessidade e atender à família, se possível.

HIPEREMESE GRAVÍDICA

O que houve de errado?

A náusea e o vômito secundários à hCG elevada tornam-se extremos. A náusea e o vômito prolongam-se além de 12 semanas de gestação e causam perda de 5% ou mais do peso anterior à gestação. Desidratação, desequilíbrio eletrolítico, cetose e cetonúria também podem resultar dos vômitos continuados. A redução persistente de nutrientes para o feto resulta em restrição do crescimento fetal e possível parto prematuro. A disfunção hepática pode também estar presente.

Sinais e sintomas

- A história pode revelar fatores de risco:
  - Primeira gestação
  - Gestante com menos de 20 anos de idade
  - Gestante obesa
  - Gestação múltipla
  - História de transtorno psiquiátrico
  - Hipertireoidismo
  - Deficiências de vitamina B
  - Nível elevado de estresse
  - **Doença trofoblástica gestacional:** crescimento e degeneração das células placentárias, formando agrupamentos semelhantes a uvas – a mola completa sem feto ou a mola parcial com material genético derivado do óvulo fertilizado
- Vômito durante um período prolongado
- Desidratação: pouco turgor cutâneo, mucosas secas
- Perda de peso
- Hipotensão
- Taquicardia

Resultados dos exames

- O exame da urina revela cetonas, corpos cetônicos e densidade específica elevada.
- Desequilíbrio eletrolítico: sódio, potássio e cloreto reduzidos.
- Acidose devido ao vômito de substâncias básicas.
- Enzimas hepáticas elevadas.
- Exame da tircoide mostra níveis elevados.
- Hematócrito pode estar elevado devido à desidratação e à hemoconcentração.

Tratamentos

- Terapia hídrica, conforme a necessidade, para manter a hidratação: ringer lactato.
- Reposição de eletrólitos, conforme indicado.
- Vitamina B6 e outras vitaminas, conforme indicado.
- Antiemético (prometazina ou metoclopramida) para controlar a náusea e o vômito.
- Jejum durante 24 a 48 horas.
- Iniciar a dieta, se não houver vômito em 24 horas, com seis pequenas refeições.
- Nutrição enteral por sonda alimentar ou nutrição parenteral total se o vômito persistir.

Intervenções de enfermagem

- Apoiar a gestante e a família explicando e respondendo às perguntas.
- Oferecer torradas secas, biscoitos salgados ou cereais quando forem permitidos alimentos sólidos.
- Monitorar a ingesta e a eliminação, cuidadosamente, para avaliar o retorno da hidratação ou a permanência do desequilíbrio hídrico continuado.
- Reavaliar e monitorar a mulher quanto aos efeitos adversos da prometazina (incluindo tontura, constipação, retenção urinária) ou da metoclopramida (incluindo tontura, sonolência, espasmos musculares).

ALERTA DE ENFERMAGEM

Revisar a história quanto às condições em que esse medicamento é contraindicado, incluindo o transtorno convulsivo, o câncer de mama ou a obstrução gastrintestinal. Suspender o medicamento e comunicar ao médico/profissional de saúde se houver uma das condições.

Segurança da paciente: investigar o estado mental quanto a sinais de depressão, ansiedade ou irritabilidade, que podem indicar reações adversas ao medicamento.

RUPTURA PREMATURA DA MEMBRANA AMNIÓTICA (RUPREME)

O que houve de errado?

A ruptura espontânea das membranas antes do início do trabalho de parto é considerada uma ruptura prematura. Se isso ocorrer antes de 37 semanas de gestação, é considerado pré-termo. A causa é desconhecida, mas as condições associadas incluem múltiplas gestações, infecções (inclusive as do trato urinário), incompetência cervical, história de conização a laser, anomalias do trato genital na mãe, hemorragia durante a gestação, história anterior de ruptura prematura das membranas, hidrâmnio, amniocentese, placenta prévia, descolamento prematuro da placenta ou trauma. Se a ruptura não for prevenida ou tratada rapidamente, as repercussões maternas podem incluir a corioamnionite – infecção do líquido amniótico – ou a endometrite ou morbidade mais grave e possível mortalidade; as consequências fetais incluem o parto prematuro, com síndrome da angústia respiratória devido aos pulmões imaturos, a sepse fetal devido à exposição ao patógeno, o prolapso ou a compressão do cordão umbilical ou a má apresentação. Quanto mais precoce for a ocorrência da ruptura, maior a possibilidade de morbidade grave e mortalidade.

Sinais e sintomas

- Eliminação de líquido pela vagina – líquido amniótico transparente/sanguinolento – confirmado pelo teste positivo de nitrazina (azul escuro).
- Possível dilatação cervical com apagamento e possível descida fetal, se o parto prematuro for iminente.
- Sinais de infecção podem estar presentes (febre, mau cheiro nas eliminações vaginais, taquicardia fetal e materna).
- O trabalho de parto prematuro pode estar presente com a ruptura prematura das membranas pré-termo.
- Se o cordão descer, podem estar presentes sinais de prolapso do cordão (ver a condição).

Resultados dos exames

- O exame com espéculo esterilizado revela líquido amniótico na vagina, confirmado por teste positivo de nitrazina e exame microscópico (teste da samambaia).

ALERTA DE ENFERMAGEM

Evitar o exame digital para prevenir a introdução de patógenos no feto e na mãe.

- O monitoramento fetal deve ser contínuo e pode mostrar sofrimento, inicialmente.
- As culturas podem revelar infecção ou ser inicialmente negativas.
- O recém-nascido é investigado quanto a sepse e podem ser administrados antibióticos profilaticamente.
- Ultrassonografia pode revelar a idade gestacional, o líquido amniótico restante e a situação do feto.

Tratamentos

- Tratamento conservador da ruptura prematura das membranas, se a gestação tiver menos de 37 semanas, para prolongá-la até a maturidade fetal.
  - Repouso ao leito, hospitalização.
  - Teste da maturidade pulmonar fetal quando o feto aproximar-se das 34 semanas.
  - Corticosteroides para promover a maturidade pulmonar fetal.
  - Monitoramento fetal nas primeiras horas pós-ruptura.
  - O teste sem esforço deve ser frequente para monitorar o feto.
- Podem ser administrados antibióticos se houver suspeita ou confirmação de infecção.
- O parto vaginal ou por cesariana é realizado se forem observados sinais de infecção.

Intervenções de enfermagem

- Estimular a mulher a deitar sobre o lado esquerdo para promover a perfusão uterina e placentária ideal.
- Questionar a mulher sobre o horário da ruptura e o início do trabalho de parto (se já houver iniciado) para determinar o tempo sem barreira aos patógenos.
- Monitorar os sinais vitais maternos e a frequência cardíaca fetal a cada quatro horas, ou mais frequentemente, se forem observadas anormalidades.
- Monitorar contagem de leucócitos, temperatura, frequência do pulso e aspecto do líquido amniótico quanto a sinais de infecção.
- Apoiar a gestante e o parceiro e prepará-los para um possível parto prematuro.

TRABALHO DE PARTO PREMATURO (TPP)

O que houve de errado?

O trabalho de parto que começa entre 20 e 36 semanas de gestação é denominado trabalho de parto prematuro. As condições que parecem contribuir para o trabalho de parto prematuro incluem o comprimento cervical anormal, história anterior de parto ou trabalho de parto prematuro, infecção ou fibronectina cervicovaginal (proteína fetal não encontrada normalmente no trato vaginal após as 22 semanas, que é previsora dessa condição). Se o trabalho de parto prematuro não puder ser interrompido, haverá risco maior de mortalidade fetal, principalmente devido a imaturidade pulmonar e síndrome da angústia respiratória, às reservas diminuídas de gordura e ao mau funcionamento dos órgãos, além de chances maiores de trauma durante o parto. O estresse materno aumenta e os tratamentos usados para interromper o trabalho de parto prematuro colocam a mãe em risco para reações adversas. Os fatores de risco adicionais para o trabalho de parto prematuro incluem etnia não branca, trauma abdominal, incompetência cervical, dilatação cervical de 1 cm com 32 semanas, sangramento depois de 12 semanas, anomalias uterinas, estresse, longo período em pé, ganho de peso inadequado, distúrbios de coagulação e gestação com intervalo de 6 a 9 meses da gestação anterior.

Sinais e sintomas

- Contrações uterinas: quatro em 20 minutos ou oito em uma hora, com idade gestacional de 20 a 37 semanas.
- Mudanças cervicais com dilatação > 1 cm ou apagamento de 80% ou mais, com 20 a 37 semanas. Encurtamento cervical (menos de 25 mm antes do termo) é anormal.

Resultados dos exames

- Fibronectina fetal, obtida por esfregaço vaginal, positiva com 22 a 37 semanas de gestação é altamente preditora de trabalho de parto prematuro.
- Glicose sanguínea (pode indicar diabetes descontrolado).
- Hormônios da tireoide podem estar elevados, indicando tirotoxicose.
- Exames laboratoriais: hemograma, proteína C-reativa, culturas vaginais e cultura de urina para detectar infecções.
- A ultrassonografia pode revelar comprimento cervical curto e condições fetais.

Tratamentos

- Repouso ao leito em posição lateral para manter o fluxo de sangue uterino.
- Infusão EV para hidratação materna.
- **Tocólise** (uso de medicamentos para interromper o trabalho de parto) inclui o uso de fármacos, como os agonistas β-adrenérgicos/adrenomiméticos, mais comumente o sulfato de magnésio e o sulfato de terbutalina, para conter as contrações uterinas e adiar o nascimento. Esses medicamentos também causam a supressão de outros músculos maternos e podem resultar em efeitos colaterais, incluindo edema pulmonar.

- A sedação fetal e a hipotonia também podem resultar da administração de tocolíticos, mas devem se resolver dois dias após o parto.
- Os bloqueadores do canal de cálcio, como a nifedipina, podem ser efetivos na interrupção do trabalho de parto prematuro.
- Os inibidores da síntese de prostaglandina, como a indometacina, também podem ser usados; no entanto, os efeitos colaterais são graves, tornando esse tratamento menos comum.

4 Intervenções de enfermagem

- Observar as gestantes com fatores de risco para parto prematuro.
- Monitorar a mulher em risco quanto à atividade uterina e orientá-la sobre os sinais de trabalho de parto prematuro, os métodos de autoverificação para a detecção de contrações e o uso de telemetria domiciliar da atividade uterina.
- Manter contato regular com a mulher em risco.

5 *Ensino da paciente*

- Orientar a mulher em risco sobre os sinais de trabalho de parto prematuro:
  - Contrações uterinas dolorosas ou não a cada 10 minutos ou menos
  - Cólicas uterinas leves na parte inferior do abdome
  - Cólica abdominal isolada ou acompanhada de diarreia
  - Sensações contínuas ou intermitentes de pressão pélvica, como na descida do bebê
  - Ruptura das membranas
  - Dor surda nas costas, contínua ou ocasional
  - Secreção vaginal que aumenta de quantidade, modifica-se para rosa ou torna-se transparente e aquosa
- Orientar a mulher para tomar as medidas para a prevenção do trabalho de parto prematuro:
  - Descansar até três vezes por dia, deitada sobre o lado esquerdo.
  - Evitar levantar objetos pesados.
  - Evitar o esforço excessivo.
  - Diminuir ou interromper as relações sexuais, se necessário, para diminuir as contrações.
  - Esvaziar a bexiga a cada duas horas para minimizar a estimulação.
  - Ingerir 2 a 3 litros de água por dia.
  - Evitar a cafeína.
  - Minimizar o estresse concentrando-se em cada dia, sem tentar resolver todas as preocupações ao mesmo tempo.
- Ensinar à mulher que, se forem notadas contrações frequentes (a cada 10 minutos ou menos), durante uma hora, ou se outros sinais estiverem presentes, durante uma hora, e houver a presença de líquido vaginal transparente, ela deve ligar para o médico ou enfermeiro-obstetra e providenciar um exame.

CONDIÇÕES HEMORRÁGICAS

Placenta prévia

O que houve de errado?

Na placenta prévia, a placenta está implantada na porção inferior do útero, não na porção superior. A implantação sobre o orifício ou próxima ao orifício cervical representa perigo, pois quando a parte inferior do útero contrai-se e dilata, na preparação para o parto, as vilosidades placentárias desprendem-se da parede uterina, criando seios abertos que sangrarão na cavidade vaginal. A causa da placenta prévia é desconhecida, mas as mulheres que deram à luz por cesariana, as mulheres negras ou de outras minorias raciais, as mulheres com fatores como a multiparidade (número de gestações em que o feto atingiu a viabilidade) e o alto **número de gestações** (multigestas), as mães com idade avançada, as que tiveram abortos anteriores (espontâneos ou induzidos), as fumantes e as grávidas de um feto do sexo masculino, estão em maior risco para a condição. A condição pode apresentar-se de várias formas, dependendo do grau de cobertura do orifício cervical. Quanto maior o grau de cobertura do orifício, mais grave o sangramento e maior o perigo para o feto e para a mãe. O útero pode apresentar-se com:

1. placenta prévia de implantação baixa, sem cobertura do orifício;
2. placenta prévia parcial; ou
3. placenta prévia completa (ver Fig. 9.1).

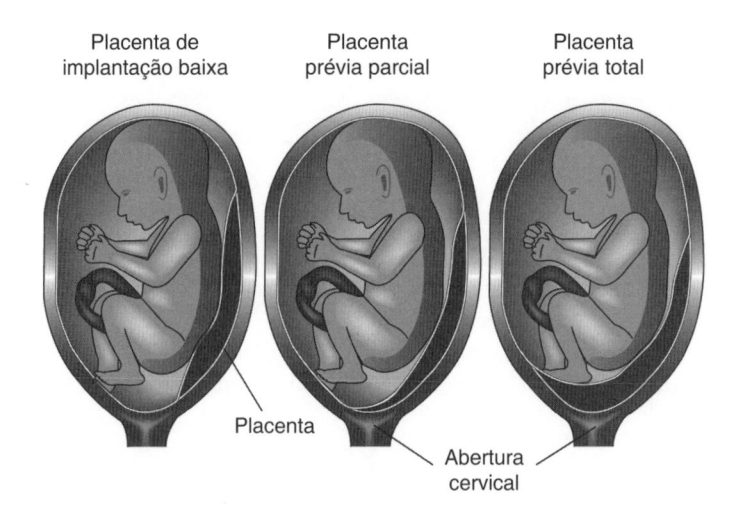

FIGURA 9.1 Placenta prévia com diferentes graus de cobertura do orifício cervical.

Sinais e sintomas

- Frequência cardíaca fetal: frequência anormal (i.e., bradicardia ou desaceleração variável: persistente, grave ou tardia).
- Líquido amniótico revela presença de mecônio.
- Sangramento vaginal indolor vermelho vivo (pode começar escasso e evoluir para abundante).

ALERTA DE ENFERMAGEM
Não realizar o exame vaginal na gestante com sangramento vaginal até o diagnóstico de placenta prévia ser descartado.

Resultados dos exames

- Ultrassonografia transabdominal revela a placenta na porção inferior do útero.
- Hemoglobina e hematócrito podem estar diminuídos se ocorreu sangramento.
- Fator Rh e exame de urina podem ser realizados para detectar outras possíveis complicações.

Tratamentos

- Se o sangramento da placenta prévia ocorrer antes de 37 semanas de gestação, são tomadas medidas para adiar o parto no mínimo até as 37 semanas, para favorecer a maturidade pulmonar.
  - Monitorar rigorosamente, repouso ao leito (rígido, se for observado sangramento) e verificar os sinais vitais a cada quatro horas.
  - Manter os líquidos EV e realizar a tipagem e a reação cruzada de duas ou mais unidades de sangue e mantê-las disponíveis.
  - Realizar o parto com 37 a 38 semanas, se os pulmões fetais estiverem maduros.
- Se o sangramento da placenta prévia ocorrer após 37 semanas:
  - Na implantação baixa ou na placenta prévia mínima, com a presença da cabeça encaixada na pelve, se o sangramento for escasso ou não for notado e o estado do feto apresentar-se estável, o parto vaginal pode ser induzido.
  - Se a placenta prévia for parcial ou completa ou for observado sangramento contínuo com placenta prévia mínima, é realizada uma cesariana.

Intervenções de enfermagem

- Monitorar a mãe e o feto rigorosamente quanto aos sinais de sofrimento.

- Auxiliar a mãe a manter o repouso ao leito. A deambulação para o banheiro é permitida se não for observado sangramento.
- Monitorar o sangramento.
- Observar a presença e o nível de dor.
- Monitorar a contratilidade uterina.
- Usar um monitor fetal externo para avaliar a frequência cardíaca fetal.
- Proporcionar líquidos EV conforme prescrito.
- Infundir sangue quando indicado e prescrito.

Descolamento prematuro da placenta

O que houve de errado?

O descolamento prematuro da placenta é a separação prematura da placenta da parede uterina (ver Fig. 9.2). A grave hemorragia resultante é a principal causa de morte fetal e de perigo para a mãe. Ocorre geralmente após as 20 semanas de gestação, com mais frequência no último trimestre.

Existem três tipos de descolamento prematuro da placenta:

- Marginal/seio marginal: separação das bordas da placenta, com o sangue fluindo entre as membranas fetais e a parede uterina e eliminado pela via vaginal.

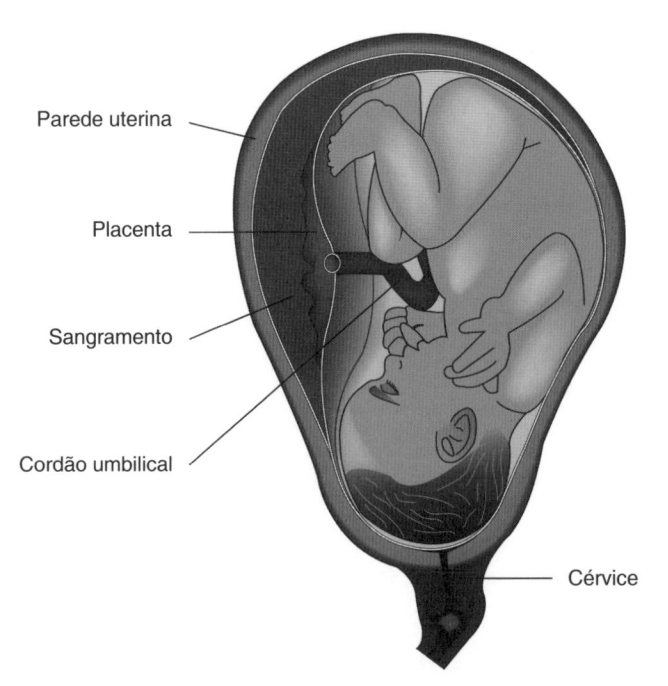

FIGURA 9.2 Descolamento prematuro da placenta.

- Central: separação da placenta na área central, represando o sangue entre a placenta e a parede uterina. O sangue não sai pela vagina, ficando oculto.
- Completo: com sangramento grave devido à separação total da placenta da parede uterina.

A causa do descolamento prematuro da placenta é desconhecida; no entanto, os fatores de risco para a condição incluem trauma ao abdome (como em uma queda ou acidente de carro), idade materna avançada, história de alta paridade, tabagismo, hipertensão materna, esvaziamento uterino rápido, como ocorre no hidrâmnio ou gestação múltipla, abuso de cocaína, fibromas ou malformações uterinas, anormalidades placentárias, descolamento prévio, trombofilia herdada, ou ruptura prematura das membranas.

Sinais e sintomas (variam conforme o tipo de separação)

- Início repentino e violento.
- Abdome duro e sensível.
- Sangramento visível ou oculto.
- Sangue venoso vermelho-escuro.
- Anemia.
- Sintomas de choque se a perda de sangue for intensa.
- Dor regular, grave e localizada na área uterina.
- Útero firme e duro ao toque durante as contrações.
- Útero pode estar aumentado ou com formato irregular.
- Batimentos cardíacos fetais podem estar ausentes ou presentes.
- O sofrimento fetal pode ser evidente.
- Pode ser observado o encaixamento fetal.

Resultados dos exames

O descolamento prematuro da placenta pode ser classificado de acordo com os sintomas apresentados:

- Grau 1 (40% dos casos): separação leve com sangramento vaginal mínimo e sem afetar o padrão da frequência cardíaca fetal ou a pressão sanguínea materna.
- Grau 2 (45% dos casos): separação parcial com sangramento moderado e irritabilidade uterina. Observa-se pulso materno elevado e frequência cardíaca fetal comprometida.
- Grau 3 (15% dos casos): separação completa ou significativa da placenta com choque materno observado e contrações uterinas dolorosas. Normalmente causa a morte fetal.
- Hemoglobina e hematócrito diminuídos devido ao sangramento.
- Fatores de coagulação diminuídos.

- A coagulação intravascular disseminada (CIVD) pode ocorrer (discutida na seção seguinte).
- A ultrassonografia revela a localização da placenta e a ausência de placenta prévia.

Tratamentos

- Produtos de sangue para reposição da perda.
- Manter o hematócrito acima de 30%.
- Administrar corticosteroides para facilitar a maturidade do pulmão fetal.
- Administrar imunoglobulina às mulheres com Rh negativo.
- Reposição EV do volume de líquido para manter a eliminação urinária em 30 mL ou mais por hora.
- Realizar o parto do feto via vaginal se estiver a termo ou por cesariana se houver sofrimento fetal ou outras complicações.

ALERTA DE SEGURANÇA
Se houver a presença de CIVD, a cesariana é contraindicada.

Intervenções de enfermagem

- Palpar o tônus uterino e verificar a presença de sensibilidade.
- Monitorar o sangramento e observar a frequência, a quantidade e a cor.
- Monitorar o padrão da frequência cardíaca fetal quanto aos sinais de sofrimento.
- Monitorar os sinais vitais maternos.
- Avaliar os sons respiratórios e cardíacos maternos.
- Monitorar a cor, a turgidez e o enchimento capilar da pele materna.
- Monitorar o nível de consciência quanto aos sinais de diminuição da circulação.
- Monitorar a eliminação urinária.
- Monitorar a infusão de líquidos cuidadosamente e adaptá-la para manter a eliminação urinária adequada.
- Proporcionar apoio emocional para a mãe e a família que enfrentam a crise.

Coagulação intravascular disseminada

O que houve de errado?

A coagulação intravascular disseminada (CIVD) é um distúrbio da coagulação sanguínea adquirido em consequência de trauma excessivo, assim como em muitas das complicações da gestação (como o descolamento prematuro da placenta ou a retenção dos produtos da concepção após um aborto). Na coagulação normal do sangue é mantido o equilíbrio entre o sistema hemostático (coagulante) e o fibrinolítico (anticoagulante). Na CIVD ocorre um desequilíbrio entre a atividade coagulante e a fibrinólise. Coagulação extrema ocorre em pequenas áreas do sistema circulatório, diminuindo a disponibilidade de fatores coagulantes, como as plaquetas e a fibrina, para a circulação geral e provocando o aumento da coagulação e o defeito hemorrágico simultaneamente.

Sinais e sintomas

- Vazamento de sangue ou sangramento descontrolado pode ser notado nos locais de punção de injeção ou de terapia EV.
- Equimoses e petéquias formam-se na pele.
- As extremidades distais (dedos dos pés e das mãos) podem apresentar-se pálidas, cianóticas ou moteadas e frias ao toque porque os pequenos vasos sanguíneos estão congestionados com sangue coagulado, bloqueando a circulação para as extremidades.
- Pode ocorrer disfunção neurológica ou renal pela oclusão dos vasos que suprem o cérebro e os rins.

Resultados dos exames

- Os níveis de plaquetas estão diminuídos (trombocitopenia): o nível depende da capacidade e da velocidade com que a medula óssea repõe as plaquetas.
- Produtos do fracionamento de fibrina elevados.
- Níveis extremamente baixos de fibrinogênio sérico (menos de 100 mg/100 mL).
- Plaquetas de aparência grande no esfregaço de sangue, possivelmente fragmentadas (pela passagem através de malhas de fibrina).
- Tempo prolongado de protrombina e de tromboplastina parcial.

Tratamentos

- O primeiro passo é resolver o problema inicial, por exemplo, realizar o parto do bebê e resolver o descolamento prematuro da placenta.
- A heparina endovenosa é administrada para interferir na coagulação excessiva.
- Pode ser necessária uma transfusão de sangue para corrigir a perda sanguínea.
- Plasma fresco congelado, plaquetas ou fibrinogênio podem ser administrados para prover os fatores de coagulação.
- Os exames de coagulação do sangue devem voltar ao normal com a terapia adequada; no entanto, ocorre dano ao tecido secundário ao bloqueio dos vasos sanguíneos, por exemplo, dano às células renais ou cerebrais que podem resultar em lesões permanentes.

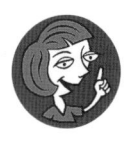

ALERTA DE ENFERMAGEM

Se prescrita, a transfusão de sangue talvez tenha que ser adiada até após a administração da heparina, para que os novos fatores sanguíneos não sejam perdidos no processo anormal de coagulação.

Intervenções de enfermagem

- Auxiliar, conforme necessário, na resolução dos problemas subjacentes (ver descolamento prematuro da placenta, p. ex.).
- Administrar heparina e monitorar a coagulação e a atividade do sangramento.
- Esclarecer o uso de heparina na CIVD para a mãe e a família, explicando que o sangramento não aumentará, pois os fatores coagulantes ficarão disponíveis para promover a coagulação.

DISTÚRBIOS HIPERTENSIVOS

Hipertensão induzida pela gestação (HIG)

As condições gestacionais que resultam em crise hipertensiva (pressão sanguínea sistólica acima de 140 mmHg e diastólica acima de 90 mmHg) variam de leves a graves. Também pode ser considerada hipertensão o aumento de 30 mmHg acima do nível sistólico pré-gestacional ou de 15 mmHg acima do diastólico pré-gestacional. Essas condições incluem a hipertensão gestacional, a pré-eclâmpsia de leve a grave, a eclâmpsia, a hemólise, as enzimas hepáticas elevadas e as plaquetas baixas (síndrome HELLP). Quando não tratada rapidamente, várias condições associadas são observadas: morte materna e fetal, ruptura hepática, descolamento prematuro da placenta, insuficiência renal aguda ou parto prematuro.

O que houve de errado?

Os fatores contribuintes para a ocorrência de HIG podem ser múltiplos e uma causa específica ainda não foi determinada. As possíveis alterações durante a gestação, como a diminuição da resistência vascular periférica do início da gestação solucionada após a vigésima semana devido à transferência nos hormônios, pode ser corrigida em excesso, resultando em hipertensão. As condições envolvidas na HIG ocorrem isoladamente ou em combinação:

- Hipertensão gestacional (HG): depois da vigésima semana de gestação a mulher desenvolve hipertensão sem proteinúria ou edema. A hipertensão resolve-se até seis semanas após o parto.

- A pré-eclâmpsia leve é o surgimento de HG combinada com proteinúria de 1+ a 2+ e ganho de peso de 2 kg por semana nos dois últimos trimestres. Também é observado edema leve da face ou das extremidades superiores.
- A pré-eclâmpsia grave está presente quando a pressão sanguínea atinge ou excede 160/100 mmHg ou mais, com proteinúria de 3+ a 4+, oligúria, distúrbios cerebrais ou visuais, como cefaleia ou visão turva, creatinina sérica acima de 1,2 mg/dL, hiper-reflexia (pode ser notado o tornozelo com tremor clônico), problemas pulmonares ou cardíacos, trombocitopenia, edema periférico grave, insuficiência hepática e dor no quadrante superior direito e dor epigástrica.
- A eclâmpsia inclui sintomas de pré-eclâmpsia graves além de convulsões ou coma. Os sinais de alerta para o surgimento de eclâmpsia incluem hiper--reflexia, dor epigástrica extrema, cefaleia e hemoconcentração.
- A síndrome HELLP é uma forma de hipertensão gestacional com pré--eclâmpsia grave, disfunção hepática além das condições hematológicas coexistentes.

Sinais e sintomas

- Os sintomas variam com base no nível de HIG apresentado e nos órgãos afetados. Os vasoespasmos maternos, a má circulação e o mau fornecimento nutricional para o feto podem resultar em um bebê com baixo peso ao nascer e prematuro.
- A hipertensão de vários níveis será verificada.
- Proteína na urina variando de 1+ a 4+.
- Podem ser observados sintomas neurológicos, como visão turva, cefaleia e hiper-reflexia evoluindo ao coma.
- Pode ocorrer insuficiência hepática.
- Dor epigástrica ou no quadrante superior direito pode ser comunicada e verificada.
- Hemólise – morte das células sanguíneas – causa anemia e icterícia.
- Enzimas hepáticas elevadas.
- Contagem baixa de plaquetas (< 100.000/mm^3) ou **trombocitopenia** é notada juntamente com aumento no sangramento e no tempo de coagulação, petéquias, sangramento nas gengivas e coagulação intravascular disseminada (CIVD).
- São observadas náusea, vômito e dor epigástrica.

Resultados dos exames

- O exame de urina revela proteinúria.
- Coleta de urina em 24 horas para depuração de creatinina e proteína.
- Enzimas hepáticas elevadas (aminotransferase alanina [ALT] elevada ou transaminase aspartato [AST] elevada).

- O hemograma revela anemia (hemoglobina e hematócrito baixos) secundária à hemólise.
- Exames de coagulação anormais.
- O perfil químico revela creatinina elevada e eletrólitos anormais devido à função renal prejudicada.
- Teste sem esforço com perfil biofísico.
- Ultrassonografia seriada e cardiotocografia de esforço para determinar o estado fetal.
- Avaliação com Doppler do fluxo sanguíneo para determinar o estado materno e fetal.

Tratamentos

- Administrar sulfato de magnésio antes ou depois do surgimento de HIG para deprimir a atividade vascular e neurológica, baixando a pressão sanguínea e prevenindo ou interrompendo as convulsões.

ALERTA DO FÁRMACO

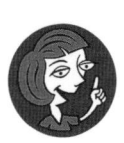

Os sinais de toxicidade do magnésio incluem ausência de reflexos do tendão profundo, eliminação urinária abaixo de 30 mL por hora, depressão respiratória (< 12/min) e nível de consciência diminuído.

- Administração de medicamentos anti-hipertensivos
- Dieta baixa em sódio
- Repouso ao leito na posição de decúbito lateral
- Ingesta de dois litros de líquidos diariamente (exceto se proibido por insuficiência renal)

Intervenções de enfermagem

Monitorar a gestante com fatores de risco para HIG cuidadosamente quanto aos sinais de surgimento, principalmente as com idades extremas (< 20 ou > 40 anos) ou história prévia de HIG.

- Manter ambiente silencioso, com luz diminuída para minimizar a estimulação da atividade convulsiva.
- Manter a via aérea permeável em caso de ocorrer convulsão.
- Manter o repouso ao leito em decúbito lateral.
- Proporcionar atividade e diversões calmas.
- Reforçar as precauções contra convulsões: manter as grades da cama levantadas e forradas, conforme indicado, usar o abaixador de língua forrado ou manter cânulas à cabeceira.
- Observar a paciente cuidadosamente quanto às convulsões se ela se queixar de dor epigástrica (possivelmente relacionada com o ingurgitamento do fígado).

- Proporcionar uma dieta baixa em cafeína e sódio.
- **5** Orientar a paciente a evitar a ingestão de álcool.

Ensino da paciente

Explicar à paciente e à família que, no início do tratamento com magnésio, podem ser observadas sensações de ruborização, calor e sonolência.

- Durante a infusão de magnésio: monitorar sinais vitais, reflexos do tendão profundo, nível de consciência, acuidade visual, relato de cefaleia, eliminação urinária, dor epigástrica, contrações uterinas e estado fetal (frequência cardíaca e atividade fetal).

ALERTA DE ENFERMAGEM
Monitorar os sinais de toxicidade do magnésio e, se presentes, interromper o gotejamento, administrar gluconato de cálcio como antídoto (deve haver prescrição, se necessário, pelo médico) e ter o respirador e o carro de emergência disponíveis em caso de parada.

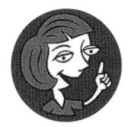

ALERTA DE SEGURANÇA
O magnésio pode causar sedação no bebê e a hipermagnesemia também pode ser observada no recém-nascido.

DIABETES GESTACIONAL

1 O que houve de errado?

O diabetes gestacional ocorre quando a intolerância à glicose apresenta-se pela primeira vez durante a gestação. Os sintomas podem resolver-se semanas após o parto; no entanto, na metade das mulheres, o diabetes melito desenvolve-se cinco anos após o parto. Com o diabetes gestacional o feto está em maior risco de aborto espontâneo, exposição às infecções maternas, hidrâmnio, cetoacidose, hipoglicemia pelo tratamento materno do diabetes com insulina, ausência de refeições, exercício aumentado ou hiperglicemia com **macrossomia** (crescimento fetal excessivo).

2 Sinais e sintomas

- Relatos maternos de fome ou sede intensa ou incomum (devido à hiperglicemia)

> ## ✓ Verificação de rotina
>
> 1. O enfermeiro proporcionaria cuidado para qual condição se a gestante apresentasse anemia, sangramento vermelho vivo e útero macio, relaxado?
>   a) Hiperemese gravídica
>   b) Placenta prévia
>   c) Descolamento prematuro da placenta
>   d) Gestação ectópica
>
>   **Resposta:** _____
>
> 2. Se uma gestante apresenta hipertensão, cefaleia, diminuição do nível de consciência, proteinúria no nível 4+ e hiper-reflexia com convulsões intermitentes, o enfermeiro deve observar que a mulher está mostrando sinais de qual condição?
>   a) Pré-eclâmpsia leve
>   b) Hipertensão gestacional
>   c) HELLP
>   d) Eclâmpsia
>
>   **Resposta:** _____
>
> 3. Se a mulher com HIG estiver recebendo magnésio e o enfermeiro notar que a eliminação urinária é de 15 mL por hora e as respirações são 8/min que ação ele deve tomar?
>
>   **Resposta:** _____

- Frequência urinária
- Visão turva
- Ganho de peso excessivo
- Podem ser notadas complicações:
  - Hidrâmnio (maior volume de líquido amniótico)
  - Pré-eclâmpsia/eclâmpsia podem ocorrer mais frequentemente com o diabetes gestacional.
  - Cetoacidose com possível coma e morte do feto e da mãe.

Resultados dos exames

- Exame de urina revela glicosúria e, possivelmente, cetonúria.
- Teste de tolerância à glicose de 1 hora, com 24 a 28 semanas, apresenta glicose elevada.
- Teste de tolerância à glicose de 3 horas, após jejum, revela níveis elevados de glicose.

- O início da gestação pode demonstrar redução da glicemia devido ao aumento da responsividade do tecido à insulina, enquanto no final da gestação a resistência do tecido à insulina pode resultar em altos níveis de glicose no sangue.

3 Tratamentos

- Controle dietético para manejo da gestação e do diabetes:
  - Aumento de calorias para 300 kcal/dia com 40 a 45% provenientes de carboidratos complexos, 15 a 20% de proteínas e 35 a 40% de gorduras.
  - Seis refeições (três refeições e três lanches) são preferíveis para prevenir a flutuação da glicose, com o lanche da noite contendo proteína e carboidrato para prevenir a hipoglicemia noturna.
- É exigido o controle rígido da glicose sanguínea com insulina:
  - Usar doses baixas no primeiro trimestre devido ao aumento da sensibilidade tissular e dos níveis de lactogênio placentário humano antagonista da insulina (hPL).
  - Usar doses maiores no último trimestre, pois os níveis de hPL estão altos com a maturidade placentária e a insulina é menos eficaz.
  - Altas doses de insulina podem ser necessárias durante o trabalho de parto para equilibrar a glicose.
  - Uma dose mais baixa de insulina pode ser necessária com a eliminação da placenta e os níveis baixos de hPL.
  - A insulina talvez não seja necessária durante o período pós-parto.
- Monitoramento cuidadoso do desenvolvimento fetal com a antecipação de um recém-nascido grande para a idade gestacional e de complicações adjacentes, se a glicose não for bem controlada.

4 Intervenções de enfermagem

Monitorar o tempo, cuidadosamente, durante o teste da glicose:

- Teste de tolerância à glicose (50 g de glicose oral seguidas de análise da glicose sérica uma hora depois).
- Teste de tolerância à glicose, após jejum durante a noite, sem cigarros ou cafeína nas 12 horas precedentes ao teste; nível de glicose verificado em 1, 2 e 3 horas após a ingestão de uma dose de 100 g de glicose.
- Monitorar a glicose sanguínea.
- Monitorar o feto.

Ensino da paciente

- Orientar a paciente e a família os sinais de:

- Hipoglicemia (fraqueza, cefaleia, nervosismo, fome, visão turva, pele pálida e úmida, respiração superficial, pulso rápido, formigamento nas extremidades)
- Hiperglicemia (sede, aumento da micção, dor abdominal, náusea e vômito, pele ruborizada, hálito frutado [cetônico])

● Discutir o tratamento dietético e os exercícios para o controle do diabetes.
● Ensinar à paciente as técnicas de administração de insulina.
● Administrar insulina, conforme prescrito.

ALERTA DE ENFERMAGEM

Evitar os agentes hipoglicêmicos orais, que são contraindicados na gestação porque causam defeitos congênitos.
- Instruir a mãe a monitorar a movimentação fetal e registrar sua contagem.
- Discutir a possibilidade de o diabetes persistir após a gestação, por isso é necessário o monitoramento da mãe no acompanhamento.

CONCLUSÃO

As complicações da gestação podem ocorrer em qualquer estágio, começando na fertilização e indo até o nascimento. O enfermeiro tem um papel importante na determinação da presença de complicações da gestação, o mais precocemente possível, para promover intervenção imediata e, se possível, minimizar o dano fetal ou materno, assegurar o término precoce da uma gestação não viável, minimizando o dano ao sistema reprodutivo feminino, que pode resultar em infertilidade. Os pontos-chave abordados neste capítulo incluem:

● A fertilização do óvulo não garante uma gestação viável, e o crescimento do óvulo fertilizado na tuba coloca a mulher em perigo, se houver a ruptura da tuba com sangramento e choque.
● O enfermeiro deve apoiar a mãe, o pai e a família no pesar pela perda da gestação tubária como na de qualquer gestação.
● A hiperemese gravídica representa um risco para a gestante devido à perda de líquidos, eletrólitos e nutrientes com o vômito e representa um risco para o feto devido à possível restrição do crescimento intrauterino, ao parto prematuro e ao baixo peso ao nascer.
● A ruptura prematura das membranas representa risco de infecção para a mãe e de parto prematuro para o feto, prolapso ou compressão do cordão, ou infecção devido à exposição aos micro-organismos.
● Os exames de toque são evitados na ruptura prematura das membranas para reduzir a exposição aos patógenos.
● A gestação é prolongada tanto quanto possível se o feto tiver menos de 37 semanas de gestação quando ocorrer a ruptura das membranas, com repouso ao leito da mãe e hospitalização, se indicado.
● O trabalho de parto prematuro é tratado com medicação para interrompê-lo (tocolítica), com redução da atividade ou repouso ao leito.

- A implantação da placenta próxima ao orifício cervical (placenta prévia) aumenta o risco de laceração desta durante o parto, resultando em sangramento e redução da oxigenação fetal e hipoxia; a cesariana é realizada na presença de placenta prévia parcial e completa.
- Se for observado sangramento vaginal, *não* realizar um exame de toque vaginal até que a hipótese de placenta prévia tenha sido descartada.
- Os pulmões fetais são testados quanto à maturidade e o parto é adiado, se possível, até que os pulmões estejam maduros (37 a 38 semanas).
- O descolamento prematuro da placenta é uma situação aguda, exigindo o parto do feto por via vaginal, se estiver a termo, ou por cesariana, se houver sofrimento fetal e não houver a presença de CIVD.
- A CIVD ocorre em consequência de trauma ou de complicação da gestação, como o descolamento prematuro da placenta.
- O tratamento para a CIVD envolve a heparina, um anticoagulante, que liberará fatores coagulantes da pequena vasculatura, tornando-os disponíveis para promover a coagulação.
- A pré-eclâmpsia, a eclâmpsia e a hipertensão gestacional aumentam o risco de morte ou de lesão materna e fetal. As causas parecem ser multifatoriais, por isso sua antecipação não é garantida e a detecção precoce dos sintomas é essencial para o tratamento e o controle.
- O controle do sulfato de magnésio exige monitoramento cuidadoso da toxicidade representada pela supressão excessiva dos reflexos e pela depressão respiratória.
- O diabetes gestacional representa um perigo para a mãe e para o feto se a glicose sanguínea não for controlada. O feto pode crescer excessivamente devido à exposição aos altos níveis de glicose e, como recém-nascido grande para a idade gestacional, estará em risco para hipoglicemia e outras complicações.
- O diagnóstico precoce do diabetes gestacional promove o manejo precoce e a diminuição do impacto sobre o feto.

(?) VERIFICAÇÃO FINAL

1. Que sintomas sugerem que a gestante pode ter uma gestação ectópica?
    a) Nível hCG sérico elevado
    b) Útero vazio na ultrassonografia
    c) Nível de progesterona elevado
    d) Ausência de relato de atividade fetal na terceira semana

2. A mulher diagnosticada com hiperemese gravídica pode receber qual medicamento?
    a) Metotrexato
    b) Meperidina
    c) Metoclopramida
    d) Metraplasma

VERIFICAÇÃO FINAL

3. Qual é a afirmação correta em relação à ruptura prematura das membranas?

a) O exame de toque deve ser realizado a cada duas horas para investigar o estado da bolsa.
b) O exame com espéculo revela um líquido vaginal que é positivo para o teste de nitrazina.
c) Corticosteroides são fornecidos para restaurar a estabilidade da bolsa e reparar a ruptura.
d) Se os pulmões fetais estiverem maduros e forem observados sinais de infecção, é realizada uma cesariana.

4. O enfermeiro deve preparar-se para qual tratamento da mulher em trabalho de parto prematuro?

a) Ocitocina
b) Bretina
c) Tiroxina
d) Glicogênio

5. Que sintoma indica o início do trabalho de parto prematuro?

a) Náusea
b) Frequência urinária
c) Cólica abdominal
d) Dificuldade respiratória

6. Qual das mães o enfermeiro deve observar mais atentamente quanto à placenta prévia?

a) Sra. Parker, 22 anos, europeia.
b) Sra. Barfield, 28 anos, nulípara.
c) Srta. Dennis, que está tendo um bebê do sexo feminino.
d) Sra. Taylor, 40 anos, em sua terceira gestação.

7. A Sra. Daily foi diagnosticada com placenta prévia completa e está com sangramento vaginal constante, com um feto de 38 semanas. Que cuidado de enfermagem seria adequado?

a) Preparar a Sra. Daily para o parto vaginal.
b) Inserir um EV acesso na Sra. Daily para induzir o trabalho de parto.
c) Deambular com a Sra. Daily até o banheiro para esvaziar sua bexiga.
d) Realizar a orientação pré-operatória para o parto cesáreo.

8. Que tratamento pode ser exigido para a mulher com descolamento prematuro da placenta?

a) Parto do feto via vaginal se for observado sofrimento fetal.
b) Parto do feto por cesariana se houver a presença de CIVD.
c) Administração de imunoglobulina para diminuir a ruptura da placenta.
d) Administração de corticosteroides para promover a maturidade do pulmão fetal.

❓ VERIFICAÇÃO FINAL

9. Que achado da investigação indicaria a presença de CIVD?
   a) Contagem de plaquetas aumentada.
   b) Níveis de fibrinogênio muito baixos.
   c) As extremidades estão avermelhadas.
   d) O tempo de protrombina é curto.

10. A dieta baixa em sódio, a ingesta de 2 litros de líquido por dia, e as luzes fracas podem ser implementadas para qual condição?
   a) Hipoglicemia
   b) Pré-eclâmpsia
   c) Diabetes gestacional
   d) Hidrâmnio

RESPOSTAS

Verificação de rotina
1. b
2. d
3. Interromper a infusão e administrar gluconato de cálcio de acordo com a prescrição estabelecida.

Verificação final
1. b   2. c   3. b   4. b   5. c
6. d   7. d   8. d   9. b   10. b

capítulo **10**

Trabalho de parto e parto

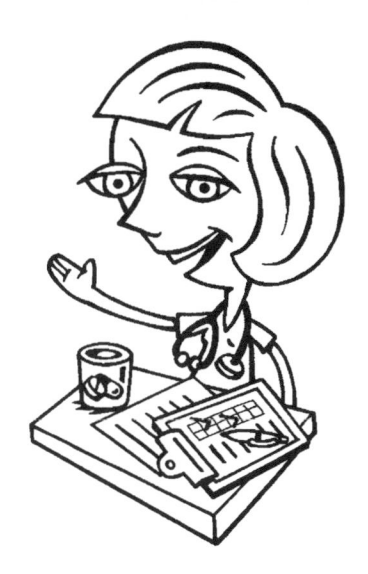

Objetivos

Ao final deste capítulo, o estudante será capaz de:

1. Discutir as teorias que explicam o início e a evolução do trabalho de parto.
2. Discutir os sinais e sintomas de trabalho de parto e seus estágios de progressão.
3. Discutir os esquemas terapêuticos e as intervenções de enfermagem associadas com cada período do trabalho de parto e do parto.
4. Discutir as investigações e os achados diagnósticos relacionados com as complicações do trabalho de parto e do parto.
5. Discutir o cuidado da mulher e do recém-nascido secundário às complicações apresentadas no trabalho de parto e no parto.

PALAVRAS-CHAVE

Amadurecimento
Apagamento
Apresentação cefálica
Apresentação pélvica
Atitude
Desacelerações
Dilatação
Encaixamento/Encaixe
Episiotomia
Forças

Insinuação
Manobra de Leopold
Não tranquilizador
Passageiro
Passagem
Plano
Posição
Situação
Tranquilizador
Transição

VISÃO GERAL

🔴 Embora quase sempre o processo de trabalho de parto e de parto seja o final aguardado para a gestação, ele pode ser doloroso para a futura mãe e provocar ansiedade nela e na família. O início e a evolução do trabalho de parto têm sido explicados por várias teorias ou hipóteses:

- Produção de prostaglandina: embora a presença de prostaglandinas pareça estimular o trabalho de parto e o bloqueio das prostaglandinas pareça interromper o parto prematuro, o mecanismo exato das prostaglandinas no processo de trabalho de parto é desconhecido. As prostaglandinas estão associadas com os níveis do estrogênio e da ocitocina em elevação, o fator de ativação das plaquetas e da endotelina-1.
- Hipótese da retirada da progesterona: como a progesterona é importante no relaxamento do útero, a retirada desse efeito calmante, por intermédio das mudanças bioquímicas que ocorrem quando o parto está próximo, permite que o estrogênio domine e estimule as contrações uterinas.
- Os níveis de hormônio liberador da corticotropina (CRH) aumentam quando se aproxima o final da gestação (e tem sido observado no trabalho de parto prematuro). O CRH estimula a produção de prostaglandinas (F e E). O aumento dos níveis de prostaglandinas contribui para a estimulação das contrações uterinas.

O PROCESSO DO TRABALHO DE PARTO

Cada componente do processo do trabalho de parto tem um papel distinto:

1. O **passageiro** inclui o feto e a placenta. O tamanho da cabeça fetal, a situação, a apresentação, a posição e a atitude influenciam a passagem do feto através do canal do parto. Como a placenta deve passar através desse canal, ela também é passageira.

- O **tamanho da cabeça fetal** é medido pelos diâmetros anteroposteriores do crânio, assim como pelos diâmetros transversos (biparietal e bitemporal). Quando a cabeça está flexionada ou estendida, diferentes diâmetros (ocipitofrontal, submentobregmático, subocipitobregmático ou ocipitomentoniano) apresentam-se à pelve materna.
- **Situação** é a relação cefalocaudal do eixo longitudinal do feto (coluna vertebral) com a coluna vertebral materna. A situação fetal pode ser paralela ou longitudinal à coluna materna (vertical superior e inferior/em alinhamento com a coluna materna) ou transversa (lado a lado/horizontal em ângulo reto com a coluna materna).
- **Atitude fetal** é o modo como as partes do corpo fetal relacionam-se umas com as outras, principalmente o grau de flexão e de extensão. A atitude habitual é a flexão moderada da cabeça, com os braços flexionados junto ao tórax e as pernas flexionadas contra o abdome. Isso resulta na apresentação da menor parte da cabeça na pelve materna.

◐ A **apresentação** é a situação fetal e a parte do corpo que chega ao canal do parto em primeiro lugar. A apresentação fetal pode ser com a cabeça em primeiro lugar (cefálica), os quadris em primeiro lugar (pélvica) ou o ombro em primeiro lugar.

1. A **apresentação cefálica**, mais comum, é descrita com base na área da cabeça que se apresenta.
   a) **Vértice** é a apresentação mais frequente, com o pescoço fetal flexionado contra o tórax e o diâmetro suboccipitobregmático apresentando-se na pelve da mãe.
   b) A apresentação **militar** ocorre quando o pescoço fetal está reto e o topo da cabeça (diâmetro occipitofrontal) apresenta-se à pelve materna.
   c) A apresentação de **fronte** ocorre quando o pescoço fetal está estendido, permitindo que a parte superior da face (diâmetro occipitomentoniano) apresente-se parcialmente à pelve materna.
   d) A apresentação de **face** ocorre quando o pescoço fetal está hiperestendido e a face (diâmetro submentobregmático) apresenta-se à pelve materna.
2. A **apresentação pélvica** ocorre quando os quadris fetais e os pés apresentam-se em direção à pelve materna.
   a) A pélvica completa é observada quando tanto os joelhos quanto os quadris do feto estão flexionados e os quadris e pés apresentam-se à pelve materna.
   b) A pélvica simples é quando os quadris do feto estão flexionados e os joelhos estendidos, resultando na apresentação dos quadris à pelve materna.
   c) A pélvica podálica ocorre quando os quadris fetais e as pernas estão estendidos e um ou os dois pés fetais apresentam-se à pelve materna.
3. A **apresentação de ombro** ocorre quando o feto está na situação transversa e o ombro, o braço, o abdome, as costas, ou o lado apresenta-se à pelve materna.

O registro da posição fetal é feito pela indicação da relação da parte de apresentação fetal com a pelve materna:

◐ A primeira letra representa a parte de apresentação do feto: Cabeça/occipital (O), quadris/sacro (S), face ou queixo/mento (M) ou processo acrômio da escápula (A)
◐ A segunda letra representa o aspecto da pelve materna: Anterior (A), posterior (P) ou transversa (T).
◐ A terceira letra representa o lado da pelve materna: Direito (D) ou esquerdo (E).

Por exemplo, OPD = occipito posterior direita (ver Fig.10.1).
A posição fetal é determinada pelo profissional com o uso das **manobras de Leopold**, uma série de palpações abdominais para investigar a parte de apresentação fetal, a atitude fetal, a situação, a descida e o melhor local para a ausculta da frequência cardíaca fetal no abdome materno. As manobras

A) Diâmetro occipitofrontal
B) Diâmetro suboccipitobregmático
C) Diâmetro occipitomentoniano
D) Diâmetro submentobregmático

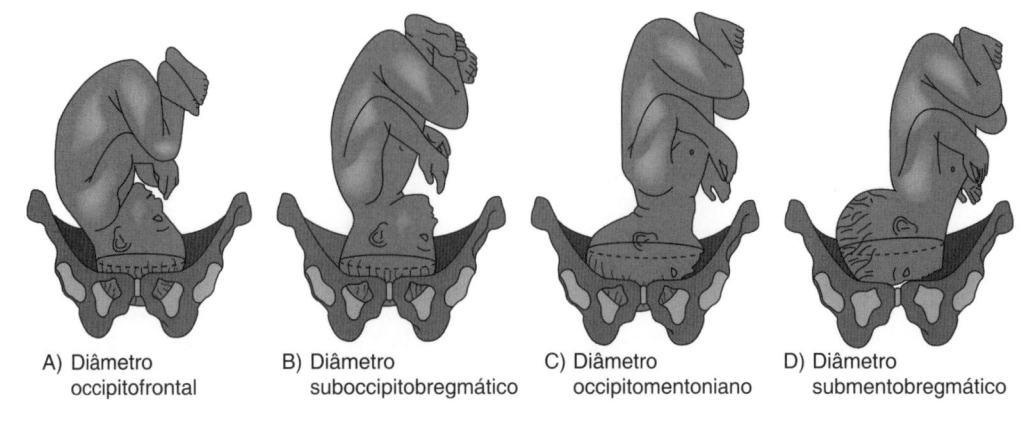

FIGURA 10.1 Múltiplas categorias de apresentação.

de Leopold são realizadas com a mulher em decúbito dorsal com os joelhos levemente flexionados e os pés apoiados na cama para o relaxamento dos músculos abdominais.

ALERTA DE ENFERMAGEM
Realizar as manobras entre as contrações e orientar a mulher a esvaziar a bexiga antes de começar as manobras, para promover o conforto e reduzir a interrupção da palpação devido à bexiga cheia.

As manobras são realizadas da seguinte forma:

Primeira: de frente para a mãe, o enfermeiro deve palpar a parte superior do abdome com as duas mãos, observando a mobilidade, o formato e a consistência da parte palpada para determinar se a cabeça ou as nádegas do feto estão no fundo uterino (topo do abdome). A cabeça parecerá redonda e sólida e se movimentará separadamente da porção maior, enquanto as nádegas são macias, com pontos ósseos (os ossos do quadril), e se movimentam com o todo (Fig. 10.2A).

Segunda: localizar as costas do feto usando as palmas para palpar o abdome com pressão delicada e profunda. Manter a mão direita estável enquanto explora o lado direito do útero com a mão esquerda. Repetir o passo mantendo a mão esquerda estável e explorando o lado esquerdo do útero. As costas do feto são lisas e firmes e devem partir da parte de apresentação notada na primeira manobra. As extremidades fetais são pequenas e irregulares e devem estar opostas às costas (Fig.10.2B).

Terceira: determinar a parte fetal que se situa imediatamente acima da entrada da pelve (parte de apresentação) apertando, delicadamente, a parte inferior do abdome imediatamente acima da sínfise púbica com o polegar e os dedos. Observar se a parte sentida é como a cabeça rígida ou as nádegas macias e se pode ser empurrada, suavemente, para a frente e para trás (não

A) Primeira manobra

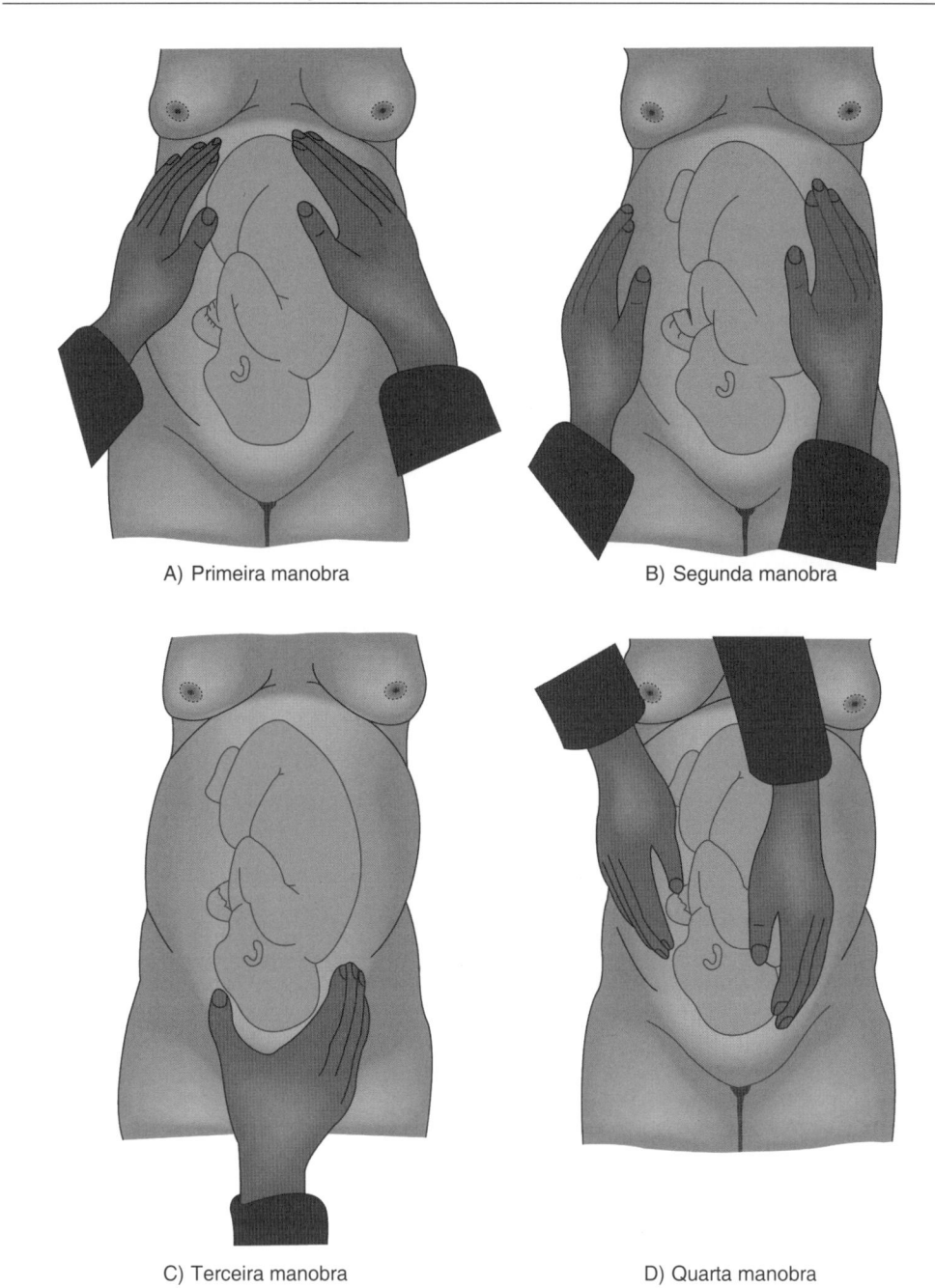

B) Segunda manobra

C) Terceira manobra

D) Quarta manobra

FIGURA 10.2 Manobras de Leopold.

encaixada) ou está firmemente fixa (encaixada). Os achados devem ser opostos aos encontrados na primeira manobra (se a cabeça foi notada na primeira manobra, as nádegas serão percebidas na terceira) (Fig.10.2C).

Quarta: de frente para os pés da mulher, colocar as mãos sobre a parte inferior do abdome materno e sentir delicadamente os lados do útero enquanto desliza as duas mãos para baixo em direção à sínfise púbica. Sentir a testa fetal observando o lado com maior resistência aos dedos movimentando-se para baixo. Observar se a testa está no lado oposto às costas (a cabeça do feto está flexionada) ou no mesmo lado das costas (a cabeça fetal está estendida) (Fig.10.2D).

1. **Encaixamento/Encaixe:** a descida fetal para a pelve é medida em centímetros, usando-se uma linha imaginária nas espinhas isquiáticas como referência e observando-se se a parte de apresentação fetal está acima/superior à linha (plano negativo), no nível da espinha isquiática (plano 0), ou abaixo/inferior à linha (plano positivo). No plano menos cinco (-5), o feto está apenas entrando na pelve (estreito pélvico superior) e no plano mais cinco (+5) o feto está pronto para nascer (estreito pélvico inferior). Quando a maior área da parte de apresentação fetal passa através do estreito pélvico (plano 0), ocorre o **encaixamento/encaixe** (Fig. 10.3)
2. **Passagem:** o canal do parto, incluindo pelve, assoalho pélvico, cérvice, vagina e abertura vaginal (introito). O feto deve ser capaz de entrar na pelve e passar através da cérvice e da vagina; por essa razão, o tamanho e o formato da pelve óssea devem ser grandes o suficiente para permitir a passagem fetal. A adequação da preparação da cérvice para o parto é avaliada com base no grau de dilatação (abertura) e de apagamento (afinamento e retração da cérvice na parede uterina). Para investigar o amadurecimento da cérvice para o parto, pode ser utilizado o escore de Bishop. Usando uma escala de 0 a 3, são avaliados cinco elementos – dilatação cervical, apagamento cervical, posição cervical (centrado, anterior ou posterior), consistência cervical (firme, média, macia) e plano da parte de apresentação. Se o escore for 9 ou maior para o primeiro parto/nulípara, ou 5 ou mais para multíparas, a cérvice é considerada adequada para o trabalho de parto e a indução pode ser realizada, quando indicada.
O amadurecimento cervical pode ser promovido com medicamentos (gel de prostaglandina/misoprostol) ou com medidas mecânicas (cateteres com balão, dilatadores ou esponjas com sulfato de magnésio inseridas na cérvice, ou pessários com algas desidratadas) para promover a indução do trabalho de parto.
O enfermeiro deve monitorar a retenção urinária, a ruptura da bolsa, a dor uterina, as contrações, o sangramento vaginal e o sofrimento fetal durante o procedimento. O número de dilatadores ou esponjas usadas deve ser documentado.
3. **Forças** incluem as contrações uterinas e o esforço materno para expulsar o feto. A força das contrações uterinas, juntamente com o líquido amniótico entre a cabeça fetal e a cérvice materna, durante a descida, desempenha um papel importante, pressionando o estreito cervical e contribuindo com a dilatação e o apagamento uterino. A capacidade materna de empurrar e expulsar é crítica para o parto vaginal do recém-nascido sem interferência externa.

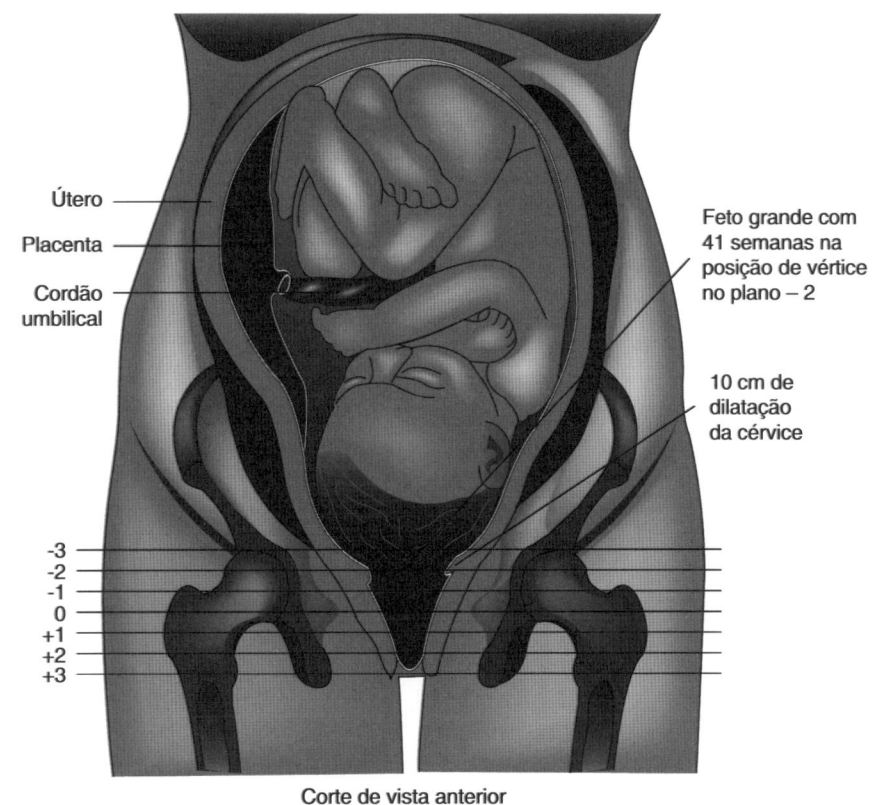

FIGURA 10.3 Planos da descida fetal (apresentação do parto).

As contrações são avaliadas com base na **frequência**, o tempo entre o início de uma contração e o início da próxima; na **duração**, o tempo transcorrido entre o início e o fim de uma contração; na **intensidade**, a força (leve, moderada ou forte) da contração uterina em seu pico; e no **tônus de repouso**, o relaxamento do útero entre o final de uma contração e o início de outra.

O esforço da mãe, uma vez que a cérvice esteja dilatada e apagada, promove a expulsão da criança. No entanto, forçar e empurrar sobre a cérvice antes da dilatação completa e do apagamento pode causar edema e impedir a dilatação, resultando em trauma e laceração cervical. Por esse motivo, o momento do esforço da mãe é importante para o trabalho de parto bem-sucedido.

4. **Posição da mãe durante o trabalho de parto:** a posição materna pode promover o uso da gravidade para auxiliar a descida fetal. A posição vertical, de cócoras, sentada ou ajoelhada promove a descida fetal. O bem-estar da mãe é facilitado pelas mudanças de posição durante o período do trabalho de parto, promovendo a circulação adequada, o repouso e o conforto.

5. **Impacto psicológico:** a ansiedade e o estresse maternos podem impedir a evolução do trabalho de parto por criar alterações fisiológicas que se contrapõem ao relaxamento necessário das estruturas pélvicas para a passagem do feto e seu nascimento. Essa tensão distrai a mãe da sua concentração em forçar e empurrar quando for apropriado. O enfermeiro desempenha um papel vital na redução do estresse materno, proporcionando informações à mãe e ao acompanhante em relação à evolução do trabalho de parto e a todos os passos realizados para e com a mãe, instruindo sobre as medidas de conforto e ouvindo e atendendo qualquer preocupação, tão rápida e calmamente quanto possível. Acompanhantes e profissionais calmos impactam o estado psicológico da mulher em trabalho de parto.

Verificação de rotina 1

1. A posição fetal e o tamanho da cabeça são considerados sob qual fator que influencia no trabalho de parto e no parto?
   a) Passagem
   b) Passageiro
   c) Força
   d) Posição da mãe

   Resposta: _____

2. Que iniciais o enfermeiro usa para descrever um feto que se apresenta com os quadris na porção anterior do lado direito da pelve materna?

   Resposta: _____

MUDANÇAS INICIAIS QUE PRECEDEM O TRABALHO DE PARTO (SINAIS PREMONITÓRIOS)

- Dor nas costas: dor lombar baixa, constante, surda, causada pelo relaxamento da musculatura pélvica. Se o feto estiver posicionado na apresentação posterior, a dor nas costas pode ser mais intensa.
- As contrações evoluem das de Braxton-Hicks (falso trabalho de parto irregular e intermitente, no qual as contrações não mudam em frequência, duração ou nível de desconforto, apesar da atividade; localizadas na área abdominal, sem dilatação ou apagamento cervical associado) até o verdadeiro trabalho de parto (contrações regulares com aumento da frequência, intensidade e duração, irradiando das costas para o abdome; dilatação cervical progressiva e apagamento associado).
- Insinuação: descida da cabeça fetal na pelve materna aproximadamente 2 semanas antes do início do trabalho de parto. Acompanhado, muitas vezes, pelo aumento da frequência urinária devido à pressão sobre a bexiga.
- Mudanças cervicais: o amadurecimento ocorre com o amolecimento da cérvice para permitir estiramento e afinamento.

- Sinal de sangue: secreção vaginal de muco amarronzado, sanguinolento, devido à liberação do tampão mucoso com a dilatação da cérvice.
- Rompimento da bolsa liberando de 500 a 1.200 mL de líquido claro, aquoso, amarelo, sem cheiro ruim, confirmado com a cor azul do papel de nitrazina indicando a alcalinidade do líquido amniótico (não ácido como a urina).
- Perda de líquido de 0,5 a 1,4 kg.
- Mudanças gastrintestinais (indigestão, diarreia, náusea e vômito) podem ocorrer.
- Aumento súbito de energia.

TRABALHO DE PARTO

O feto prossegue através do canal de parto para o parto vaginal no processo de:

- Encaixamento, ou encaixe, quando o maior diâmetro (biparietal) da cabeça do feto atinge o plano 0.
- Descida, quando a parte de apresentação passa através da pelve do plano negativo para o 0 e evolui para um plano positivo.
- Flexão, quando a cabeça fetal flexiona para aproximar o queixo do tórax e apresentar o menor diâmetro da cabeça à pelve materna, para passar através da cérvice e sair pela vagina no nascimento.

PERÍODOS DO TRABALHO DE PARTO

A mulher e a criança sofrem mudanças específicas durante cada período do trabalho de parto no parto vaginal. Os períodos do trabalho de parto variam de duração dependendo de a mulher ser primípara (primeiro parto) ou multípara (segundo e os seguintes).

- **Primeiro período** começa com o início do trabalho de parto e tem três fases:
  a) Fase latente
     I. Cérvice 0 cm (início) a 3 cm (final).
     II. Contrações irregulares que evoluem para regulares, de leves a moderadas, com intervalos de 5 a 30 minutos, duração de 30 a 45 segundos.
     III. Dilatação e apagamento cervical parcial.
     IV. Ruptura espontânea da bolsa ou ruptura provocada.
     V. Mãe está falante e ativa.
  b) Fase ativa: o primeiro período termina em 8 a 20 horas (primípara) ou 2 a 14 horas (multípara) após atingir esta fase.
     I. Dilatação da cérvice 4 cm (início) a 7 cm (final).
     II. Contrações regulares, de moderadas a fortes, com intervalos de 3 a 5 minutos, duração de 40 a 70 segundos.
     III. Cérvice dilatada 7 cm com rápido apagamento.
     IV. Começa a descida fetal.

V. Mãe torna-se mais ansiosa e inquieta quando as contrações intensificam-se; podem ser relatados sentimentos de desamparo.
   c) Fase de transição: termina quando a dilatação está completa, com 10 cm.
      I. Dilatação cervical de 8 a 10 cm.
      II. Contrações regulares, de fortes a muito fortes, intervalos de 2 a 3 minutos, duração de 45 a 90 segundos.
      III. A mãe está cansada, irritadiça e inquieta, sente-se desamparada e incapaz de enfrentar o trabalho de parto (essa é a fase mais difícil do trabalho de parto).
      IV. Náusea e vômito e a sensação de necessidade de evacuar podem estar presentes.
      V. Urgência em empurrar é observada.
      VI. Sinal de sangue aumenta à medida que o líquido amniótico escapa.
- **Segundo período**: duração de 30 minutos a 3 horas para as primíparas, e de 5 a 30 minutos para as multíparas; começa com a dilatação completa e termina com a eliminação da placenta.
  - Os puxos se encerram com o nascimento do feto (ou se ocorrer complicação e for necessária alguma medida alternativa para o parto). Na maioria dos partos vaginais, a posição da cabeça fetal movimenta-se através de flexão, rotação interna, extensão, restituição e rotação externa, e, então, expulsão para fora do corpo materno;
  - **Flexão:** durante o parto vaginal, a cabeça fetal força a cérvice, o assoalho e a parede pélvica; a cabeça flexiona-se contra o tórax posicionando o menor diâmetro na passagem através da pelve.
  - **Rotação interna:** o occipício fetal rota anterior e lateralmente em movimento de torção ao campo das espinhas isquiáticas e através da pelve.
  - **Extensão:** o occipício do feto passa sob a sínfise púbica e, então, gira-se anteriormente. A cabeça "nasce" ao sair da vagina com a extensão superior do queixo, que se distancia do tórax fetal.
  - **Restituição e rotação externa:** após a cabeça sair da vagina, ela rota em alinhamento com o corpo fetal e faz um quarto de volta, quando o ombro passa sob a sínfise púbica e pela vagina.
  - **Expulsão:** com a cabeça e os ombros fora da vagina, o restante do corpo do recém-nascido flexiona-se em direção à sínfise púbica materna e é liberado.
- **Terceiro período**: duração de 5 a 30 minutos nas primíparas/multíparas, começa com o nascimento do bebê e termina com a expulsão da placenta.
  - A placenta dequita-se e é expelida – uma das duas superfícies emerge em primeiro lugar:
    - Schultze: lado fetal (brilhante) da placenta apresenta-se em primeiro lugar.
    - Duncan: lado materno (opaco) da placenta apresenta-se em primeiro lugar.
- **Quarto período**: duração de 1 a 4 horas primíparas/multíparas; começa com a eliminação da placenta e termina quando os sinais vitais da mãe estabilizam-se.
  - Sinais vitais estáveis
  - Lóquios tornam-se escassos, de cor vermelho menos intenso

MONITORAÇÃO FETAL DURANTE O TRABALHO DE PARTO E O PARTO

O estresse do trabalho de parto influencia o feto tanto de modo positivo como negativo. O processo do trabalho de parto e do parto funciona para preparar o feto para o nascimento e para a respiração inicial que lançará o recém-nascido na vida extrauterina. A monitoração fetal é vital durante o período de trabalho de parto e de parto para determinar a sua tolerância ao processo e o seu bem-estar geral. As investigações realizadas e os achados desejados incluem:

- Monitoramento da frequência cardíaca fetal (FCF):
  - Realizado por ausculta com o fetoscópio ou monitor Doppler intermitente mantido na área abdominal materna onde está o dorso do feto (quadrantes inferiores na apresentação cefálica, superiores na apresentação pélvica, próxima ao umbigo materno na transversa).
  - Durante a descida fetal para a pelve, o foco da FCF inferioriza-se e aproxima-se da linha média materna.
  - **4** A FCF normal é de 110 a 160 batimentos por minuto (bpm), com pequena variabilidade (mudança na FCF durante um curto período de segundos a minutos). Normalmente, um pequeno aumento (**aceleração**) na FCF ocorre quando o feto é estimulado (aumento da demanda de oxigênio) ou com as contrações uterinas, devido à breve hipoxia causada pela compressão sobre o cordão (suprimento reduzido de oxigênio fetal). Este mecanismo compensatório indica uma resposta saudável do sistema nervoso autônomo fetal. A variabilidade diminuída pode indicar o sono fetal (aumenta com o estímulo) ou problemas fetais mais graves, como a sedação com drogas que deprimem o sistema nervoso, fetos com menos de 32 semanas com controle neurológico imaturo da frequência cardíaca, dano neurológico, anomalias cardíacas fetais, disritmias fetais ou hipoxia com acidose. A ausência de variabilidade é um grave sinal de alerta.
  - Contar a FCF por ao menos 30 segundos (multiplicar por 2 para a frequência/minuto). Ouvir por um minuto completo após a contração para detectar anomalias e investigar se a frequência é anormal (fora do parâmetro) ou se é observada desaceleração ou irregularidade.
  - Iniciar a monitoração eletrônica contínua se for percebida anomalia.
    - História de natimorto prévio com 38 semanas ou mais.
    - Complicação da gestação suspeitada ou diagnosticada (pré-eclâmpsia, placenta prévia ou outra).
    - Indução do trabalho de parto (com ocitocina ou outras medidas).
    - Nos casos de trabalho de parto prematuro.
    - Diminuição dos movimentos do feto.
    - Estado fetal mostra sinais de sofrimento (não tranquilizadores).
    - Líquido amniótico tinto com mecônio (indica que o feto está em sofrimento e evacuou em resposta).
    - Tentativa de trabalho de parto após uma cesariana anterior.
    - Febre materna.
    - Complicações da placenta (oxigenação inadequada do feto).

- Comparar a frequência cardíaca materna com a FCF para garantir que o monitor reproduz a frequência do feto e não a da mãe.
- A monitoração eletrônica da FCF pode ser externa, usando-se um transdutor sobre o abdome da mãe, ou interna, usando-se uma sonda fixada à parte de apresentação do feto.
  - A mãe deve ficar confinada ao leito.
  - A bolsa deve estar rota.
  - A cérvice deve estar com 2 cm ou mais de dilatação.
  - A parte de apresentação fetal deve estar contra a cérvice.

ALERTA DE ENFERMAGEM

A parte de apresentação deve ser determinada para evitar a colocação da sonda na genitália ou sobre um olho ou fontanela do feto.

- Obter uma FCF basal durante pelo menos 2 minutos, evitando alterações periódicas ou episódicas resultando em mudança na frequência > 25 bpm. A frequência basal, a variabilidade e o momento das alterações na FCF em relação às contrações são observados durante a avaliação da FCF.
- Verificar a FCF quando a bolsa romper-se, após a deambulação, após a administração de medicamentos, após procedimentos de toque (i.e., exame vaginal, enema, etc.) ou com qualquer atividade uterina anormal.
- As **desacelerações** são reduções na FCF da linha basal que ocorrem precoce, tardiamente ou em ocasiões variáveis durante a contração uterina.
  - A **desaceleração precoce** ocorre no surgimento ou no estágio inicial da contração, sendo provocada pela compressão da cabeça por constrição uterina, com o pico da queda da frequência no pico da contração e o retorno à frequência basal após a contração. A frequência permanece dentro dos parâmetros normais da FCF. Essa resposta fetal é considerada **tranquilizadora** (normal).
  - A **desaceleração tardia** ocorre bem após a contração alcançar ou ultrapassar seu pico devido à redução do fluxo de sangue e de oxigênio para o feto, em geral por causa do comprometimento do fluxo sanguíneo placentar na hipotensão materna (causada pela epidural ou pela ocitocina) ou a outra condição, como hipertensão materna, diabetes, distúrbio vascular ou descolamento prematuro da placenta. O parto imediato ou a cesariana são indicados. As desacelerações precoces e tardias ocorrem de forma gradual durante 30 segundos ou mais.
  - As **desacelerações variáveis** ocorrem em ocasiões diferentes durante a contração, provocadas pela obstrução do fluxo de sangue do feto para a placenta, o que resulta em hipertensão fetal que estimula o arco aórtico e os barorreceptores da carótida a tornarem mais lenta a FCF. A desaceleração é abrupta/repentina (< 30 segundos).

- As desacelerações podem ocorrer de maneira episódica, sem relação com as contrações, ou periodicamente em relação às contrações (são consideradas repetitivas se ocorrerem com a metade ou mais das contrações). As desacelerações prolongadas duram mais de dois minutos, porém menos de 10 minutos.
- Se for observada variabilidade diminuída ou ausente concomitante a desacelerações tardias ou variáveis, o traçado é visto como **não tranquilizador** (anormal), e o tratamento agudo e o monitoramento contínuo são indicados.
* O traçado da linha basal da FCF oscilante revela que essa linha é instável, sem variabilidade, e pode indicar:
  - Defeitos congênitos.
  - Acidose metabólica.
  - Necessidade de administração de oxigênio.
  - O bebê deve nascer tão rapidamente quanto possível.
* A taquicardia fetal (frequência acima de 160 bpm) ou a taquicardia grave (> 180 bpm) podem indicar complicações:
  - Hipoxia fetal
  - Desidratação materna
  - Febre materna
  - Ingestão pela mãe de medicamentos que estimulam o coração (como a atropina ou a terbutalina)
  - Infecção intrauterina e amnionite
  - Anemia fetal
  - Hipertireoidismo materno
  - Taquidisritmias (raras)
* A bradicardia fetal pode ser inofensiva ou indicar sofrimento (principalmente em combinação com a variabilidade diminuída e as desacelerações tardias). A bradicardia pode ser causada por:
  - Hipoxia fetal tardia
  - Hipotensão materna
  - Compressão do cordão umbilical (a estimulação vagal torna o pulso mais lento)
  - Bloqueio cardíaco fetal completo ou bloqueio cardíaco congênito
  - Hiperestimulação uterina
  - Ruptura uterina
  - Hipotermia materna
  - Descolamento prematuro da placenta
  - Estimulação vagal no segundo estágio

CUIDADO À MÃE E À FAMÍLIA

A mãe em trabalho de parto e sua família passam por vários processos e emoções enquanto o trabalho de parto prossegue até o nascimento. Em cada período o cuidado de enfermagem concentra-se na investigação de complicações, oferta de conforto e diminuição da ansiedade, por intermédio de comunicação, antecipação e abordagem das necessidades da mãe, do feto e da família.

> ## ✓ Verificação de rotina 2
>
> 1. O enfermeiro instruiria a mãe a arrumar a mala para o hospital e preparar-se para o parto nas próximas duas semanas se ela relatasse qual das seguintes informações?
>   a) Eliminação de coágulos de sangue e troca de cinco absorventes por dia, com sangue vermelho vivo
>   b) Sente-se tonta e cansada com os 2 quilos ganhos no último mês
>   c) Ter que urinar mais seguidamente, mas estar com menos dificuldade para respirar do que na semana anterior
>   d) Não sente movimentos ou atividade do feto nas últimas duas semanas
>
>   **Resposta:** _____
>
> 2. A cabeça fetal está com o maior diâmetro na pelve materna, pressionando completamente o estreito pélvico da mãe. A cabeça do feto está no processo de _____ e está no plano _____ .
>
>   **Resposta:** _____

Primeiro período

- Monitorar os sinais vitais a cada 4 horas até a ruptura da bolsa, depois aumentar o monitoramento para cada 1 a 2 horas. Se houver febre (> 37,5°C), monitorar a temperatura de hora em hora. Notificar o médico/enfermeiro-obstetra se a pressão sanguínea estiver acima de 135/85 mmHg ou a sistólica estiver abaixo de 100 mmHg ou o pulso estiver fora do parâmetro de 60 a 100 bpm, e verificar os sinais vitais mais frequentemente (evitar a verificação durante os períodos de contrações dolorosas).
- Avaliar o nível de dor materna (em uma escala de 1 a 10). Proporcionar medidas de conforto para reduzir tanto quanto possível o desconforto – reposicionar, massagear, etc.
- Palpar as contrações uterinas quanto a frequência, duração e intensidade a cada meia hora ou a cada 15 minutos para as mulheres de alto risco. O relaxamento uterino deve ser observado durante as contrações.
- Os cuidados de enfermagem incluem:
  - Responder a qualquer pergunta ou necessidade verbalizada
  - Reforçar as orientações pré-natais e os preparativos para o trabalho de parto e o parto, incluindo as técnicas respiratórias
  - Auxiliar a mãe a posicionar-se confortavelmente e mudar de posição sempre que desejar
  - Proporcionar cuidado oral e medidas de conforto se for observado vômito; oferecer líquidos claros, se desejados e tolerados.

ALERTA DE ENFERMAGEM
Se o feto apresentar desacelerações tardias, posicionar a mãe sobre o lado esquerdo para melhorar a circulação fetal.

Investigação fetal

- Registrar a FCF a cada 30 minutos ou a cada 15 minutos para as gestações de alto risco. Monitorar a frequência e a regularidade e observar a **variabilidade** (flutuações na FCF por minuto) e a desaceleração (precoce ou tardia). O parâmetro desejado é de 110 a 160 batimentos por minuto. O monitor cardíaco fetal deve ser instalado na mulher em trabalho de parto para permitir o monitoramento contínuo se a FCF não estiver entre 110 e 160 ou forem observadas desacelerações tardias ou variáveis.

Fase latente

Cuidado materno

- Continuar a verificação dos sinais vitais a cada hora, se normais, e de modo mais frequente (a cada 15 a 30 minutos) se os achados estiverem fora dos parâmetros normais como exposto anteriormente.
- Oferecer à mãe cubos de gelo ou uma compressa para a boca (ou um pirulito) para aliviar a boca seca pela respiração do trabalho de parto.
- Líquidos claros conforme desejado (interromper os líquidos 2 horas antes da cesariana planejada e os alimentos sólidos seis horas antes de uma cirurgia eletiva).
- Continuar o apoio emocional à mãe e à família.

Cuidado fetal

- Continuar o monitoramento da FCF e relatar os achados fora da variabilidade esperada ou se for observada desaceleração tardia ou variável.

Fase ativa

Essa fase é caracterizada pelas contrações mais frequentes (a cada 2 a 5 minutos) de maior intensidade e duração (40 a 60 segundos).
- Auxiliar a mulher a posicionar-se confortavelmente na cama ou em uma cadeira reclinável, se desejado.
- Palpar as contrações a cada 15 a 30 minutos e observar se o relaxamento uterino ocorre entre as contrações.

- Realizar o exame de toque vaginal para investigar dilatação cervical (geralmente 5 a 7 cm) e apagamento, plano fetal e posição e para determinar se a bolsa está rota.
- Para manter o conforto materno, trocar com frequência o forro do períneo quando estiver saturado de secreção vaginal e de maior quantidade de sangue.

ALERTA DE ENFERMAGEM
Limitar os exames para evitar a introdução de bactérias no trato vaginal.

- Avaliar o nível da dor, proporcionar medidas de conforto e auxiliar com alívio farmacológico para a dor, se indicado.
- Estimular a mulher a urinar, pois a bexiga cheia pode tornar a descida fetal mais lenta. Realizar sondagem, se ela não for capaz de urinar.
- Observar a quantidade e as outras características (cor, odor e consistência) do líquido amniótico quando ocorrer a ruptura da bolsa. O líquido deve ser claro, sem odor. Auxiliar na ruptura da bolsa se ela não ocorrer de forma espontânea.

Cuidado fetal

- Monitorar a FCF a cada 30 minutos (15 se de alto risco).
- Observar a presença de mecônio (líquido verde-amarronzado) no líquido amniótico quando a ruptura ocorrer, pois isso indica sofrimento fetal.
- Monitorar os sinais de complicações (como a redução da variabilidade ou a queda na FCF, que podem indicar prolapso do cordão ou placenta prévia). As intervenções incluem:
  - Monitorar a FCF continuamente.
  - Posicionar a mãe com os joelhos contra o tórax ou na posição de Trendelemburg.
  - Administrar oxigênio segundo os protocolos estabelecidos.
  - Notificar o médico ou o enfermeiro-obstetra.
  - Preparar para a cesariana, se necessário.

Fase de transição

Essa fase é caracterizada pelas contrações a cada 1,5 a 2 minutos, fortes, e com duração de 60 a 90 segundos.

Cuidado materno

- Investigar a dilatação (8 a 10 cm) e o apagamento (100%).

- Palpar as contrações a cada 15 minutos, juntamente com a verificação dos sinais vitais.
- Exame vaginal esterilizado frequente, para observar as mudanças rápidas na preparação para o parto.
- Proporcionar conforto para a mulher, que pode apresentar náusea ou vômito, tremores e alta ansiedade (juntamente com a expectativa) durante as contrações intensas.
- Proporcionar ou incentivar a pessoa de apoio a realizar uma massagem nas costas ou outro contato físico, se desejado. Incentivar a mulher a respirar lentamente entre as contrações e tentar descansar, quando possível; durante as contrações, fazer movimentos respiratórios curtos, ofegantes, com os lábios cerrados para evitar a hiperventilação e impedir que empurre o feto até a cérvice estar completamente dilatada.
- Avaliar o enfrentamento da mãe e da família. Responder às questões claramente e repetir, se necessário. Explicar que a fadiga é esperada e estimular o repouso.
- Proporcionar analgésicos, se prescritos, e monitorar a resposta materna e fetal. Proporcionar um quarto silencioso para promover o repouso entre as contrações.
- Oferecer cubos de gelo e aplicar lubrificante nos lábios secos.
- Posicionar confortavelmente quando for permitido fazer força. Dar apoio às pernas durante o esforço.

Cuidado fetal

- Monitorar a FCF a cada 30 minutos (a cada 15 na gestação de alto risco)
- Proporcionar medidas de conforto e notificar se a frequência estiver fora dos parâmetros. Instalar o monitor para permitir a avaliação frequente da FCF, se indicado.

Segundo período

Este período começa com a dilatação completa e o apagamento da cérvice e termina com o nascimento do bebê.

Cuidado materno

- Investigar a dilatação (10 cm) e o apagamento (100%).
- Palpar cada contração e esforço da mulher, juntamente com a investigação dos sinais vitais.
- Avaliar o aumento da eliminação de sangue como indício de parto iminente.
- Monitorar a FCF continuamente a cada 10 minutos e com mais frequência se forem observados problemas e também durante o nascimento.

- Atenção para as lacerações no períneo, principalmente quando a cabeça for liberada. Verificar a profundidade da laceração:
  - Primeiro grau: laceração na pele e nas estruturas superficiais.
  - Segundo grau: laceração na pele, nos músculos e no períneo.
  - Terceiro grau: laceração na pele, nos músculos, no períneo e no músculo do esfíncter anal.
  - Quarto grau: laceração na pele, nos músculos, no esfíncter anal e na parede do reto.

Para evitar a extensão da laceração ao músculo e à área anal, é realizada uma incisão cirúrgica (episiotomia) para controlar/prevenir a laceração.

- Reposicionar a mulher na posição mais efetiva para facilitar os esforços de empurrar.
- Auxiliar o acompanhante a incentivar e instruir a mulher durante os esforços de empurrar na contração.
- Se forem eliminadas fezes durante o parto, limpar a área do períneo.
- Estimular a descansar entre as contrações e respirar profundamente.
- Incentivar a mulher, relatando seu progresso, inclusive quando a cabeça do feto for visível e à medida que emergirem as partes do corpo restantes.
- Confirmar o sexo do recém-nascido e explicar que o bebê será limpo e o cordão cortado antes de ser trazido para a mãe. Se desejar, o pai/acompanhante pode cortar o cordão.
- Proporcionar contato entre o recém-nascido e a mãe e a família para promover o vínculo precoce. Se indicado, o bebê é posto em contato com a mama materna para iniciar o reflexo de sucção e estimular as contrações que promovem a expulsão da placenta.

*Cuidado fetal**

- Durante o trabalho de parto e o parto, monitorar a FCF quanto a sinais de sofrimento.
- Com a liberação da cabeça do feto, sugar o nariz e a boca para remover as secreções e estimular a respiração; observar a natureza do choro, se houver.
- Imediatamente após o nascimento de todas as partes do corpo, observar a cor, as respirações e o tônus muscular do recém-nascido (RN).
- Limpar o líquido do corpo do RN e, após o corte do cordão, enrolá-lo em uma coberta e apresentá-lo à mãe e à família.
- Realizar a avaliação inicial (Apgar) do RN, depois enviá-lo ao berçário.

---

* N. de R.T.: Essas rotinas não são as mais usuais no Brasil, em que se procura não separar o RN da mãe.

Terceiro período

Este período envolve a eliminação da placenta, geralmente 30 minutos após o nascimento do bebê.

- Continuar o monitoramento dos sinais vitais da mãe a cada 15 minutos.
- Avaliar o fundo uterino quanto às contrações e observar os sinais de separação da placenta:
  - Fluxo repentino de sangue escuro através da vagina
  - O comprimento do cordão umbilical aumenta com a descida da placenta.
  - A vagina enche-se com a massa placentária.
- Estimular a mãe a empurrar quando for evidente a separação da placenta.
- Promover o contato entre a mãe e o RN para a liberação de ocitocina, que estimula a contração uterina e a expulsão da placenta.
- Administrar ocitocina, conforme prescrito, para promover a contratilidade uterina e prevenir a hemorragia após a placenta ser expelida. A massagem uterina pode ser realizada para estimular a contração.
- Limpar a área do períneo com soro fisiológico ou água morna e posicionar o absorvente (aplicar bolsa de gelo, se desejado, principalmente quando tiver sido realizada uma episiotomia).
- Transportar a mãe de volta à cama para repousar (ou se a cama foi convertida para o parto, voltar à posição de repouso).

Quarto período

(Ver Cap. 11: Cuidado pós-parto.)

CONFORTO E APOIO MATERNO

O conforto materno é fundamental durante o processo de trabalho de parto e de parto. Como indicado no Capítulo 8, sobre a preparação para o parto, existem muitas opções para o manejo da dor, variando da distração, contato físico e relaxamento até os bloqueios espinais. A combinação de medidas farmacológicas e não farmacológicas possibilita reduzir a quantidade total de medicação necessária e os efeitos negativos sobre a mãe e a criança.

- Realizar a avaliação da dor com a verificação dos sinais vitais maternos.
- Auxiliar a mãe a posicionar-se com o máximo de conforto e a trocar de posição, sempre que necessário.
- Trocar os absorventes e a roupa de cama sob a mãe, se necessário; limpar o períneo para remover os líquidos secretados e promover o conforto.
- Estimular o acompanhante a auxiliar a mãe, conforme necessário, com técnicas de distração, cubos de gelo para a boca seca e outras medidas que proporcionam conforto físico, como o toque delicado ou a massagem nas costas.

- Monitorar o efeito dos medicamentos e dos bloqueios espinais, quando necessário.
- Manter a hidratação oferecendo líquidos com a frequência permitida para prevenir a hipotensão provocada pelo bloqueio espinal.

POSICIONAMENTO PARA O PARTO VAGINAL

A mulher pode assumir várias posições durante o processo de trabalho de parto e de parto. O uso da gravidade tem benefícios e desvantagens. No final, a escolha materna, além da eficácia da posição, determinará o posicionamento usado para o parto.

- A posição recostada é escolhida com frequência, usando uma cama de parto ou uma cama com a cabeceira elevada e as pernas nos estribos. O enfermeiro deve monitorar a pressão do útero sobre o diafragma materno e inclinar a mãe para o lado esquerdo, se indicado, para aliviar a pressão sobre os principais vasos sanguíneos. Podem ser colocadas almofadas entre os estribos e as pernas para reduzir a pressão.
- Posição lateral de Sims: deitar sobre o lado esquerdo com a perna superior elevada diminui a pressão sobre os principais vasos sanguíneos e relaxa as estruturas perineais. A visibilidade materna do parto pode ser reduzida.
- Cócoras: aumenta o tamanho do estreito pélvico para promover a passagem fetal, podendo encurtar o segundo período do parto. A mãe talvez tenha dificuldade para manter a posição, por isso pode ser necessária assistência.
- Sentar na cama ou na cadeira de parto permite que a gravidade auxilie no parto, com pressão mínima sobre os principais vasos sanguíneos. O enfermeiro ou o acompanhante devem providenciar apoio para as costas.
- Posicionar-se de quatro, apoiada sobre as mãos e os joelhos, aumenta o relaxamento do períneo e promove a descida fetal e a rotação. Além disso, é proporcionado maior acesso ao feto. A mãe terá uma visão limitada do parto e pode fatigar-se com mais facilidade. Devem ser providenciados travesseiros de apoio. Ajustar a cama e os espelhos, se presentes, para permitir a máxima visão da mãe.

USO DE MEDIDAS DE ASSISTÊNCIA AO PARTO

Se o trabalho de parto não evoluir espontaneamente até a expulsão do feto, podem ser necessárias medidas para aumentar a passagem, ou para tracionar ou empurrar o feto através da passagem vaginal.

- A **indução do trabalho de parto** pode ser necessária.
  - Se o trabalho de parto não ocorrer antes de 42 semanas.
  - Se o trabalho de parto for prolongado devido a contrações uterinas inadequadas.

- Se as membranas estiverem rotas, deixando a mãe e o feto em risco de infecção.
- Se houver complicação materna, como incompatibilidade de Rh, diabetes, eclâmpsia ou doença pulmonar.
- Se houver morte fetal.
- Prostaglandinas podem ser aplicadas à cérvice, ocitocina pode ser administrada endovenosamente, a amniotomia pode ser realizada ou a estimulação do mamilo pode ser feita para desencadear a liberação de ocitocina.
- A investigação de enfermagem inclui permeabilidade cervical, FCF e contrações uterinas.

ALERTA DE ENFERMAGEM
Relatar sinais de hiperestimulação.

- Investigar a FCF basal anterior à amniotomia e monitorar durante e após o procedimento. Observar a cor, a consistência, a quantidade e o odor do líquido amniótico e documentar o horário do procedimento.
- Verificar se o feto está encaixado no canal do parto no plano 0 ou em um plano positivo antes do início da ocitocina. Obter um escore de Bishop antes de iniciar o medicamento. Monitorar a frequência, a duração e a intensidade das contrações, juntamente com a FCF, a cada 15 minutos e com as mudanças de dosagem. Os sinais vitais maternos são verificados a cada 30 minutos e com cada verificação da dose. Monitorar o balanço hídrico.
- Regular a ocitocina, conforme prescrito, para obter uma frequência de contrações de 2 a 3 minutos, com duração de 60 a 90 segundos, com intensidade de 40 a 90 mmHg por cateter de pressão intrauterina; o tônus de repouso uterino de 10 a 15 mmHg e a FCF permanece dentro dos parâmetros (110 a 160 bpm).
- Interromper a ocitocina se a frequência das contrações for menor do que a cada 2 minutos, a duração exceder aos 90 segundos, a intensidade exceder aos 90 mmHg, o tônus de repouso uterino estiver acima de 20 mmHg entre as contrações ou a FCF apresentar anormalidade na frequência, variabilidade ou desaceleração (tardia, variável ou prolongada).
- Se for observada hiperestimulação, contatar o profissional de saúde responsável, posicionar a mulher sobre o lado esquerdo, proporcionar líquidos endovenosos, conforme prescrito, aplicar oxigênio, administrar tocolítico (terbutalina) para relaxar o útero, se prescrito, e monitorar e registrar a FCF e a atividade uterina.
- A **episiotomia**, uma incisão na abertura vaginal para aumentá-la durante a passagem fetal, pode ser realizada para prevenir a laceração do tecido durante o parto (há controvérsias).
  - As indicações para sua realização incluem a necessidade de encurtar o trabalho de parto, permitir o uso do fórceps no parto, remover um feto

prematuro com trauma fetal mínimo e auxiliar o nascimento de um feto grande (macrossômico).
- Pode ser feita a incisão mediana/linha média (mais fácil de reparar e mais eficaz) ou a episiotomia mediolateral (maior perda de sangue). Podem ocorrer lacerações de terceiro grau em ambas; as lacerações de quarto grau estão associadas com as incisões da linha média. É aplicado um anestésico local antes da incisão. O cuidado de enfermagem é descrito no Capítulo 11: Cuidado pós-parto.
- **Parto auxiliado com fórceps ou vácuo** pode ser realizado se a mãe não for capaz de empurrar efetivamente ou se for observado sofrimento fetal. O fórceps pode ser necessário se a rotação fetal for interrompida, ou se a apresentação fetal anormal ou pélvica exigir intervenção na liberação da cabeça fetal (Fig. 10.4).
  - Investigação de enfermagem inclui:
    - FCF antes, durante e após o uso do fórceps (a compressão do cordão pode causar diminuição da FCF, exigindo o reposicionamento do fórceps).
    - A paciente deve esvaziar a bexiga ou ser cateterizada.
    - Verificar que a bolsa esteja rota e o feto encaixado na pelve.
    - Monitorar o recém-nascido quanto a equimose após o parto.
    - Monitorar a mãe quanto a lacerações vaginais ou cervicais (hemorragia mesmo se o útero estiver contraído), retenção urinária devido a trauma na uretra ou na bexiga ou formação de hematoma pelo rompimento de vaso sanguíneo.
    - Explicar o procedimento para a mãe e o acompanhante e tranquilizá-los sobre o desaparecimento das equimoses ou hematomas no couro cabeludo do RN, se presentes. Colocar em posição de litotomia ou outra solicitada.
    - Comunicar aos enfermeiros da unidade neonatal e do pós-parto que foi realizado um parto com fórceps ou vácuo, para dar continuidade ao monitoramento.

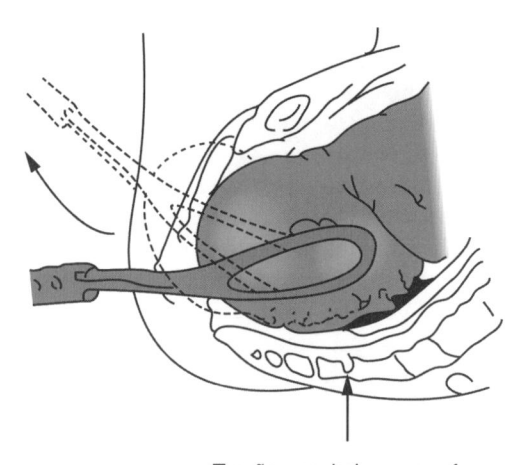

Tração para baixo e para fora

FIGURA 10.4 Parto com fórceps.

PARTO CESARIANO

O que houve de errado?

A cesariana é indicada quando o parto vaginal não for seguro devido a problemas na pelve materna ou na passagem vaginal, impondo perigo potencial ao recém-nascido ou à mãe.

Sinais e sintomas

As investigações que indicam a necessidade de cesariana incluem as seguintes:

- Posição fetal que não é occipital (cabeça em primeiro lugar) como a pélvica ou acromial.
- Suprimento de sangue placentário para o feto insuficiente ou comprometido, como ocorre na placenta prévia, no descolamento prematuro da placenta ou no prolapso do cordão.
- Dificuldade na indução do trabalho de parto quando for necessário o parto imediato do feto por razões médicas.
- Tamanho grande do feto (4,5 kg ou mais).
- Possível sofrimento materno ou potencial lesão secundária a uma condição que pode agravar-se devido ao estresse do trabalho de parto, como a doença cardíaca ou a eclâmpsia.
- Lesões abertas do herpes genital ativo ou infecção HIV, que podem ser transmitidas ao feto durante o parto vaginal.
- Gestação múltipla: o sentido e o tamanho da incisão dependem da posição dos fetos. A cesariana pode ser necessária, principalmente no parto múltiplo envolvendo:
  - Gêmeos em uma bolsa amniótica compartilhada (gêmeos monoamnióticos), devido ao risco de os cordões se enrolarem
  - Fetos múltiplos (três ou mais fetos)
  - Anomalias conhecidas que tornam o parto vaginal difícil, isto é, gêmeos siameses
- Fetos malposicionados, grandes ou múltiplos causam o estiramento excessivo do útero, que não se contrai adequadamente durante o trabalho de parto (inércia uterina), tornando o trabalho de parto longo e difícil.

Resultados dos exames

- Ultrassonografia revela as medidas da pelve materna e as do feto, indicando o risco de problemas para a descida fetal através da pelve (desproporção cefalopélvica).
- FCF indicando variabilidade diminuída ou ausente, desacelerações tardias ou desacelerações variáveis, determinando a necessidade de cesariana de emergência.

- Sofrimento materno ou fetal com o trabalho de parto, indicando a necessidade de cesariana de emergência.
- Trabalho de parto que não evolui, indicando a necessidade de cesariana não planejada.
- Culturas da mãe revelam infecção que pode ser transmitida ao feto durante o parto vaginal.

Tratamentos

- A cesariana pode ser planejada quando o tamanho da pelve materna é demasiado pequeno para um feto grande, resultando na incompatibilidade entre a cabeça e a pelve (desproporção cefalopélvica). A repetição da cesariana pode ser necessária se todas as gestações revelarem este problema.
- A cesariana de emergência é indicada se o trabalho de parto não evoluir, for observado sofrimento materno ou fetal e o nascimento imediato for necessário para segurança materna ou fetal.
- O sentido e o tamanho da incisão dependem da posição do feto (ou fetos):
  - A incisão longitudinal pode ser utilizada.
  - A incisão horizontal no segmento inferior do útero é a mais usada atualmente.
- O trabalho de parto pode ser permitido mesmo que uma cesariana tenha sido realizada anteriormente.

Intervenções de enfermagem

- O cuidado pré-operatório envolve o seguinte:
  - Obtenção do consentimento informado da mãe
  - Avaliação dos sinais vitais e da FCF; obtenção dos exames laboratoriais pré-operatórios e diagnósticos, conforme solicitado
  - Auxílio à mãe e à família, respondendo a perguntas; assistir o acompanhante que participa do parto e explicar o que esperar e como apoiar a mãe
  - Restrição da ingesta, como prescrito (nada por via oral iniciando à meia-noite anterior à cirurgia) e investigar quando ocorreu a última refeição no caso de uma cesariana de emergência. Notificar o anestesista
  - Posição supina da paciente, inclinada lateralmente para aliviar o peso sobre a veia cava e a aorta (usar uma cunha sob o quadril)
  - Ensino da respiração profunda e dos exercícios de tosse para uso após o parto e para a liberação das vias aéreas no pós-operatório
  - Inserção de cateter urinário
  - Administração de medicamentos pré-operatórios e preparo do local cirúrgico, como prescrito
  - Acesso de uma via endovenosa, se ainda não estiver inserida

◐ O cuidado pós-operatório é similar ao cuidado posterior à cirurgia abdominal:
- Monitorar os sinais vitais com frequência (a cada 15 minutos, depois a cada 30 minutos e de hora em hora, durante o período pós-operatório imediato, diminuindo para cada 4 horas quando a mãe estiver estável).
- Investigar a dor e proporcionar medidas de alívio farmacológicas e não farmacológicas.
- Monitorar e relatar as complicações da cesariana:
    - Aspiração ou outras complicações relacionadas com a anestesia
    - Embolia pulmonar por líquido amniótico
    - Infecção – incisão, trato urinário
    - Hemorragia
    - Tromboflebite (coágulos sanguíneos)
    - Deiscência na ferida
    - Lesão na bexiga ou no intestino
    - Lesão fetal devido à cirurgia
    - Parto prematuro do feto causado por erro na idade gestacional

ALERTA DE ENFERMAGEM
Se for tentado o parto vaginal em uma mãe com história de cesariana, monitorar os fatores de risco para ruptura uterina durante o trabalho de parto, como: cicatriz vertical, três ou mais cicatrizes de cesariana, trigêmeos ou mais, ou feto muito grande, com peso de 4,5 kg ou mais.

◐ Ver o Capítulo 11 sobre cuidado pós-parto para medidas adicionais de cuidado materno após o parto, e o Capítulo 12 sobre o cuidado do recém-nascido para as medidas necessárias ao neonato.

CONCLUSÃO

◐ O início e a evolução do trabalho de parto têm sido explicados por várias teorias ou hipóteses, incluindo as seguintes:
- Produção da prostaglandina com a estimulação do trabalho de parto.
- Hipótese da retirada da progesterona, indicando que a sua falta para o relaxamento do útero resulta em contrações uterinas.
- Níveis de hormônio liberador da corticotropina (CRH) aumentam e estimulam as prostaglandinas, resultando em estimulação das contrações uterinas.

◐ O trabalho de parto envolve uma combinação de fatores que influenciam a transição da primeira contração até o nascimento. Esses fatores incluem o passageiro (feto e placenta), a passagem (dilatação e apagamento cervical), a força (contrações e esforços da mãe), a posição materna (força da gravidade) e o impacto psicológico.

- As manobras de Leopold são uma série de palpações usadas para identificar a parte de apresentação fetal, a atitude, o plano e a descida, assim como a localização do foco cardíaco fetal.
- Sinais iniciais/premonitórios precedem o trabalho de parto, incluindo dor nas costas, contrações de Braxton-Hicks, insinuação, mudanças cervicais, sinal de sangue, rompimento da bolsa, perda de peso, indisposição gastrintestinal ou surto de energia.
- Durante o trabalho de parto, a parte de apresentação fetal passa do plano negativo para o encaixe na pelve (plano 0), para o plano positivo e, então, para a saída ao nascer.
- Os períodos do trabalho de parto incluem:
  - Primeiro período: do início do trabalho de parto até a dilatação cervical completa (10 cm) e o apagamento (100%) (**fases latente, ativa e de transição**)
  - Segundo período: da dilatação completa até o nascimento do feto através da flexão cefálica, rotação interna, extensão, restituição, rotação externa e expulsão
  - Terceiro período: expulsão da placenta – o lado brilhante fetal, de Schultze, ou o lado opaco materno, de Duncan, apresenta-se em primeiro lugar
  - Quarto período: período pós-parto imediato até a estabilização dos sinais vitais maternos
- A avaliação fetal deve revelar a FCF entre 110 e 160 bpm, com variabilidade e aceleração da FCF com a atividade. Bradicardia, taquicardia, ausência de variabilidade ou desacelerações tardias ou variáveis são indicações de sofrimento fetal.

VERIFICAÇÃO FINAL

1. **O que é um sinal de sofrimento materno durante o trabalho de parto?**
   a) Contrações uterinas menos frequentes e menos intensas.
   b) Relaxamento uterino entre contrações de 50 segundos de duração.
   c) Frequência cardíaca de 90 a 100 batimentos por minuto durante o trabalho de parto.
   d) Relato de necessidade de evacuar.

2. **Que alteração, teoricamente, estimula o início do trabalho de parto?**
   a) Diminuição da produção de prostaglandinas.
   b) Níveis elevados de hormônio liberador da corticotropina (CRH).
   c) Aumento da produção de progesterona.
   d) Retirada da ocitocina, fator ativador da plaqueta e estrogênio.

3. **Patrícia Nealy é admitida à maternidade para uma cesariana programada. Por que o enfermeiro ensinaria os exercícios de respiração profunda como parte da preparação pré-operatória?**
   a) Para prevenir a formação de muco nos alvéolos dos pulmões.
   b) Para evitar a contração dos músculos do diafragma.
   c) Para promover a involução uterina durante a cirurgia.
   d) Para estimular a absorção do edema pulmonar.

VERIFICAÇÃO FINAL

4. **Se o enfermeiro verificar frequência cardíaca fetal (FCF) de 90 bpm durante a fase ativa do trabalho de parto, que ação seria adequada?**
   a) Estimular a mãe a relaxar e verificar novamente depois de 15 minutos.
   b) Auxiliar a mãe a levantar-se e andar para estimular o feto.
   c) Aplicar oxigênio conforme indicado e notificar o profissional de saúde responsável.
   d) Continuar o mesmo padrão de monitoramento da FCF e dos sinais vitais maternos.

5. **Durante a fase de transição do trabalho de parto o que o enfermeiro espera observar?**
   a) A mãe está calma e com desconforto mínimo.
   b) A FCF é minimamente afetada pelas contrações.
   c) O acompanhante está instruindo a mãe a realizar respirações ofegantes.
   d) São observados intervalos de 6 a 10 minutos entre as contrações.

6. **Qual seria a intervenção de enfermagem apropriada para o cuidado fetal durante o trabalho de parto?**
   a) Monitorar a FCF a cada 30 minutos para a gestação de alto risco.
   b) Manter a mãe na posição supina para promover a circulação fetal.
   c) Relatar o achado de FCF acima de 110 e abaixo de 160 batimentos por minuto.
   d) Administrar oxigênio para a mãe se a variabilidade da FCF estiver reduzida.

7. **Que sinal causaria a maior preocupação se observado pelo enfermeiro?**
   a) Irritabilidade materna durante a fase de transição do trabalho de parto.
   b) Líquido amniótico de cor verde-amarronzada.
   c) FCF variável e aumentada com as contrações.
   d) Contrações de 40 segundos de duração na fase ativa do trabalho de parto.

8. **Qual é o plano apropriado para o exame de toque vaginal durante o trabalho de parto?**
   a) Avaliar a dilatação e o apagamento cervical a cada 30 minutos quando o trabalho de parto começar.
   b) Avaliar o amadurecimento cervical a cada 30 minutos durante a fase latente.
   c) Examinar a mãe durante o pico da contração para determinar o impacto sobre a cérvice.
   d) Realizar diversos exames vaginais esterilizados durante a fase de transição do trabalho de parto.

9. **Que fatores indicam a necessidade de uma cesariana de emergência?**
   a) Falta de progresso no trabalho de parto
   b) Sofrimento cardíaco materno
   c) Sofrimento fetal
   d) Todos as respostas anteriores
   e) Apenas b e c

? VERIFICAÇÃO FINAL

10. O cuidado de enfermagem após a cesariana envolve quais medidas?
    a) Cuidado da incisão da episiotomia.
    b) Monitoramento do amadurecimento cervical.
    c) Incentivo à respiração profunda e à tosse.
    d) Infusão de ocitocina para promover a eliminação da placenta.

RESPOSTAS

Verificação de rotina 1
1. b
2. SAD

Verificação de rotina 2
1. c
2. Encaixamento...zero/0

Verificação final
1. a   2. b   3. a   4. c   5. c
6. d   7. b   8. d   9. d   10. c

capítulo 11

Cuidados no pós-parto

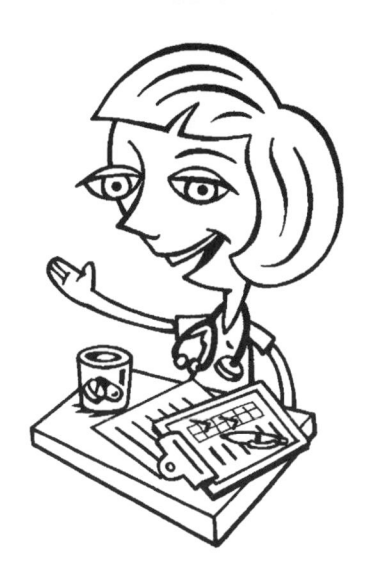

Objetivos
Ao final deste capítulo, o estudante será capaz de:

1. Identificar as prioridades do cuidado materno durante o quarto período do trabalho de parto.
2. Descrever as mudanças anatômicas, fisiológicas e psicológicas que ocorrem durante o período pós-parto.
3. Identificar as características da involução uterina e diferenciar fluxos de lóquios.
4. Discutir as intervenções para prevenir a infecção e o sangramento excessivo, promover os padrões urinário e intestinal normais e o cuidado das mamas das mulheres que amamentam ou alimentam com a mamadeira.
5. Discutir o ensino para a alta e o cuidado domiciliar pós-parto.
6. Identificar causas, sinais e sintomas, possíveis complicações e manejo médico e de enfermagem da hemorragia pós-parto.
7. Explicar as causas da infecção pós-parto e resumir a investigação e o cuidado das mulheres com infecção pós-parto.
8. Descrever os distúrbios tromboembólicos, incluindo incidência, etiologia, manifestações clínicas e manejo.
9. Abordar as complicações emocionais pós-parto, incluindo incidência, fatores de risco, sinais e sintomas e manejo.

PALAVRAS-CHAVE

Atonia uterina
Choque hemorrágico (hipovolêmico)
Coagulação intravascular disseminada (CIVD)
Depressão pós-parto
Diástase dos músculos retos abdominais
Dor pós-parto
Embolia
Embolia pulmonar
Endometrite
Hematoma
Hemorragia pós-parto
Infecção puerperal
Ingurgitamento
Involução
Lóquios
Lóquios brancos
Lóquios rubros
Lóquios serosos
Mastite
Oscilações de humor
Puerpério
Quarto período do trabalho de parto
Sinal de Homan
Subinvolução
Trombo
Tromboflebite

VISÃO GERAL

O período pós-parto é considerado as seis primeiras semanas após o nascimento do bebê e o retorno dos órgãos reprodutores maternos ao seu estado pré-gestacional normal. Este período é, às vezes, denominado de quarto trimestre da gestação ou **puerpério**. Durante o período pós-parto, a mãe apresentará inúmeras mudanças fisiológicas e psicossociais enquanto o corpo retorna ao estado pré-gestacional. A gestação e o parto são funções naturais das quais a maioria das mulheres recupera-se sem complicações. No entanto, existem algumas complicações fisiológicas e psicológicas que podem ocorrer durante o período pós-parto. A primeira parte deste capítulo focaliza as mudanças anatômicas, fisiológicas e psicológicas que ocorrem na mãe durante esse período. A segunda parte do capítulo enfoca as complicações pós-parto, como a hemorragia, a subinvolução do útero, o choque, a infecção, os distúrbios tromboembólicos e as complicações psicológicas.

O QUARTO PERÍODO DO TRABALHO DE PARTO

As primeiras duas horas após o nascimento do bebê são consideradas o **quarto período do trabalho de parto**. O quarto período é uma etapa fundamental para a mãe e para o recém-nascido:

- Os dois estão se recuperando do processo físico do nascimento.
- Os órgãos maternos começam o reajuste inicial ao estado pré-gestacional e as funções dos sistemas corporais iniciam a estabilização.
- A investigação de enfermagem é crítica durante essa fase. Todos os parâmetros vitais, como o pulso, as respirações, a saturação de oxigênio, a pressão sanguínea, o fluxo de lóquios, o nível de consciência, a consistência e a posição uterina, a movimentação e a sensibilidade (nível de atividade), o

períneo e a cor da pele são investigados de 15 em 15 minutos durante a primeira hora. A temperatura é verificada durante a observação inicial e no final da primeira hora.

RECUPERAÇÃO PÓS-ANESTÉSICA

As mulheres submetidas à cesariana ou as que foram anestesiadas exigem avaliação na sala de recuperação pós-anestésica ou na sala de recuperação obstétrica.

- O escore de recuperação pós-anestésica* exigido será usado para avaliar a condição da mãe para ser liberada desse setor. Os itens do escore incluem a atividade motora, o nível de consciência, a frequência respiratória, a pressão arterial e a coloração da pele.
- A atividade da mãe, as respirações, a pressão sanguínea, o nível de consciência, a cor da pele e a temperatura são verificadas a cada 15 minutos durante as primeiras duas horas.
- A mulher submetida à cesariana ou à anestesia regional para o parto vaginal exige atenção especial durante o período de recuperação. A mãe recebe alta da sala de recuperação quando estiver estável.
- O relatório de transferência inclui informações dos registros de admissão, do parto e da recuperação.
  - O relatório deve incluir:
    - Nome e idade
    - Médico
    - Número de gestações e paridade
    - Anestésico usado, medicamentos administrados
    - Duração do trabalho de parto
    - Tipo de parto, qualquer reparação cirúrgica
    - Tipo sanguíneo e Rh, situação da rubéola
    - Investigação dos sinais vitais e resumo dos achados
    - Condições do fundo uterino, períneo e bexiga
    - Informação relacionada com o sexo, o peso do bebê e o método de alimentação preferido

MUDANÇAS FISIOLÓGICAS DO SISTEMA REPRODUTIVO

Involução uterina e descida do fundo uterino

A involução refere-se à redução do tamanho do útero após o parto e seu retorno ao estado pré-gestacional. O processo de involução começa imediatamente após a eliminação da placenta, quando as fibras musculares uterinas contraem-se:

---

* N. de R.T.: Este escore foi elaborado por Aldrete e Kroulik em 1970, e a validade para uso no Brasil por Cunha e Peniche, em 2007.

- As contrações do músculo uterino comprimem os vasos sanguíneos e controlam o sangramento.
- A ocitocina é liberada da glândula hipófise para fortalecer e coordenar as contrações uterinas.
- Para garantir que o útero permaneça firme e bem contraído durante as primeiras horas após o parto, a ocitocina exógena é geralmente administrada por via endovenosa ou intramuscular, logo após a expulsão da placenta.
- É essencial monitorar a mãe rigorosamente durante as primeiras horas pós-parto para detectar qualquer sinal de hemorragia e prevenir o choque hipovolêmico.

O útero sofre uma rápida redução de tamanho e peso. No início do quarto período do trabalho de parto, o útero está localizado na linha média e pode ser palpado entre a sínfise púbica e o umbigo:

- O útero pesa aproximadamente 1 kg imediatamente após o parto.
- Através do processo de catabolismo celular, o tamanho das células individuais no útero é reduzido, causando a diminuição no seu tamanho.
- 12 horas após o parto, o fundo pode estar aproximadamente 1 cm acima do umbigo e continua a descer aproximadamente 1 cm ou a largura de um dedo por dia.
- Durante a primeira semana, o útero diminui para a metade do seu tamanho e, duas semanas pós-parto, o útero pesa aproximadamente 340 g.
- O local da placenta cicatriza por um processo de esfoliação, deixando o revestimento uterino livre de cicatriz.

Todo o período de seis semanas pós-parto é necessário para completar a involução uterina.

Investigação do fundo uterino, observações e intervenções

- Explicar o procedimento.
- Certificar-se de que a bexiga está vazia.
- Fazer com que a paciente assuma a posição supina com os joelhos ligeiramente flexionados.
- Colocar as luvas e posicionar um absorvente perineal para observar os lóquios eliminados enquanto o útero é massageado.
- Colocar uma das mãos acima da sínfise púbica para apoiar o segmento uterino inferior durante a palpação ou a massagem. Com a mão dominante, palpar o abdome até que o fundo uterino seja localizado. Determinar sua consistência.
- Se o fundo uterino for difícil de localizar ou macio, manter a posição da mão acima do púbis e usar a outra mão para massagear o útero, com a superfície plana dos dedos, até firmá-lo.
- Observar os lóquios e qualquer coágulo expelido.

- Documentar a consistência do útero (firme, firme com massagem ou relaxado).
- Documentar a altura uterina.

DOR NO PÓS-PARTO

As dores sentidas no pós-parto são geralmente cólicas causadas pelas contrações uterinas intermitentes. A dor pode ser maior nas multíparas do que nas mães primíparas devido ao estiramento repetido das fibras musculares. O uso de medicamentos contendo ocitocina exógena e a amamentação intensificam a dor, pois ambos aumentam as contrações uterinas. As investigações e as intervenções exigidas incluem:

- Investigar a dor usando uma escala padronizada (escala das expressões faciais ou escala numérica).
- Administrar analgésicos conforme prescrito.
- Posicionar a paciente em pronação, com um pequeno travesseiro sob o abdome, para ajudar a manter o útero contraído e auxiliar no alívio da dor.

LÓQUIOS

A secreção vaginal durante o puerpério, consistindo de sangue, tecido e muco, comumente chamada de **lóquios**, tem inicialmente a cor vermelho vivo e, mais tarde, transforma-se em um vermelho rosado ou amarronzado. Pode conter pequenos coágulos. Nas primeiras horas após o parto, a secreção uterina é similar a uma menstruação abundante. A cor vermelha dos lóquios e sua quantidade diminui ao longo do período pós-parto, terminando geralmente 4 a 6 semanas após parto. O fluxo de lóquios é escasso nos partos cesáreos. O fluxo aumenta com a amamentação e a deambulação. O fluxo de lóquios costuma ser mais forte quando a mãe levanta-se da cama, devido ao depósito de sangue na vagina durante os períodos de repouso. O enfermeiro deve investigar a quantidade, o tipo e as características dos lóquios.

ALERTA DE ENFERMAGEM
Nem todo o sangramento vaginal pós-parto consiste em lóquios; o sangramento vaginal após o parto também pode ser causado por lacerações vaginais ou cervicais. A Tabela 11.1 resume as características normais e anormais da perda uterina.

O registro da quantidade de lóquios no absorvente, a cada hora, é um método usado para a investigação (Fig. 11.1). As instituições diferem quanto aos termos para a medição da quantidade de perda uterina, por isso revise as normas do serviço.

TABELA 11.1
Características dos lóquios

Tipo	Período de tempo	Normal	Anormal
Lóquios rubros	1 a 3 dias	Fluxo vaginal vermelho consistindo principalmente de sangue; pequenos coágulos; odor de carne	Mau cheiro; coágulos grandes; absorvente saturado
Lóquios serosos	4 a 10 dias	Serosos; róseos ou amarronzados, aquosos; diminuição do fluxo	Cor vermelha contínua ou recorrente; secreção excessiva; mau cheiro
Lóquios brancos	11 dias a seis semanas	Branco cremoso; amarelo claro, quantidade diminuída	Lóquios rubros recorrentes; lóquios serosos contínuos; mau cheiro

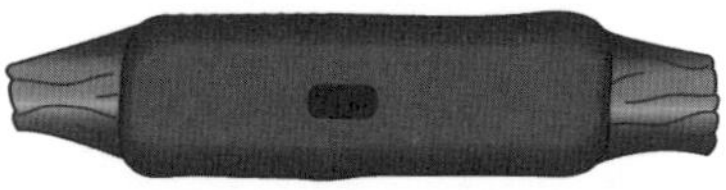

Escassos: mancha de cinco cm (10 mL)

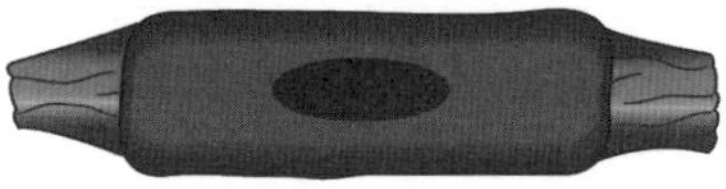

Pequenos: mancha de 10 cm (10 a 25 mL)

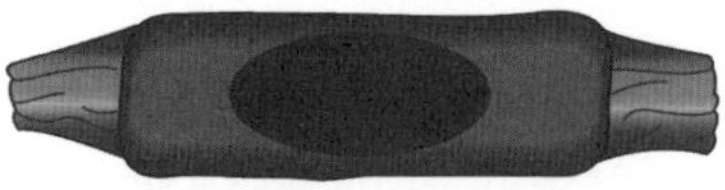

Moderados: mancha de 14 cm (25 a 50 mL)

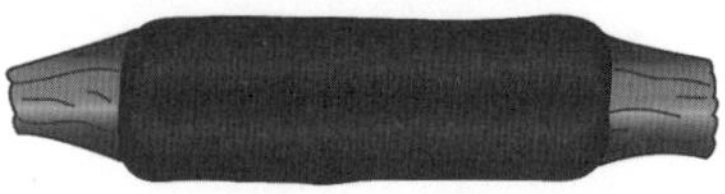

Grandes: mancha > 14 cm (50 a 80 mL)

FIGURA 11.1 Orientações para a avaliação da quantidade de lóquios no absorvente.

CÉRVICE

Após o parto a cérvice é uma abertura disforme, ampla o suficiente para inserir uma das mãos. A abertura larga permite o exame manual do útero e a extração manual da placenta, se necessário. Na primeira semana pós-parto a abertura do orifício externo tem aproximadamente a largura de um lápis.

VAGINA E PERÍNEO

A vagina geralmente tem a aparência distendida, edemaciada e arroxeada e a abertura vaginal alarga-se quando há aumento da pressão intra-abdominal. Na terceira semana pós-parto a mucosa vaginal cicatriza.

Após o parto, o períneo fica edemaciado. O períneo pode ter sido lacerado durante o parto ou uma incisão cirúrgica (episiotomia) ter sido realizada. Embora a laceração ou a episiotomia sejam pequenas, a incisão nessa área pode causar desconforto considerável. As hemorroidas talvez ocorram durante gestação e parto.

Intervenções de enfermagem para o alívio do desconforto no períneo

- Usar a técnica asséptica e colocar luvas para o cuidado ao períneo.
- Orientar a técnica apropriada para o cuidado ao períneo (limpar da frente para trás).
- Orientar a mãe a realizar banhos de assento.
- Instruir a mãe sobre o uso de anestésico tópico e absorventes adstringentes, se necessário.
- Investigar o nível de dor e administrar analgésicos, se necessário.

✓ Verificação de rotina 1

1. Quais são as prioridades para o cuidado durante o quarto período do trabalho de parto?

    Resposta:
    _____
    _____

2. O processo no qual o útero retorna ao estado não grávido após o parto é conhecido como _____ .

    Resposta: _____

3. Quais são as características definidoras dos lóquios rubro, seroso e branco?

    Resposta:
    _____
    _____

4. Listar as intervenções para o alívio do desconforto perineal após o parto.

    Resposta:
    _____
    _____

SISTEMA CARDIOVASCULAR

O sistema cardiovascular sofre grandes mudanças durante a gestação (Tab. 11.2). Durante a gestação, ocorre um aumento de aproximadamente 40 a 50% no volume de sangue circulante (hipervolemia), o que permite que a mãe tolere uma perda significativa de sangue no parto sem efeitos adversos. Muitas mulheres perdem, no mínimo, 400 a 500 mL de sangue durante o parto vaginal e aproximadamente o dobro durante a cesariana.

Durante as primeiras 72 horas após o parto, existe redução maior do volume de plasma do que no número de células sanguíneas. Isso resulta em elevação dos níveis de hematócrito e hemoglobina em torno do sétimo dia após o parto. Não ocorre aumento na destruição de glóbulos vermelhos durante o puerpério, mas qualquer excesso desaparecerá, gradualmente, de acordo com o ciclo de vida dessas células. O momento exato em que o volume de glóbulos vermelhos volta aos valores pré-gestacionais não é conhecido, mas está dentro dos limites normais quando medido oito semanas após o parto.

TABELA 11.2
Mudanças no sistema cardiovascular

Débito cardíaco	Aumento inicial no débito cardíaco pós-parto. O aumento é causado pelos seguintes fatores: • Aumento do fluxo de sangue de volta ao coração pela eliminação da placenta, que desvia de 500 a 750 mL do fluxo de sangue para a circulação sistêmica materna • Diminuição rápida do tamanho do útero, reduzindo a pressão sobre os vasos • Movimento do excesso de líquido extracelular para o compartimento vascular
Volume de plasma	Aumento inicial no volume de plasma pós-parto. O corpo elimina o excesso de volume através dos seguintes mecanismos: • Diurese (aumento da excreção de urina) em que a eliminação urinária diária pode chegar a 3.000 mL durante os primeiros cinco dias (Blackburn, 2003)
Coagulação	Os fatores de coagulação aumentam durante a gestação para reduzir o risco de hemorragia pós-parto. Eles permanecem elevados por até quatro semanas pós-parto. Isso coloca a mãe em risco para a formação de trombos.
Valores sanguíneos	• Os níveis de hemoglobina e hematócrito são difíceis de interpretar durante os primeiros três dias após o parto devido à remobilização e à excreção rápida do excesso de líquidos orgânicos. Os níveis de hemoglobina e hematócrito geralmente atingem os níveis pré-gestacionais em 4 a 8 semanas pós-parto. Nas primeiras 72 horas pós-parto, há um aumento na perda de plasma que resulta em hemoconcentração temporária. Os valores normais do plasma (30 a 45 mL/kg) voltam em 2 a 4 semanas pós-parto • A leucocitose ocorre imediatamente após o parto, com a contagem de leucócitos aumentando até 16.000/mm^3. O nível de leucócitos retorna ao normal (5.000 a 10.000/ mm^3) em 10 dias.

SISTEMA GASTRINTESTINAL

A digestão torna-se ativa logo após o parto. Frequentemente, a mãe tem fome e sede após o parto devido à grande quantidade de energia gasta durante o processo e o período prolongado sem ingerir água ou alimento. Os líquidos transparentes são oferecidos antes dos alimentos sólidos. A dieta pode avançar conforme tolerada. A constipação é, geralmente, um problema durante o período pós-parto devido ao seguinte:

1. Redução do peristaltismo causada pelos efeitos relaxantes remanescentes da progesterona
2. Estiramento dos músculos abdominais, que tornam difícil o esforço para expelir as fezes
3. Edema e dor no períneo e hemorroidas
4. Medo da dor

Se foi realizada uma episiotomia, pode ser prescrito um amaciante das fezes ou laxante para evitar o desconforto do esforço. A evacuação é esperada 2 a 3 dias após o parto. A mãe é estimulada a aumentar a ingestão de líquidos e a deambular regularmente todos os dias.

SISTEMA URINÁRIO

Durante a gestação a bexiga tem capacidade maior e tônus muscular diminuído. Além disso, durante o parto, a uretra, a bexiga e o tecido em torno do meato urinário podem se tornar edemaciados e traumatizados. A micção também é prejudicada pelos medicamentos anestésicos. A percepção diminuída da necessidade de urinar pode resultar em menor sensibilidade à pressão do líquido e a mulher pode não sentir a urgência de urinar. Isso é importante lembrar, pois a bexiga enche-se rapidamente em consequência dos líquidos endovenosos administrados durante o trabalho de parto e o processo de diurese posterior ao parto. A retenção urinária e a superdistensão da bexiga podem levar à infecção do trato urinário e à hemorragia pós-parto. Com a distensão da bexiga, o útero é deslocado (seguidamente para um lado, geralmente o direito) e tem sua capacidade de contração reduzida. Quando o útero deixa de se contrair, os vasos sanguíneos ficam livres para sangrar. Por esse motivo, é importante que o enfermeiro monitore a mulher quanto à micção e à distensão da bexiga.

Sinais e sintomas de distensão da bexiga

- Fundo uterino está acima do umbigo.
- Fundo uterino está deslocado da linha média.
- Abaulamento da bexiga acima da sínfise púbica.
- Miccção frequente de menos de 150 mL.

- Aumento ou excesso de lóquios.
- Sensibilidade sobre a bexiga.

Intervenções de enfermagem

- Para promover a micção, fazer com que a paciente sente-se na posição vertical.
- Deixar correr água morna sobre as mãos da mulher.
- Derramar água sobre o períneo para estimular a micção. É fácil, não invasivo e deve ser tentado desde o início.
- O enfermeiro pode tentar óleo de menta, pois ele libera vapores que talvez relaxem os músculos necessários.
- Administrar analgésico se o processo de micção parecer doloroso para a mãe, o que pode interferir em sua habilidade para urinar.
- A inserção de uma sonda vesical é invasiva e deve ser a última intervenção a ser cogitada.

SISTEMA MUSCULOESQUELÉTICO

Músculos e articulações

Durante os primeiros dias após o parto, muitas mulheres apresentam fadiga e dor muscular. Com a eliminação da placenta, o efeito da progesterona sobre o tônus muscular é removido. Por isso, o tônus muscular começa a ser restaurado no corpo. Os músculos abdominais, incluindo os retos abdominais, podem estar separados – **diástase dos retos abdominais** (Fig. 11.2). Exercícios específicos podem fortalecer a parede abdominal. As mulheres necessitam ser avisadas de que com dieta apropriada, exercício e repouso o tônus muscular abdominal é readquirido mais rapidamente. A postura correta e a boa mecânica corporal são essenciais para ajudar a aliviar a dor lombar baixa. Incentivar

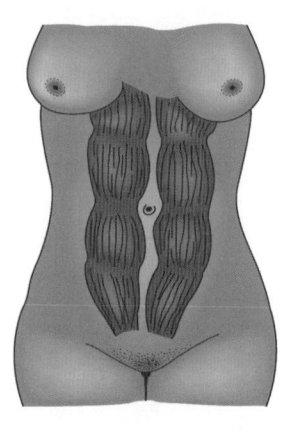

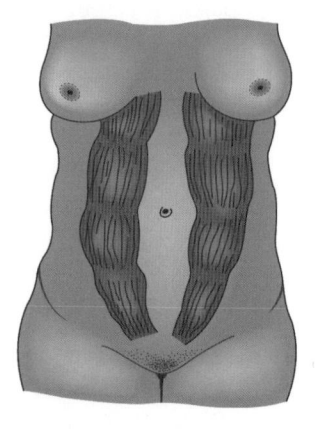

FIGURA 11.2 A diástase dos retos abdominais ocorre com a separação dos músculos longitudinais do abdome durante a gestação.

os exercícios de Kegel para ajudar o músculo pubococcígeo (músculo que auxilia o controle intestinal e urinário) a retomar o funcionamento normal.

SISTEMA TEGUMENTAR

Logo após o parto os níveis hormonais começam a diminuir e a pele retorna, gradualmente, ao estado pré-gestacional. Os níveis do hormônio estimulador do melanócito (MSH), do estrogênio e da progesterona, que causam a hiperpigmentação durante a gestação, diminuem rapidamente após o parto. As estrias gravídicas que se desenvolvem sobre o abdome, coxas e mamas diminuem de forma gradual.

SISTEMA NEUROLÓGICO

As mudanças neurológicas durante o período pós-parto resultam da reversão das adaptações maternas à gestação e do trauma do processo de parto. A dormência e o formigamento periódico dos dedos das mãos, que perturbam 5% das gestantes, desaparecem geralmente após o parto, exceto quando o ato de levantar e carregar o bebê agravar a condição. As cefaleias pós-parto exigem investigação cuidadosa, pois podem resultar de uma série de condições, incluindo a hipertensão gestacional, o estresse e o vazamento do líquido cerebrospinal provocado pela colocação da agulha na anestesia epidural ou espinal (Lowdermilk, Perry, Alden, Cashion e Corbett, 2006).

SISTEMA ENDÓCRINO

Os níveis de estrogênio e progesterona diminuem após a expulsão da placenta. Se a mãe estiver alimentando com a mamadeira, os níveis de estrogênio começam a se elevar para níveis foliculares aproximadamente 2 a 3 semanas após o parto, permitindo o retorno da menstruação. Os níveis de estrogênio e progesterona pré-gestacionais retornam mais lentamente nas mulheres que amamentam. A lactação é iniciada conforme o aumento dos níveis de prolactina e com o estímulo da amamentação o nível de prolactina eleva-se ainda mais. Nas mulheres não lactantes, o nível de prolactina declina e atinge o nível pré-gestacional duas semanas após o parto. A queda extrema nos hormônios no sistema endócrino permite a ocorrência de dois eventos significativos: a lactação (excreção de leite), que começa com a sucção do recém-nascido, e o retorno do funcionamento do ciclo menstrual.

LACTAÇÃO

Após o parto, o estrogênio, a progesterona e o lactogênio placentário humano (hPL) (todos agentes inibidores da prolactina) diminuem rapidamente, causando o aumento rápido na secreção da prolactina.

- Uma vez estabelecida a lactação, a sucção é o estímulo mais importante para a manutenção da produção e da ejeção de leite.
- A prolactina promove a produção de leite, estimulando as células alveolares da mama.
- A ocitocina, secretada pela hipófise posterior, desencadeia a ejeção de leite quando o recém-nascido suga. A ocitocina também estimula as contrações uterinas sentidas pela mãe no pós-parto.
- No terceiro dia pós-parto o efeito da prolactina sobre o tecido mamário está aparente, e o hormônio está presente em quantidade suficiente para causar ingurgitamento da mama.
- As mamas tornam-se distendidas, firmes, sensíveis e quentes. O leite que é fino e azulado começa, então, a substituir o colostro.
- Se a mãe não desejar amamentar seu recém-nascido, deve evitar qualquer estímulo da mama, incluindo a sucção do recém-nascido, a expressão das mamas e a ducha de água quente sobre as mamas durante o banho de chuveiro.
- Os níveis da prolactina caem rapidamente. A palpação da mama no segundo ou terceiro dia provavelmente revelará ingurgitamento – as mamas tornam-se distendidas (cheias), firmes, sensíveis e quentes ao toque devido à vasocongestão.
- O **ingurgitamento** mamário é causado, inicialmente, pela congestão temporária das veias e vasos linfáticos, não pelo acúmulo de leite.
- O ingurgitamento resolve-se espontaneamente e o desconforto geralmente diminui em 24 a 36 horas. Um sutiã ajustado, de apoio, usado durante 72 horas, bolsas de gelo e analgésicos leves podem ser usados para aliviar o desconforto das mamas.
- Se a sucção nunca foi iniciada e a estimulação do mamilo foi evitada, a lactação cessa em 3 a 7 dias.

RETOMADA DA OVULAÇÃO E DA MENSTRUAÇÃO

- A maioria das mães não lactantes retoma a menstruação em 7 a 9 semanas após o parto. A amamentação posterga o retorno da ovulação e da menstruação.
- A ovulação pode retornar em 4 a 6 semanas nas mulheres não lactantes e em até 6 meses nas lactantes.
- Algumas mulheres lactantes não menstruam enquanto amamentam seus bebês ao menos 10 a 12 vezes em um período de 24 horas.
- O primeiro fluxo menstrual é frequentemente maior do que o normal tanto para a mãe que amamenta quanto para a que não amamenta.
- A mulher deve ser avisada de que é possível ovular e engravidar antes que os períodos menstruais estejam restabelecidos.

ALERTA DE ENFERMAGEM

Salientar para a mãe que a amamentação não é um método anticoncepcional efetivo. A mulher deve ser estimulada a discutir o planejamento familiar com seu profissional de saúde.

PERDA DE PESO

Após o parto o peso da mãe diminui aproximadamente 5 a 6 kg. Essa perda de peso está associada com a remoção do feto, da placenta e do líquido amniótico. Mais 2,5 kg são perdidos durante o período pós-parto imediato em consequência da diurese e da diaforese. Durante a gestação, o corpo da gestante estoca 3 a 5 kg de tecido adiposo visando às exigências de energia para o trabalho de parto e a amamentação. A mãe lactante usa essa reserva, gradualmente, durante os primeiros seis meses e com frequência retorna ao seu peso pré-gestacional aproximado. Algumas mulheres tendem a reter parte do excesso de peso ganho durante a gestação. Por isso, elas são incentivadas a realizar exercícios pós-parto para perder o excesso de peso e aumentar a força e o tônus de vários músculos do corpo. O exercício aeróbio não tem efeitos adversos sobre a amamentação.

MUDANÇAS PSICOLÓGICAS

As **oscilações de humor** (tristeza pós-parto) são comuns durante o período pós-parto. O rápido declínio dos hormônios, como a progesterona e o estrogênio, é considerado um contribuinte para a perturbação emocional. Outros fatores relacionados com as reações emocionais são o conflito sobre o papel materno e a insegurança pessoal. As mulheres com problemas econômicos ou familiares geralmente demonstram mais estresse em resposta à maternidade. Além disso, as perdas fetais anteriores ou o fracasso gestacional contribuem para os problemas emocionais pós-parto. Os desconfortos físicos, como períneo dolorido, dor pós-parto, ingurgitamento das mamas e fadiga, colaboram para as reações negativas no pós-parto e devem ser imediatamente manejados para promover o conforto nessa fase.

CUIDADOS DE ROTINA PÓS-PARTO

Proporcionar cuidado seguro e efetivo para a nova mãe e o bebê pode ser um desafio para muitos enfermeiros da maternidade. As investigações pós-parto começam durante o quarto período do trabalho de parto e se completam com a alta hospitalar (Tab. 11.3).

✓ Verificação de rotina 2

1. Por que a mãe está em risco para constipação? Que intervenções podem ser usadas para eliminar a constipação?

   Resposta:
   _____
   _____

2. Quais são as complicações associadas com a retenção urinária?

   Resposta:
   _____
   _____

3. Que intervenções são usadas para aumentar o tônus do músculo pubococcígeo?

   Resposta:
   _____
   _____

4. Quais são as alterações esperadas no sistema cardiovascular no pós-parto?

   Resposta:
   _____
   _____

5. Que fatores aumentam o risco de tristeza pós-parto?

   Resposta:
   _____
   _____

CRITÉRIOS PARA A ALTA HOSPITALAR

A maioria das mães deixa o hospital quando começa a se recuperar do parto e ainda está aprendendo como cuidar de si e do recém-nascido. O enfermeiro deve confirmar que a mãe e o acompanhante tenham entendido as orientações para a alta. Os critérios para a alta incluem:

- A mãe não apresenta complicações e os sinais vitais, os lóquios, o fundo uterino, a eliminação urinária, as incisões, a deambulação, a capacidade de comer e beber e o estado emocional estão dentro dos parâmetros normais.

TABELA 11.3
Avaliação e cuidado pós-parto

Avaliação	Primeiras 8 horas pós-parto	8 a 24 horas pós-parto	24 a 48 horas pós-parto
Sinais vitais	Temperatura (T), frequência cardíaca (FC), respiração (R) e pressão sanguínea (PS) Primeira hora: a cada 15 minutos Segunda hora: a cada 30 minutos Terceira a oitava horas: a cada 4 horas Monitorar para hipotensão e taquicardia. Observação: Após a avaliação inicial da temperatura, excluir a temperatura das verificações a cada 15 minutos	A cada 4 horas: T, P, R, PS Monitorar para hipotensão e taquicardia FC elevada pode ser sinal de infecção, dor, perda de sangue ou doença cardíaca.	A cada 8 horas: continuar a avaliação.
Cor da pele	Avaliar a cor da pele, das unhas e da cavidade oral quanto a anormalidades. Primeira hora: a cada 15 minutos Segunda hora: a cada 30 minutos Terceira a oitava horas: a cada 4 horas	A cada 4 horas: Avaliar a cor da pele, das unhas e da cavidade oral quanto a anormalidades.	A cada 8 horas: continuar a avaliação.
Avaliação do fundo uterino	Verificar a localização e o tônus. Certificar-se de que a bexiga está vazia. Se o útero estiver macio ou relaxado, realizar a massagem do útero. Investigar os lóquios em cada massagem. Não massagear o útero se estiver firme. Primeira hora: a cada 15 minutos Segunda hora: a cada 30 minutos Terceira a oitava horas: a cada 4 horas	A cada 4 horas: Verificar a localização e o tônus. Certificar-se de que a bexiga está vazia. Se o útero estiver macio ou relaxado, realizar a massagem do útero. Verificar os lóquios em cada massagem.	A cada 8 horas: continuar a avaliação e as intervenções de enfermagem.

(*continua*)

TABELA 11.3
Avaliação e cuidado pós-parto (*continuação*)

Avaliação	Primeiras 8 horas pós-parto	8 a 24 horas pós-parto	24 a 48 horas pós-parto
Lóquios	Avaliar a cor, a quantidade, o odor e os coágulos no absorvente. Primeira hora: a cada 15 minutos. Segunda hora: a cada 30 minutos. Terceira a oitava horas: a cada 4 horas	A cada 4 horas: avaliar a cor, a quantidade, o odor e os coágulos no absorvente.	A cada 8 horas: continuar a avaliação.
Avaliação da bexiga e eliminação urinária	Avaliar a quantidade eliminada, a frequência e o desconforto. Primeira hora: a cada 30 minutos. Segunda hora: a cada hora. Terceira a oitava horas: a cada 4 horas	A cada 4 horas: avaliar a quantidade da eliminação, a frequência e o desconforto.	A cada 8 horas: continuar a avaliação.
Períneo	Avaliar vermelhidão, edema, equimose ou eliminação. Se houver episiotomia, avaliar as bordas da incisão. Primeira hora: a cada 30 minutos. Segunda hora: a cada hora. Terceira a oitava horas: a cada 8 horas. Providenciar bolsa de gelo nas primeiras 2 horas para o edema do períneo. Depois, usar lâmpada de calor, banho de assento, adstringentes, analgésico tópico e medicação para a dor, como prescrito. Administrar amaciantes de fezes, se necessário. Estimular a ingestão de líquido e fibras para diminuir a constipação	A cada 8 horas: avaliar vermelhidão, edema, equimose ou eliminação. Se houver epissotomia, avaliar as bordas da incisão. Usar intervenções de enfermagem apropriadas para aliviar o desconforto. Administrar amaciantes de fezes, se necessário. Estimular a ingestão de líquidos e fibras para diminuir a constipação.	A cada 8 horas: continuar a avaliação. Usar intervenções de enfermagem apropriadas para aliviar o desconforto. Administrar amaciantes de fezes, se necessário.

(*continua*)

TABELA 11.3
Avaliação e cuidado pós-parto (*continuação*)

Avaliação	Primeiras 8 horas pós-parto	8 a 24 horas pós-parto	24 a 48 horas pós-parto
Nível de atividade	Primeira e segunda hora: repouso no leito. Terceira a oitava horas: orientar e auxiliar a paciente a sentar-se e balançar as pernas na lateral da cama. Assegurar a estabilidade. Levantar-se da cama com assistência na primeira vez, depois levantar quando desejar.	Levantar-se quando desejar	Levantar-se quando desejar. Instruir sobre a respiração abdominal, levantar a cabeça e abdominais modificados.
Dor	**Avaliação da dor como quinto sinal vital.** Primeira hora: a cada 15 minutos. Segunda hora: a cada 30 minutos. Terceira a oitava hora: a cada 4 horas. Sempre avaliar a dor no intervalo apropriado após a administração dos analgésicos	A cada 4 horas e no intervalo apropriado após a administração de analgésicos.	A cada 4 horas e no intervalo apropriado após a administração de analgésicos.
Mamas	**Avaliar em cada turno: tamanho, simetria, formato, consistência e aparência do mamilo**	**Avaliar em cada turno**	**Avaliar em cada turno**
Fator Rh	Verificar os registros pré-natal e neonatal para determinar o tipo e o fator Rh e a necessidade da administração de Imunoglobulina Rh. Se a mãe for Rh negativo e o recém-nascido for Rh positivo, e a mãe não for sensibilizada, a imunoglobulina Rh(D) deve ser administrada até 72 horas após o parto.		

- Hemoglobina e hematócrito foram revistos, e a imunoglobulina foi administrada, se necessário.
- Orientações sobre autocuidados, sintomas normais e anormais pós-parto foram revisados com a mãe, que verbalizou o entendimento.
- A mãe demonstra disponibilidade para o cuidado dela mesma e do bebê.
- Foram revisadas as orientações sobre exercícios pós-parto, atividades e medidas para o alívio da dor.
- Foram tomadas providências para o cuidado pós-parto.
- As pessoas de apoio estão disponíveis para a mãe por pelo menos 2 a 3 dias após a alta.

Documentar o ensino e a avaliação do aprendizado durante a hospitalização e na alta.

COMPLICAÇÕES PÓS-PARTO

A gestação e o parto são funções naturais das quais a maioria das mulheres recupera-se sem complicações. No entanto, as complicações ocorrem e os enfermeiros devem ter conhecimento dos possíveis problemas, seus efeitos e seus regimes de tratamento.

Hemorragia pós-parto

O que houve de errado?

A **hemorragia pós-parto** é a causa mais comum de sangramento excessivo durante o ciclo reprodutivo. A hemorragia pós-parto é definida como a perda de mais de 500 mL de sangue após um parto vaginal não complicado, ou de 1.000 mL após a cesariana. Como a maioria das mulheres tem um aumento de 1 a 2 litros no volume de sangue durante a gestação, podem tolerar essa perda. A hemorragia pós-parto pode ocorrer precoce (nas primeiras 24 horas) ou tardiamente (entre 24 horas e seis semanas após o parto). O maior perigo, no entanto, são as primeiras 24 horas devido à grande área venosa exposta após a separação da placenta da parede uterina. As causas mais comuns de hemorragia pós-parto precoce são a **atonia uterina** e a laceração. A hemorragia pós-parto tardia é causada pela retenção de fragmentos placentários ou pela **subinvolução**.

Sinais e sintomas

- **Hipovolemia**: elevação da frequência cardíaca e respiratória para aumentar a circulação de glóbulos vermelhos oxigenados.
- Pele e mucosas estão pálidas, frias e úmidas.

- Fluxo de sangue para o cérebro diminui e a mãe torna-se inquieta, confusa, ansiosa e letárgica.

Intervenções de enfermagem

Um esforço conjunto da equipe de cuidado de saúde é necessário para prestar cuidados imediatos. O controle do choque hipovolêmico (volume de sangue reduzido) resultante da hemorragia pós-parto inclui:

- Reconhecimento da causa específica (de onde o sangue é proveniente)
- Interrupção da perda sanguínea
- Infusão de líquidos endovenosos para manter o volume circulante
- Monitoramento dos sinais vitais
- Fornecimento de oxigênio para aumentar a saturação dos glóbulos vermelhos
- Inserção de sonda de Foley para avaliar o funcionamento renal e a eliminação urinária

Hemorragia pós-parto precoce

Fatores de risco para a hemorragia pós-parto precoce

- Atonia uterina
- Superdistensão do útero
- Gestação multifetal
- Hidrâmnio
- Indução ou aceleração do trabalho de parto com ocitocina
- Lacerações
- Distensão da bexiga
- Coagulação intravascular disseminada
- Retenção de fragmentos placentários

Atonia uterina

O que houve de errado?

A **atonia uterina** (útero hipotônico) é a causa mais comum de hemorragia pós-parto precoce. A atonia uterina é a incapacidade da camada muscular intermediária, que tem fibras uterinas entrelaçadas formando um "oito", de contrair-se e permanecer contraída em torno dos vasos sanguíneos abertos. Sem essa contração, os vasos no local da implantação placentária não se fecham nem iniciam a cicatrização.

Os fatores mecânicos que contribuem para a incapacidade de contração dos músculos incluem retenção de fragmentos placentários ou grandes coágulos de sangue. A distensão uterina extrema pode causar a atonia do útero. A observação de um útero macio e relaxado, que pode estar localizado acima do umbigo, talvez seja outra evidência de que o sangramento é devido à atonia uterina. A distensão excessiva pode causar a falta de eficiência para a contração das células da musculatura lisa. A bexiga cheia também pode impedir a contração do útero (Fig. 11.3).

Fatores metabólicos podem contribuir para a atonia uterina. A exaustão muscular pode ocorrer pelo aumento do ácido lático. Como o cálcio é um importante regulador do tônus da musculatura lisa, ocorre hipocalcemia em alguns casos de atonia uterina. Os medicamentos têm efeitos importantes sobre o tônus uterino pós-parto. O sulfato de magnésio, administrado para prevenir convulsões ou como agente tocolítico, pode resultar em atonia uterina, prejudicando as propriedades mediadoras do cálcio no interior das células. Além disso, os bloqueadores do canal de cálcio, como a nifedipina, usados nas contrações uterinas prematuras, também podem inibir as contrações uterinas pós-parto.

Sinais e sintomas

- Fundo uterino de localização difícil
- Fundo uterino parecendo macio ou relaxado
- Útero que se torna firme com a massagem, mas perde seu tônus quando ela é interrompida
- Lóquios excessivos de cor vermelho vivo
- São expelidos coágulos excessivos

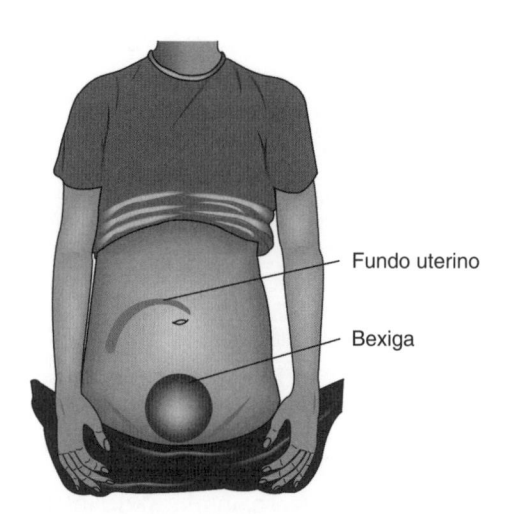

FIGURA 11.3 Sinais de hemorragia: bexiga distendida empurra o útero para cima e, geralmente, para um lado do abdome. O fundo uterino pode estar relaxado ou firme. Se não for esvaziada, a bexiga distendida pode provocar atonia uterina e hemorragia, pois interfere na contração normal do útero.

Tratamentos

- Compressão bimanual do útero, se as intervenções de enfermagem e a ocitocina forem ineficazes
- Possível retorno à sala de cirurgia para exploração da cavidade uterina e a remoção dos fragmentos placentários

Intervenções de enfermagem

Para diminuir o risco de atonia uterina, o enfermeiro deve:

- Certificar-se de que a bexiga está vazia.
- Avaliar o fundo uterino quanto à firmeza e à posição.
- Massagear o útero, se necessário, para aumentar o tônus.
- Avaliar e monitorar o fluxo dos lóquios; comunicar o sangramento anormal ou coágulos excessivos.
- Monitorar os sinais vitais da mãe e a incapacidade de contração do útero.
- Se houver suspeita de atonia uterina, o enfermeiro deve estar preparado para os exames laboratoriais básicos (hemograma e perfil de coagulação) e para a terapia endovenosa com glicose hipertônica ou albumina e derivados de sangue. Altas doses de ocitocina podem ser indicadas.

Hematoma

O que houve de errado?

O **hematoma** é a coleção de sangue no interior dos tecidos, que pode resultar da lesão aos vasos sanguíneos no períneo ou na vagina. Os tecidos moles em outras áreas podem estar envolvidos, vistos tipicamente como uma massa abaulada e azulada. Os hematomas contendo 250 a 500 mL de sangue podem desenvolver-se rapidamente. O hematoma pode formar-se no segmento superior da vagina ou na parte superior do ligamento largo, podendo resultar em hemorragia substancial.

A dor no períneo, mais do que o sangramento notável, é a característica distintiva do hematoma e o útero permanece firme. A mãe talvez não consiga urinar devido à pressão sobre a uretra ou sinta a urgência de defecar devido à pressão sobre o reto.

Tratamentos

- Retorno da paciente à sala de parto para a incisão e remoção do coágulo.
- Pequenos hematomas vulvares podem ser tratados com a aplicação de bolsas de gelo ou aplicações alternadas de calor e frio.

Intervenções de enfermagem

- Colocar luvas e inspecionar o períneo.
- Comunicar qualquer hematoma visualizado.
- Monitorar o fluxo dos lóquios, sua quantidade e cor.
- Avaliar a dor: hematomas produzem dor intensa e profunda e a sensação de pressão.
- Monitorar os sinais vitais quanto ao aumento da frequência cardíaca e a diminuição da pressão sanguínea.
- Preparar a mãe para a cirurgia, se necessário.

Hemorragia pós-parto tardia

O que houve de errado?

A hemorragia pós-parto tardia pode ocorrer de 1 a 2 semanas após o parto e é causada, normalmente, pela **subinvolução**, definida como a falha do útero em retornar ao tamanho pré-gestacional. O local da implantação da placenta é o último a cicatrizar e regenerar-se após o parto. A área vascularizada, a retenção de fragmentos placentários ou a infecção pode ser a causa da hemorragia pós-parto tardia.

Sinais e sintomas

- Altura do fundo uterino mais elevada do que a esperada no pós-parto.
- Lóquios rubros persistentes.
- Sangramento irregular ou excessivo.
- Útero maior do que o normal, podendo estar relaxado.
- Infecção pode ser suspeitada se for notado mau cheiro nos lóquios.

Tratamentos

- O tratamento é planejado para corrigir a causa da subinvolução.
- Antibióticos podem ser necessários se houver a presença de infecção.
- A paciente pode necessitar da maleato de metilergotamina.

Intervenções de enfermagem

- Ensinar a paciente a localizar e palpar o fundo uterino, estimando sua altura, é extremamente importante, pois a involução do útero ocorre, em geral, após a mãe estar em casa.
- Explicar que o útero deve tornar-se menor a cada dia.
- Explicar as diferenças no fluxo dos lóquios: quantidade, cor, consistência e odor.
- Instruir a paciente a comunicar dor no fundo uterino, secreção vaginal com mau odor e qualquer alteração nos lóquios.

✓ Verificação de rotina 3

1. Quais são os sinais e os sintomas de atonia uterina?

   Resposta:
   _____
   _____

2. Quais intervenções de enfermagem diminuem o risco de atonia uterina?

   Resposta:
   _____
   _____

3. Quais são os principais sinais de subinvolução uterina?

   Resposta:
   _____
   _____

4. Quais são as intervenções de enfermagem para o controle da subinvolução?

   Resposta:
   _____
   _____

Coagulação intravascular disseminada

O que houve de errado?

A coagulação intravascular disseminada (CIVD) é uma condição em que a estimulação da coagulação e da anticoagulação ocorre ao mesmo tempo. A liberação de tromboplastina utiliza o fibrinogênio e as plaquetas disponíveis, resultando em sangramento abundante e em coagulação intravascular. A chave para o controle bem-sucedido da CIVD é o tratamento do evento causador. Ela é, muitas vezes, uma condição secundária associada ao descolamento prematuro da placenta, à hipertensão gestacional, ao aborto incompleto ou à morte intraútero. Suspeita-se de CIVD quando as medidas habituais para estimular a contração uterina não conseguem interromper o sangramento vaginal.

Sinais e sintomas

- "Vazamento" em um local de inserção endovenosa
- Petéquias
- Equimose

- Oligúria
- Inquietação
- Diminuição da pressão sanguínea com o sangramento contínuo

Investigação e controle da hemorragia pós-parto

Sinais e sintomas

- Útero relaxado
- Fundo uterino acima do umbigo
- Lóquios excessivos
- Fundo uterino deslocado
- Taquicardia
- Hipotensão
- Mudança no nível de consciência

Resultados dos exames

- Hemoglobina e hematócrito: nível está reduzido.
- Fibrina: nível está reduzido.
- Contagem de plaquetas: nível está reduzido.
- Tipagem e prova cruzada
- D-dímero: aumentado*
- Gasometria arterial: saturação de oxigênio está diminuída
- Perfil da coagulação: prolongado e aumentado
  - Tempo de protrombina (TP)
  - Tempo de tromboplastina parcial (TTP)

Tratamentos

- Terapia endovenosa com glicose hipertônica ou albumina e derivados do sangue.
- Altas doses de ocitocina podem ser indicadas.
- Tratamento pode incluir a administração de metilergotamina por via oral ou intramuscular para contrair o útero.
- Fator VIIa recombinante ativado administrado por via endovenosa para a reversão dos sintomas de CIVD.
- Antimicrobianos, se a infecção estiver presente.
- O médico pode usar compressão bimanual colocando uma mão na vagina e empurrando com a outra o fundo uterino, através da parede abdominal, para controlar o sangramento.
- Dilatação e curetagem, se houver suspeita de retenção de fragmentos placentários.

---

* N. de R.T.: O D-dímero é um fragmento específico da rede de fibrina que circula no sangue por alguns dias após a ocorrência de trombose.

ALERTA DE ENFERMAGEM

O tratamento consiste na administração de metilergotamina. Esse medicamento pode ser contraindicado para mulheres hipertensas.

Intervenções de enfermagem

Prevenção da hemorragia

A hemorragia pós-parto causada pela atonia uterina após o parto vaginal pode ser bastante reduzida pelos seguintes procedimentos:

- Administração profilática de medicamentos uterotônicos após a eliminação da placenta. Uma solução endovenosa de ocitocina é iniciada para contrair o útero.
- O pinçamento precoce do cordão umbilical e a expulsão assistida da placenta também previnem a atonia uterina e a hemorragia pós-parto.
- O enfermeiro deve preparar-se para os exames laboratoriais básicos.
- A administração de vitamina K auxilia na recomposição endógena dos fatores II, VII, IX e X, que acelerem a coagulação do sangue. O fator VIIa recombinante ativado em uma solução endovenosa pode reverter os sintomas de coagulação intravascular disseminada.

Controle da hemorragia pós-parto

- Massagem uterina (evitar potencial inversão uterina): evitar a massagem excessivamente vigorosa do útero, que pode aumentar o risco de subinvolução.
- Manutenção de acesso endovenoso de calibre grosso.
- Administração de líquidos endovenosos (p. ex., expansores rápidos de volume, derivados do sangue).
- Sonda Foley (para manter a medida exata da eliminação urinária): eliminação urinária deve ser de, pelo menos, 30 mL/hora.
- Uso da oximetria de pulso e monitoramento do nível de saturação.
- Administração de oxigênio (de acordo com rotinas).
- Elevação das pernas em um ângulo de 20 a 30° para aumentar o retorno venoso.
- Evitar o uso da posição de Trendelenburg (exceto se prescrita), pois pode interferir com a função cardíaca e respiratória.
- Explicar os procedimentos para a paciente (por que eles são necessários)
- Proporcionar apoio emocional para a paciente e para a família.
- Investigar a perda de sangue pesando os absorventes (1 g do peso do absorvente = 1 mL (cc) de volume de perda sanguínea, subtraindo-se o peso do absorvente seco do absorvente saturado). Se possível, uma balança em gramas deve ser mantida na unidade pós-parto e usada para medir a perda sanguínea.
- Monitorar os sinais vitais a cada 15 minutos até a estabilização.

TROMBOFLEBITE E TROMBOEMBOLIA

A **tromboflebite** é uma inflamação da parede interna do vaso sanguíneo com um coágulo de sangue anexado a ela. O **trombo** é um coágulo de sangue obstruindo um vaso sanguíneo que permanece no local em que foi formado. Quando os coágulos de sangue desprendem-se e passam para a circulação, são chamados de **êmbolos**. Se o êmbolo atingir o pulmão, é chamado de embolia pulmonar – uma complicação pós-parto comum. A tromboflebite pode ser superficial e envolver a veia safena ou as veias superficiais, ou pode ser profunda (trombose venosa profunda – TVP) e envolver o sistema venoso profundo do pé até a região iliofemoral.

O que houve de errado?

Todas as mulheres no pós-parto estão em alto risco para tromboflebite devido a hipercoagulabilidade do sangue no parto que previne hemorragia, estase venosa pela pressão do útero grávido e inatividade. Aproximadamente 50% das tromboembolias estão associadas com a trombofilia herdada. A triagem ou medidas profiláticas para as portadoras do risco herdado ainda não foram estabelecidas.

Investigação

O enfermeiro, na avaliação pós-parto de rotina, pode ser a primeira pessoa a identificar os sinais de distúrbios tromboembólicos. Ele pode observar sinais subjetivos de dor ao palpar as panturrilhas das pernas quanto ao calor e à sensibilidade. A dor na panturrilha quando o pé é dorsiflexionado passivamente é chamada de **sinal de Homan** positivo (Fig. 11.4). A trombose venosa profun-

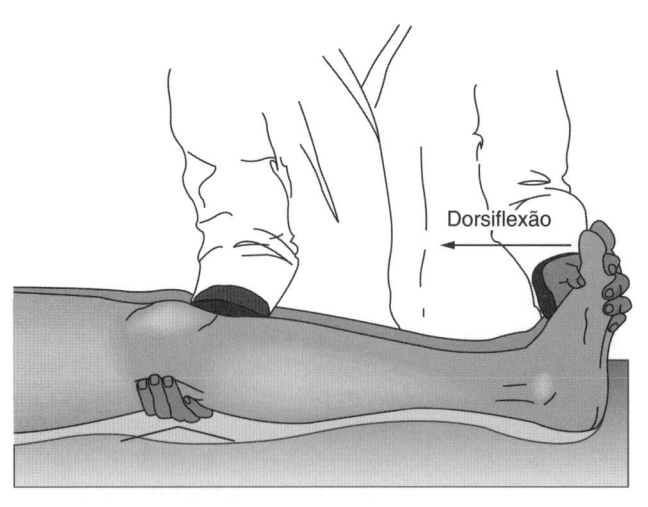

FIGURA 11.4 O sinal de Homan é positivo quando a mãe tem desconforto na dorsiflexão acentuada do pé. O sinal de Homan positivo deve ser rapidamente comunicado (Gabbe, Niebyl e Simpson, 2007).

da pode estar presente, no entanto, apesar de um sinal de Homan negativo. A comparação dos pulsos nas duas extremidades pode revelar a diminuição do fluxo sanguíneo para a área afetada. A medição seriada da extremidade afetada revela diâmetro aumentado (edema) causado pela inflamação venosa. A dor na perna estendendo-se acima do joelho pode indicar TVP. É possível a ocorrência de febre e de calafrios.

Fatores de risco para a tromboflebite

- Cesariana
- Veias varicosas
- Atividade reduzida
- Diabetes melito
- Tabagismo
- Obesidade
- História de tromboflebite
- Sentar-se ou ficar em pé por período prolongado
- Paridade > 3
- Idade materna > 35
- Repouso

Sinais e sintomas

- Edema da extremidade
- Diminuição dos pulsos da extremidade afetada
- Sinal de Homan positivo
- Eritema e dor no lado afetado
- Edema podálico

Avaliação diagnóstica

- Tomografia computadorizada
- Angiografia com ressonância magnética
- Ultrassonografia
- Varredura dupla

Exames laboratoriais

- Estudos de coagulação

Intervenções de enfermagem

- O manejo da trombose venosa superficial inclui repouso ao leito.
- Deambulação gradual após a redução dos sintomas e a terapia anticoagulante.

- Meias elásticas.
- Analgésicos para o conforto.
- Elevação das pernas.
- A terapia anticoagulante é iniciada com a administração de heparina endovenosa em infusão EV contínua.
- Calor na extremidade afetada.

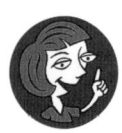

ALERTA DE ENFERMAGEM

As doses de heparina são ajustadas de acordo com o tempo de tromboplastina parcial (TTP). Enquanto a paciente estiver recebendo a terapia de heparina, sua contagem de plaquetas deve ser cuidadosamente monitorada. O tempo de tromboplastina parcial ativada (aTTP) deve ser monitorado e a dose de heparina ajustada para manter o nível terapêutico de 1,5 a 2,5 vezes o controle.

- As medidas para prevenir a tromboflebite devem fazer parte de todo plano de orientações durante a gestação e o parto. A deambulação precoce, evitar tempo prolongado sentada e com as pernas cruzadas, a elevação das pernas quando possível e a hidratação adequada são importantes medidas preventivas.
- Medidas para prevenir a tromboflebite:
  - Evitar permanecer em pé ou sentada por um longo período.
  - Elevar as pernas ao sentar-se.
  - Evitar cruzar as pernas (reduz a circulação e favorece a estase venosa).
  - Exercício para melhorar a circulação (p. ex., caminhar).
  - Manter 2.500 mL de ingestão de líquido por dia.
  - Prevenir a desidratação, que estimula a circulação lenta.
  - Parar de fumar (conhecido fator de risco).

Verificação de rotina 4

1. Quais fatores colocam a nova mãe em maior risco para tromboflebite?

Resposta:
_____
_____

2. Quais são os sinais e os sintomas de tromboflebite?

Resposta:
_____
_____

EMBOLIA PULMONAR

O que houve de errado?

A **embolia pulmonar** é considerada uma das três principais causas de morte materna, juntamente com a hemorragia e a hipertensão gestacional, sendo uma temida complicação da TVP. Ela ocorre quando os fragmentos de um coágulo de sangue deslocam-se e são carregados para a artéria pulmonar ou para uma de suas ramificações. A embolia pode ocluir o vaso e obstruir o fluxo sanguíneo para os pulmões. Se a circulação pulmonar estiver gravemente comprometida, a morte pode ocorrer em minutos.

Sinais e sintomas

- Calafrios
- Hipotensão
- Dispneia
- Dor aguda no peito
- Taquipneia
- Apreensão
- Síncope
- Hemoptise

Avaliação diagnóstica

- Oximetria de pulso
- Radiografia de tórax
- Estudos da ventilação-perfusão

Tratamentos

- Medidas de tratamento para dissolver o coágulo (anticoagulantes).
- Embolectomia (remoção cirúrgica do êmbolo) pode ser necesária.

Intervenções de enfermagem

- Intervenções médicas e de enfermagem imediatas incluem a elevação da cabeceira da cama para facilitar a respiração.
- Administrar oxigênio por máscara.
- Terapia anticoagulante é iniciada com heparina administrada por infusão endovenosa contínua.
- Preparar a mãe para a transferência para a unidade de tratamento intensivo para o cuidado crítico de enfermagem.

🔑 INFECÇÃO PÓS-PARTO (PUERPERAL)

A infecção pós-parto ainda é responsável por índices significativos de morbidade e mortalidade materna pós-parto. As infecções pós-parto pertencem a duas grandes categorias. A primeira cobre as infecções do sistema reprodutivo (**infecção puerperal**), que são infecções bacterianas que surgem no trato genital após o parto. A segunda categoria inclui as infecções dos sistemas não reprodutivos, que surgem em locais que não o trato genital e influenciam a morbidade materna durante a fase de recuperação pós-parto. Estas últimas, que incluem a mastite e as infecções do trato urinário, estão indiretamente relacionadas com as características fisiológicas da gestação, do trabalho de parto, do parto e da lactação. Considera-se que a mulher tem uma infecção puerperal se apresentar febre de 38 °C ou mais alta nas primeiras 24 horas após o parto, e a febre permanecer durante pelo menos dois dias nos primeiros dez dias pós-parto.

O que houve de errado?

O útero e a cérvice estão abertos após o parto do feto e expostos, através da vagina, ao ambiente externo. Os vasos sanguíneos expostos estão bem supridos, e as lacerações ou incisões podem estar presentes; por isso, é alto o risco da entrada de micro-organismos no trato reprodutivo e sua disseminação para o sangue e outras partes do corpo, podendo resultar em septicemia com risco de vida.

As mudanças fisiológicas normais que ocorrem durante a gestação aumentam o risco de infecção. Durante o trabalho de parto, o líquido amniótico, o sangue e os lóquios, que são alcalinos, diminuem a acidez da vagina; por isso, o ambiente vaginal estimula o crescimento de patógenos. Muitas lacerações pequenas ocorrem no endométrio, na cérvice e na vagina, permitindo que os patógenos penetrem nos tecidos.

A cesariana é um importante fator predisponente e impõe um risco maior do que o parto vaginal para a infecção pós-parto. Isso se deve ao trauma aos tecidos durante a cirurgia e ao fato de muitas mulheres possuírem outros riscos, como o trabalho de parto prolongado. Quando ocorre a ruptura prematura das membranas, os organismos da vagina têm mais probabilidade de ascender até a cavidade uterina e aumentar o risco de infecção. Cada exame vaginal aumenta o risco de entrada de patógenos na vagina, e há possibilidade de serem empurrados para o interior da cérvice. Quando a área de inserção da placenta cicatriza, o tecido necrótico desenvolve-se, proporcionando um meio ideal para o crescimento bacteriano.

Sinais e sintomas

- Febre, taquicardia, calafrios (temperatura acima de 38 °C).
- Sensibilidade uterina.

- Área localizada, avermelhada, quente e sensível.
- Secreção purulenta da laceração ferida.
- Lóquios: aparência varia dependendo do organismo causador; podem ser normais, abundantes, escassos, com mau odor.
- Subinvolução uterina (útero relaxado, fundo uterino macio, localização mais alta do que a normal).
- Mal-estar.

Exames laboratoriais

- Hemograma
- Culturas do sangue
- Cultura da urina
- Culturas vaginais

Intervenções de enfermagem

- Avaliar a temperatura no mínimo a cada 4 horas, e de 45 minutos a 1 hora após a administração de antipiréticos.
- Administrar antipiréticos.
- Administrar antibióticos.
- Ensinar o cuidado perineal adequado.
- Monitorar os lóquios.

Verificação de rotina 5

1. Quais fatores aumentam o risco de infecção pós-parto nas pacientes submetidas à cesariana?

Resposta:

2. Identificar as mudanças fisiológicas normais da gestação que tornam a mãe suscetível a infecções no sistema reprodutivo.

Resposta:

ENDOMETRITE

A **endometrite** é a infecção pós-parto mais comum. É a infecção do revestimento endometrial e do miométrio adjacente. Os sintomas começam do segundo ao quinto dia pós-parto. Essa condição afeta aproximadamente 3% das mulheres com parto vaginal e entre 10 e 30% das submetidas à cesariana. A endometrite, se não tratada, pode evoluir rapidamente para a **parametrite** (infecção disseminada pelos vasos linfáticos, através da parede uterina, ao ligamento amplo ou a toda pelve) e disseminar-se, causando peritonite e, possivelmente, um abscesso pélvico.

Sinais e sintomas

- Surgimento geralmente 24 horas após o parto
- Sensibilidade e aumento do útero
- Mau cheiro ou lóquios purulentos que podem aumentar ou diminuir em quantidade
- Mal-estar, fadiga, taquicardia
- Elevação da temperatura

Exames laboratoriais

- Hemograma
- Culturas do sangue
- Cultura da urina
- Culturas vaginais

Intervenções de enfermagem

- Avaliar a temperatura no mínimo a cada 4 horas e de 45 minutos à 1 hora após a administração da antipiréticos.
- Administrar antipiréticos.
- Administrar antibióticos.
- Ensinar o cuidado perineal adequado.
- Monitorar a quantidade e a cor dos lóquios.
- Colocar a paciente na posição de Fowler para promover a drenagem dos lóquios.
- Administrar analgésicos para a dor, conforme necessário.

INFECÇÃO DA FERIDA

As infecções da ferida são tipos comuns de infecções puerperais devido aos muitos locais envolvendo algum rompimento da pele ou da mucosa. Os locais mais comuns são o períneo, onde estão localizadas a episiotomia e as lacerações, e a incisão cirúrgica da cesariana. Os exames vaginais frequentes também aumentam o risco de infecção.

Investigação de enfermagem

- Avaliar a área do períneo quanto a vermelhidão, edema, equimose e aproximação da ferida.
- Avaliar a secreção e o odor.
- Observar a cor e a quantidade dos lóquios.
- Investigar os sinais de infecção, como a febre e o mal-estar.

Sinais e sintomas

- Vermelhidão no local da incisão
- Edema no local da incisão
- Equimose no local da incisão
- Secreção no local da incisão
- Dor
- Febre e mal-estar

Exames laboratoriais

- Culturas de sangue
- Culturas de urina
- Hemograma

Tratamento

- Podem ser necessárias a incisão e a drenagem da área afetada.

Intervenções de enfermagem

- Se a mãe necessitar de cirurgia, monitorar o local cirúrgico e realizar o cuidado do períneo. A ferida pode ser coberta com gaze esterilizada, se for necessário o debridamento. As trocas de curativo tornam-se parte do cuidado prestado à paciente.
- Administrar analgésicos, conforme prescritos.
- Compressas quentes e banhos de assento podem aliviar a área perineal dolorida.
- Ensinar o cuidado perineal adequado e a técnica da higiene das mãos.

MASTITE

A **mastite** (infecção das mamas) ocorre geralmente 2 a 3 semanas após o parto e pode ocorrer precocemente já no sétimo dia pós-parto. A infecção envolve o tecido conjuntivo interlobular, atingindo geralmente uma das mamas.

O que houve de errado?

Os fatores predisponentes incluem a estase do leite (pelo ducto bloqueado), o trauma ao mamilo (rachado ou fissurado) e a técnica inadequada de amamentação. Outras causas de mastite são a higiene inadequada das mãos entre o manuseio dos absorventes e das mamas.

Sinais e sintomas

- Massa dolorosa ou sensível, localizada, rígida e avermelhada, geralmente em uma das mamas.
- A mulher também pode apresentar linfonodos axilares aumentados no lado afetado.
- Febre, calafrios e mal-estar podem acompanhar a infecção que, se não tratada, pode evoluir para um abscesso.

Intervenções de enfermagem

- Antibióticos.
- Para prevenir a estase do leite, as mamas devem ser completamente esvaziadas em cada mamada. Isto pode ser feito a cada 1 hora e meia a 2 horas para que a mãe fique confortável e para prevenir a estase.
- A mulher é incentivada a usar um sutiã de apoio, adequadamente ajustado.
- Para aliviar o desconforto, ela pode usar compressas de gelo ou quentes (o que a fizer se sentir melhor). O calor úmido promove o conforto e aumenta a circulação.
- Para prevenir a mastite, a mulher deve aprender a higiene das mamas, como prevenir o ingurgitamento mamário, o apoio adequado das mamas, a higiene correta das mãos e as técnicas de amamentação.

Autocuidado para a mastite

- Lavar as mãos minuciosamente antes de amamentar.
- Manter a higiene das mamas, com troca frequente dos protetores mamários.
- Expor os mamilos ao ar.

- Corrigir como o recém-nascido pega e solta a mama.
- Estimular o recém-nascido a esvaziar a mama, pois o leite proporciona um meio para o crescimento bacteriano.
- Amamentar frequentemente para estimular o fluxo de leite.
- Se uma área da mama estiver distendida ou sensível, amamentar no lado não afetado, em primeiro lugar, em cada mamada (para iniciar o reflexo de descida na mama afetada).
- Massagear a área distendida enquanto o recém-nascido mama.
- Comunicar vermelhidão e febre.
- Aplicar bolsa de gelo ou calor úmido para aliviar o desconforto.

INFECÇÃO DO TRATO URINÁRIO

O que houve de errado?

A infecção do trato urinário pode ocorrer após o parto por hipotonia da bexiga, estase urinária, trauma de parto, cateterismo, exames vaginais frequentes ou anestesia epidural. Durante o parto a bexiga e a uretra podem ser traumatizadas pela pressão da descida do feto. Após o parto, a bexiga hipotônica e a uretra podem aumentar tanto a estase urinária quanto a retenção urinária.

Sinais e sintomas

- Cistite (inflamação da bexiga)
- Pielonefrite (inflamação do rim)
- Urgência urinária
- Frequência urinária
- Dor suprapúbica
- Disúria
- Hematúria (nem sempre presente)
- Febre, calafrios
- Sensibilidade no ângulo costovertebral
- Leucocitose
- Náusea e vômito

Intervenções de enfermagem

- Monitorar os sinais vitais a cada 4 horas.
- Incentivar o aumento da ingestão de líquidos para diluir a contagem bacteriana e eliminar a infecção da bexiga.
- Estimular a ingestão de sucos cítricos para a acidificação da urina e a inibição da multiplicação de bactérias.
- Ensinar a higiene do períneo e assegurar que a mulher reconheça a necessidade de limpar o períneo da frente para trás e usar calcinhas de algodão.

- Os agentes antiespasmódicos e os analgésicos urinários, como o cloridrato de fenazopiridina, podem ser prescritos para aliviar o desconforto da bexiga.

DEPRESSÃO PÓS-PARTO

O que houve de errado?

A tristeza pós-parto, a depressão pós-parto e a psicose pós-parto não fazem parte da sequência do mesmo transtorno. Os sintomas são similares, mas as condições diferentes.

Os sinais de **depressão pós-parto** incluem os sinais gerais de depressão, como perda de peso, insônia e ambivalência dirigida ao recém-nascido e à família. A depressão pós-parto ocorre em aproximadamente 13% das novas mães e pode ter efeitos de longo prazo sobre a interação da mãe com o recém-nascido.

Os sintomas de depressão pós-parto podem estar evidentes antes da alta hospitalar, e as pacientes em risco devem marcar consultas de acompanhamento anteriores à consulta tradicional aos 40 dias. As mulheres com alto risco para depressão pós-parto apresentam:

- Ambiente familiar abusivo ou instável
- História de episódio prévio de depressão
- História de sistema de apoio limitado
- Baixa autoestima
- Insatisfação com a educação, a situação econômica ou a escolha do parceiro

PSICOSE PÓS-PARTO

Os sintomas da psicose pós-parto são similares aos das outras psicoses.

Sinais e sintomas

Sinais precoces de depressão podem estar evidentes, ou iniciar abruptamente três semanas após o parto:

- Confusão
- Inquietude
- Ansiedade
- Pensamentos suicidas podem ocorrer
- Pensamentos delirantes podem ser expressos
- A segurança da mulher e do recém-nascido está em risco

Tratamento

A supervisão psiquiátrica é necessária e podem ser prescritos medicamentos antipsicóticos com associação de estradiol sublingual (Gabbe, Niebyl e Simpson, 2007).

Intervenções de enfermagem

- Estimular a expressão dos sentimentos.
- Validar as emoções da mãe.

CONCLUSÃO

A gestação e o parto são funções naturais das quais a maioria das mulheres se recupera sem complicações. O período pós-parto é o intervalo de seis semanas desde o parto até o retorno do útero e dos outros órgãos ao estado pré--gestacional. Os principais objetivos do cuidado pós-parto são auxiliar e apoiar a recuperação da mãe ao estado pré-gestacional e identificar os desvios da normalidade. Para prestar cuidados de alta qualidade, o enfermeiro deve estar ciente sobre a fisiologia física e emocional da adaptação ao pós-parto. Após os perigos iniciais de **hemorragia** e **choque** terem sido superados, o principal perigo pós-parto é a **infecção**. A cavidade uterina é facilmente acessível aos micro-organismos externos. Além disso, o local onde a placenta estava implantada é uma ferida aberta e pode ser facilmente infectado.

- Hemorragia pós-parto é a perda de sangue excedendo 500 mL no parto vaginal e 1.000 mL na cesariana. A hemorragia pode ocorrer precoce ou tardiamente no período pós-parto.
- As principais causas da hemorragia pós-parto precoce são a atonia uterina, as lacerações e a retenção de fragmentos placentários.
- A principal causa de hemorragia tardia é a subinvolução do útero, que pode ser causada pela retenção de fragmentos de tecido.
- Os distúrbios tromboembólicos podem complicar o período pós-parto. As mudanças no sistema de coagulação do sangue durante o período pós-parto expõem a mulher a risco para condições tromboembólicas, como a tromboflebite venosa superficial e a TVP.
- Uma complicação com risco de vida é a embolia pulmonar, que exige cuidado intensivo imediato. A embolia pulmonar, embora não seja comum, é considerada uma causa importante de morte materna. Ocorre quando os fragmentos de um coágulo de sangue deslocam-se, são transportados até a artéria pulmonar e bloqueiam o fluxo de sangue para os pulmões.
- As infecções puerperais envolvendo o sistema reprodutivo são responsáveis por muitas complicações no período pós-parto. Duas infecções pós-parto comuns são a mastite e a infecção do trato urinário.

VERIFICAÇÃO FINAL

1. Uma mulher que deu à luz recentemente queixa-se de dor e sensibilidade em sua perna. No exame físico, o enfermeiro nota calor e vermelhidão sobre uma área aumentada e endurecida. O enfermeiro deve suspeitar de _____ e deve confirmar o diagnóstico _____.

    a) coagulação intravascular disseminada .... solicitando exames laboratoriais
    b) doença de Von Willebrand .... observando se o tempo de sangramento foi estendido
    c) tromboflebite .... usando ultrassonografia em tempo real e Doppler colorido
    d) coagulopatias .... coletando sangue para a análise laboratorial

2. A mulher deu à luz um menino há dez horas. Onde o enfermeiro espera encontrar o fundo uterino da mulher?

    a) Um centímetro acima do umbigo
    b) Dois centímetros abaixo do umbigo
    c) Entre o umbigo e a sínfise púbica
    d) Não palpável abdominalmente

3. As causas mais comuns de subinvolução são quais das seguintes?

    a) Hemorragia e infecção pós-parto
    b) Gestação múltipla e hemorragia pós-parto
    c) Tetania uterina e superprodução de ocitocina
    d) Retenção de fragmentos placentários e infecção

4. Uma mulher deu à luz um menino saudável há cinco dias. Que tipo de lóquios o enfermeiro espera encontrar ao avaliar essa mulher?

    a) Lóquios rubros
    b) Lóquios sanguinolentos
    c) Lóquios brancos
    d) Lóquios serosos

5. Os enfermeiros devem estar cientes de quais dos seguintes itens em relação ao útero após o parto?

    a) No final do terceiro período do trabalho de parto, pesa aproximadamente 500 g
    b) Após duas semanas de pós-parto, não deve ser palpável abdominalmente
    c) Após duas semanas de pós-parto, pesa 100 g
    d) Retorna ao seu tamanho original (pré-gestacional) seis semanas após o parto

6. Ao examinar uma mulher que deu à luz há cinco horas, o enfermeiro descobre que ela encharcou completamente um absorvente em 15 minutos. A primeira ação do enfermeiro é fazer o quê?

    a) Começar uma infusão endovenosa de solução de Ringer lactato.
    b) Investigar os sinais vitais da paciente.
    c) Chamar o médico da paciente.
    d) Massagear o fundo da paciente.

? VERIFICAÇÃO FINAL

7. Se a mulher apresentar risco para trombos e não estiver pronta para deambular, os enfermeiros podem intervir fazendo quais das seguintes alternativas *exceto*?
   a) Vesti-la com meias elásticas e/ou bomba de retorno venoso dos membros inferiores.
   b) Fazer com que ela flexione, estenda e rote os pés, tornozelos e pernas.
   c) Fazer com que ela se sente em uma cadeira.
   d) Notificar o médico imediatamente se ocorrer o sinal de Homan positivo.

8. Uma importante responsabilidade do enfermeiro ao cuidar de uma paciente que apresenta hemorragia obstétrica associada com atonia uterina é fazer o quê?
   a) Estabelecer o acesso venoso.
   b) Realizar a massagem no fundo uterino.
   c) Preparar a mulher para a intervenção cirúrgica.
   d) Realizar sondagem vesical.

9. O tratamento mais eficaz e menos dispendioso da infecção puerperal é a prevenção. Qual dos seguintes itens é importante nessa estratégia?
   a) Grandes doses de vitamina C durante a gestação
   b) Antibióticos profiláticos
   c) Técnica asséptica rígida, incluindo a higiene das mãos, para todo o pessoal de cuidado de saúde
   d) Ingestão limitada de proteína e gordura

10. Ao cuidar de uma paciente no pós-parto imediato, você nota petéquias e "vazamento" do local de punção venosa. Você deve monitorar cuidadosamente qual distúrbio de coagulação?
    a) Coagulação intravascular disseminada
    b) Embolia do líquido amniótico
    c) Hemorragia
    d) Síndrome HELLP

REFERÊNCIAS

Blackburn ST. (2003). *Maternal, Fetal, and Neonatal Physiology*. 2nd ed. Philadelphia: Saunders.
Gabbe SG, Niebyl JR, & Simpson, JL. (2007). *Obstetrics: Normal and Problem Pregnancies*. 5th ed. Philadelphia: Elsevier Churchill Livingstone.
Lowdermilk DL, Perry SE, Alden KP, Cashion K, & Corbett RW. (2006). *Maternity Nursing*. 7th ed. St. Louis, MO: Mosby Elsevier.

RESPOSTAS

Verificação de rotina 1
1. Durante o quarto período do trabalho de parto a prioridade da enfermagem é dada à investigação da mãe quanto aos sinais e sintomas de hemorragia pós-parto. A cor da pele, seu nível de consciência, consistência do útero, fluxo de lóquios, bexiga, nível de atividade e sinais vitais (excluindo a temperatura) devem ser avaliados a cada 15 minutos.
2. Involução.
3. Os lóquios rubros são caracterizados como o fluxo vaginal vermelho consistindo principalmente de sangue, mas também tendo pequenos coágulos e odor de carne, que ocorre durante os primeiros 1 a 3 dias após o parto. Os lóquios serosos são caracterizados como o fluxo vaginal seroso, róseo ou amarronzado, aquoso, ocorrendo durante o quarto e até o décimo dia pós-parto. Os lóquios brancos são identificados como a secreção vaginal de cor branca cremosa, que ocorre em torno do décimo primeiro dia pós-parto e pode durar seis semanas.
4. O enfermeiro deve usar as seguintes intervenções para aliviar o desconforto do períneo após o parto: usar a técnica asséptica e colocar luvas para o cuidado ao períneo; ensinar a técnica adequada para o cuidado ao períneo (limpar da frente para trás); orientar a mãe a realizar o banho de assento; instruir a mãe sobre o uso de anestésicos tópicos e absorventes adstringentes, se prescrito; e avaliar o nível de dor e administrar analgésicos, conforme necessário.

Verificação de rotina 2
1. A constipação é um problema comum durante o período pós-parto devido ao seguinte:
   a) Diminuição do peristaltismo causado pelos efeitos relaxantes remanescentes da progesterona.
   b) Músculos abdominais distendidos, tornando difícil esforçar-se para expelir as fezes.
   c) Edema e dor no períneo e hemorroidas
   d) Medo da dor.

   As intervenções para eliminar a constipação incluem a administração de amaciantes de fezes ou laxantes, o aumento da ingestão de líquidos e o aumento da atividade.
2. A retenção urinária e a distensão excessiva da bexiga podem levar à infecção do trato urinário e à hemorragia pós-parto.
3. Estimular os exercícios de Kegel para ajudar o músculo pubococcígeo a retomar a função normal.
4. O aumento inicial no débito cardíaco pós-parto, causado pelo aumento no fluxo de sangue de volta ao coração, pela eliminação da placenta que desvia de 500 a 750 mL de fluxo de sangue para a circulação sistêmica materna e a rápida redução no tamanho do útero, que diminui a pressão sobre os vasos. Além disso, as mudanças são relacionadas com a mobilização do excesso de líquido extracelular para o compartimento vascular.

RESPOSTAS

5. O rápido declínio de hormônios, como a progesterona e o estrogênio, é considerado um contribuinte para a perturbação emocional. Outros fatores relacionados com as reações emocionais são o conflito sobre o papel materno e a insegurança pessoal. As mulheres que têm problemas econômicos ou familiares geralmente demonstram mais estresse em resposta à maternidade. Além disso, as perdas fetais anteriores ou os fracassos gestacionais contribuem para os problemas emocionais pós-parto. Os desconfortos físicos, com o períneo doloroso, a dor pós-parto, o ingurgitamento das mamas e a fadiga contribuem para as reações negativas pós-parto.

Verificação de rotina 3

1. Os sinais e os sintomas de atonia uterina são o útero relaxado ou deslocado, que pode estar acima do umbigo; a taquicardia é evidência posterior de que o sangramento é devido à atonia uterina.
2. Para diminuir o risco de atonia uterina, o enfermeiro deve avaliar o fundo uterino e massageá-lo, se necessário, para aumentar o tônus e certificar-se de que a bexiga está vazia. Monitorar os sinais vitais da mãe e comunicar o sangramento anormal e a incapacidade de contração do útero. Se houver suspeita de atonia uterina, o enfermeiro deve preparar-se para realizar exames laboratoriais básicos e terapia endovenosa com glicose hipertônica ou albumina e derivados do sangue. Altas doses de ocitocina podem ser prescritas pelo médico.
3. Os sinais e os sintomas incluem a eliminação prolongada de lóquios, sangramento irregular ou excessivo e, algumas vezes, hemorragia. O exame pélvico geralmente revela o útero maior do que o normal e que pode estar relaxado.
4. O ensino da paciente sobre a localização e a palpação do fundo e a estimativa de sua altura é muito importante, pois a subinvolução do útero geralmente ocorre após a mãe estar em casa. Explicar as diferenças dos lóquios: quantidade, cor, consistência e odor. O enfermeiro deve explicar que o útero deve tornar-se menor a cada dia. Instruir a paciente a comunicar a dor no fundo, o mau cheiro da secreção vaginal e qualquer alteração dos lóquios.

Verificação de rotina 4

1. Todas as mulheres no pós-parto estão em alto risco para tromboflebite devido à hipercoagulabilidade do sangue no parto que previne a hemorragia, à estase venosa pela pressão do útero grávido e à inatividade.
2. O edema de extremidades, a diminuição dos pulsos da extremidade afetada, o sinal de Homan positivo, o eritema no lado afetado, o edema podálico e dor no lado afetado.

Verificação de rotina 5

1. A cesariana é um fator predisponente importante e representa um risco maior do que o parto vaginal para a infecção pós-parto. Isso é devido ao trauma nos tecidos durante a cirurgia e ao fato de muitas mulheres apresentarem outros riscos, como o trabalho de parto prolongado.

RESPOSTAS

2. Durante o trabalho de parto, o líquido amniótico, o sangue e os lóquios, que são alcalinos, diminuem a acidez da vagina; por isso, o ambiente vaginal estimula o crescimento de patógenos. Muitas lacerações pequenas ocorrem no endométrio, na cérvice e na vagina, permitindo que os patógenos penetrem nos tecidos. Quando a área de implantação placentária cicatriza, desenvolve-se o tecido necrótico, que proporciona um meio ideal para o crescimento bacteriano.

Verificação final

1. c 2. a 3. d 4. d 5. b
6. d 7. c 8. b 9. c 10. a

capítulo **12**

Cuidados ao recém-nascido

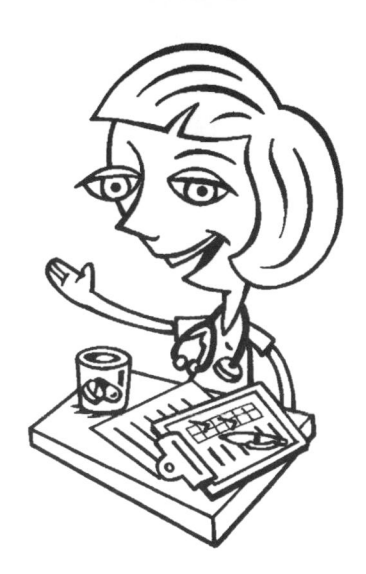

Objetivos
Ao final deste capítulo, o estudante será capaz de:

1. Revisar as mudanças que ocorrem durante o período neonatal e o cuidado relacionado.
2. Avaliar as investigações e os achados diagnósticos associados com o recém-nascido.
3. Discutir as intervenções de promoção de saúde que colaboram para a adaptação do recém-nascido e da família.
4. Ensinar e apoiar os pais e a família em relação aos cuidados exigidos pelo recém-nascido.
5. Discutir condições congênitas e outras que podem ameaçar a saúde e o bem-estar do bebê.

PALAVRAS-CHAVE

Caput succedaneum
Cefaloematoma
Fototerapia
Galactosemia
Hiperbilirrubinemia
Hiperglicemia

Hipoglicemia
Icterícia fisiológica
Icterícia patológica
Síndrome da angústia respiratória
Vida extrauterina

CUIDADO IMEDIATO APÓS O NASCIMENTO

O recém-nascido exige investigação capacitada, imediata e minuciosa para assegurar a adaptação satisfatória à vida extrauterina. Como mencionado no Capítulo 10, o nariz e a boca são aspirados na exteriorização da cabeça. O cordão umbilical é pinçado e cortado e, então, o bebê é colocado sobre o peito da mãe para o contato inicial. O enfermeiro deve observar se o cordão possui duas artérias e uma veia (a circulação alterada do cordão pode indicar déficit de oxigênio e nutrientes intraútero). Deve ser realizada uma investigação minuciosa no escore de Apgar, na estabilidade da temperatura, no nível de reação, no tamanho para a idade gestacional e nos comportamentos de vínculo. A investigação com abordagem dos sistemas ocorre imediatamente após o parto.

Estabilidade da temperatura: as medidas de apoio são proporcionadas para manter o calor do corpo. O recém-nascido é secado e enrolado em cobertores ou aquecido contra a pele da mãe para permitir o vínculo precoce e a amamentação, se desejada. Se for usado um aquecedor irradiante (berço aquecido), o recém-nascido é deixado descoberto para o aquecimento direto da pele.

O **Teste de Apgar** é realizado no primeiro minuto após o nascimento e repetido 5 minutos depois. Um escore de 0 a 2 é atribuído para cada critério avaliado (ver Tab. 12.1).

O **nível de reação** é determinado pela resposta do recém-nascido ou sua falta de resposta aos estímulos. Geralmente, os recém-nascidos terão um período inicial de reatividade logo após o nascimento. Durante esse período, ele estará alerta, com a frequência respiratória e cardíaca aumentada, realizando movimentos fortes de sucção e movimentos aleatórios alternados com quietude. Depois de aproximadamente 30 minutos de reatividade, o recém-nascido

TABELA 12.1
Critérios para o escore do teste de Apgar

Critério	0	1	2
Frequência cardíaca	Ausente	Lenta, < 100 batimentos por minuto	> 100
Esforço respiratório	Ausente	Lento, irregular	Choro forte
Tônus muscular	Flácido	Flexão das extremidades	Movimentos ativos
Irritabilidade reflexa	Nenhuma	"Caretas"; expressões faciais	Choro forte
Cor da pele	Pele pálida ou azulada	Rosa/avermelhada no corpo; extremidades azuis (acrocianose)	Toda a pele é rosada com tons avermelhados

entra na fase do sono que dura de 2 a 4 horas. Após o período de sono, o recém-nascido tem um segundo período de reatividade que pode durar de 4 a 6 horas. Os períodos de reatividade são ideais para iniciar a amamentação, se desejada, e promover a ligação entre o recém-nascido e a família.

A **idade gestacional** é investigada com base nas características físicas e no desenvolvimento neuromuscular. A investigação inicial deve ser feita na primeira hora e repetida 24 horas mais tarde para verificar os reflexos e outros achados neurológicos que estavam instáveis nas primeiras 24 horas. O novo instrumento de investigação de Ballard ou os instrumentos de Dubowitz podem ser usados para avaliar a idade gestacional. As principais áreas de avaliação incluem:

Maturidade neuromuscular:

- Postura (o recém-nascido a termo tem as extremidades flexionadas)
- Punho (janela quadrada > 90° de flexão no prematuro → flexão 0 se a termo)
- Recolhimento do braço (< 90° de flexão se a termo)
- Ângulo poplíteo (180° para prematuros a < 90° para bebês a termo)
- Sinal do cachecol (cotovelo do prematuro pode ser puxado além da linha média do corpo sem resistência)
- Calcanhar até a orelha (o calcanhar do prematuro pode ser puxado até a orelha)

Maturidade física:

- Pele (pegajosa, transparente, frágil no prematuro → semelhante ao couro liso, rachada no pós-termo)
- Lanugo (nenhum no prematuro extremo, abundante no prematuro médio, nenhum no pós-termo)
- Superfície plantar (sulcos sobre toda a sola do pé no bebê a termo)
- Mamas (não palpáveis no prematuro – aréola nítida com botão de 5 a 10 mm)
- Olhos/orelhas (pálpebras do prematuro frouxa/fortemente fundidas → olhos abertos; cartilagem da orelha espessa, rígida)
- Genitais, sexo masculino (escroto plano e liso no prematuro → testículos pendem com pregas profundas)
- Genitais, sexo feminino (clitóris proeminente no prematuro → grandes lábios proeminentes no bebê a termo)

Comportamentos de vínculo: a investigação inicial do vínculo materno-infantil pode começar com a observação da resposta materna ao bebê após o nascimento. Observar a resposta dos outros familiares presentes. Continuar a observação sempre que o bebê interagir com a mãe, principalmente durante a amamentação, com o pai, ou com outros membros da família.

A nutrição do recém-nascido é uma medida essencial para a transição bem-sucedida, embora o tipo de alimentação seja melhor decidido no período anterior ao parto. O leite humano é a escolha preferencial sobre o leite artificial preparado durante o primeiro ano de vida, devido aos elementos protetores transmitidos ao recém-nascido. No entanto, o enfermeiro deve apoiar a mãe em sua escolha do tipo de alimentação.

O recém-nascido é protegido por intermédio do tratamento profilático dos olhos, da administração de vitamina K e da vacina da hepatite B. Ele também passa por uma triagem inicial de erros inatos do metabolismo. O recém-nascido pode ser classificado como de "alto risco" de acordo com o peso, a idade gestacional ou os problemas fisiopatológicos. Esse recém-nascido pode exigir cuidado intensivo, com enfermagem habilitada e equipe com conhecimento especializado.

Investigação do recém-nascido

Pele

A integridade da pele (ausência de lesões, secreções, etc.) inclui:

- Cor: **palidez** (aparência pálida) ou **cianose** (tom azulado) indicam má circulação ou má oxigenação; o rubor pode indicar aumento do fluxo sanguíneo para a pele devido a infecção; ou **icterícia** (tom amarelado).

ALERTA DE ENFERMAGEM
O surgimento de icterícia no recém-nascido antes de 24 horas de vida é uma indicação de destruição celular anormalmente rápida.

- A textura, o ressecamento ou a umidade da pele (o vérnix caseoso é fluido no recém-nascido a termo, espesso no prematuro e de escasso a ausente no pós-termo); a temperatura é geralmente acima de 36,5 °C; observar que os sulcos da sola do pé devem chegar ao calcanhar.
- **Branqueamento/enchimento capilar** (palidez seguida de retorno do rubor após a pressão; menos de 3 segundos indica adequação circulatória).
- As marcas de nascença ou outras alterações da cor da pele (não patológicas) podem ser observadas.
- A **equimose** (áreas azuis/pretas ou manchas muitas vezes de trauma) ou abrasões (indicando trauma de raspagem) ou **petéquias**, pequenos pontos hemorrágicos, podem indicar um distúrbio sanguíneo devido à falta de plaquetas.

Cabelo

- Observar cor, distribuição, qualidade, textura e elasticidade. O recém-nascido pode ter o mínimo de cabelo na cabeça ou uma grande quantidade, principalmente se for pós-termo. As variações étnicas na espessura ou na

ondulação do cabelo podem ser notadas, mas o cabelo e o couro cabeludo devem estar limpos e sem lesões.
- ◐ O lanugo (pelos finos) pode ser notado na parte superior do dorso. A distribuição incomum de pelos na face, braços, tronco ou pernas pode indicar patologia.
- ◐ A ausência de cabelo no bebê pode sugerir a necessidade de trocas mais frequentes de posição durante o sono.
- ◐ Inspecionar a cabeça quanto a edema, hematoma ou escamação da pele, que podem indicar *caput succedaneum*, cefaloematoma, irritação do couro cabeludo ou infecção.

Dedos

- ◐ As pontas dos dedos das mãos cianóticas podem indicar disfunção respiratória ou cardíaca.
- ◐ As unhas devem ser lisas e flexíveis.

Cabeça e pescoço

- ◐ Tamanho, formato e simetria: monitorar o aumento do tamanho da cabeça; comunicar a assimetria extrema para posterior avaliação.
- ◐ As fontanelas estão abertas resultando em uma área macia: observar o abaulamento, que pode indicar aumento da pressão intracraniana, ou a depressão/afundamento na área da fontanela, que pode indicar desidratação.
- ◐ Observar edema dos linfonodos do pescoço, rigidez da nuca ou redução da amplitude de movimento.
- ◐ Comunicar qualquer desvio na traqueia (possível problema pulmonar) ou massa no pescoço.

Olhos e visão

- ◐ Observar o tamanho, a simetria, a cor e o movimento dos olhos, assim como as estruturas externas e o espaçamento entre os olhos; comunicar desvios das fissuras retas esperadas nas pálpebras (a fissura em direção superior observada nos asiáticos). A síndrome de Down pode ser caracterizada pelas pregas do epicanto, abertura da pálpebra para cima e **hipertelorismo** (grande espaçamento entre os olhos).
- ◐ As pálpebras devem ser lisas, sem mau posicionamento ou queda, observar o reflexo de piscar.
- ◐ Examinar o formato circular das pupilas, tamanho igual, reatividade à luz, acomodação e tamanho, cor e claridade da íris (manchas pretas e brancas são vistas na síndrome de Down).
- ◐ O cristalino é normalmente invisível: manchas brancas ou cinzentas podem indicar catarata.

- O recém-nascido terá períodos de alerta durante os quais fixará e acompanhará faces e objetos brilhantes com os olhos.
- Comunicar: movimento incomum dos olhos, estrabismo leve (pode ser normal nos recém-nascidos) ou estrabismo excessivo.

Orelhas e audição

- Inspecionar as estruturas externas das orelhas quanto ao alinhamento; observar a flexibilidade da cartilagem da orelha.
- O bebê deve reagir ao ruído alto (reflexo de Moro).

Boca, garganta, nariz, seios da face e pescoço

- Verificar a cavidade oral quanto ao palato intacto (observar a fenda o o lábio palatino).
- Comunicar batimento das narinas, que pode indicar angústia respiratória.
- Observar lesões na garganta, boca ou lábios e vermelhidão ou secreção que indiquem infecção.
- Fissuras, estomatite ou glossite podem indicar déficit de líquidos e nutrientes.
- Manchas brancas na boca dos bebês podem indicar candidíase.
- Palpar os nódulos linfáticos da cabeça e do pescoço e comunicar edema, sensibilidade ou calor dos linfonodos, que podem indicar a presença de infecção.

Tórax

Coração, vasos do pescoço, pulsos e pressão sanguínea

- Devem ser observados o formato, a simetria e a movimentação do tórax. Comunicar retração significativa dos músculos torácicos, que pode indicar sofrimento respiratório.
- Investigar a simetria dos mamilos.
- Ouvir o coração com a criança na posição supina; observar os sopros cardíacos e registrar a localização e a intensidade do volume.
- Observar as indicações de doença cardíaca congênita (i.e., dificuldade respiratória, salivação espumosa).
- A distensão da veia do pescoço pode indicar insuficiência cardíaca congestiva.
- Comunicar se o bebê demonstrar fadiga ou falta de ar durante a alimentação, pois são sinais de redução da circulação ou da função cardíaca.
- O pulso do recém-nascido em repouso varia entre 110 e 160 batimentos por minuto com leve irregularidade. Contar durante um minuto completo.

- A pressão sanguínea talvez não seja verificada no recém-nascido saudável, exceto com o monitoramento interno no cuidado crítico. A pressão sanguínea do bebê pode ser 70-50/30-45 mmHg.

Pulmões e respiração

- Os ruídos respiratórios devem ser claros. Ruídos respiratórios diminuídos ou ausentes indicam congestão pulmonar ou consolidação.
- Os ruídos respiratórios anormais devem ser descritos, não rotulados, para promover o diagnóstico e o monitoramento pelos diferentes prestadores de cuidados de saúde.
- A frequência respiratória do recém-nascido varia entre 30 e 60 respirações por minuto. Contar durante um minuto completo.

Abdome

- Sempre auscultar, antes da palpação ou percussão do abdome, para evitar a alteração do padrão atual de sons intestinais com a estimulação artificial da atividade intestinal.
- Palpar delicadamente o abdome; *não palpar* se houver a presença do tumor de Wilms.
- Examinar os quatro quadrantes do abdome: aparência cilíndrica sem distensão (problema gastrintestinal ou aparência oca [possivelmente hérnia diafragmática]).
- Comunicar ondas peristálticas visíveis, que podem indicar estado patológico.
- Observar a ausência ou a assimetria do reflexo abdominal.
- Observar o abdome enquanto o recém-nascido estiver chorando, o que aumenta a pressão intra-abdominal, e inspecionar quanto a hérnias.
- Comunicar o hiperperistaltismo indicado pelos sons intestinais hiperativos ou pela ausência de sons intestinais, ambos podendo indicar distúrbio gastrintestinal.
- A falta de timpanismo à percussão pode indicar estômago cheio ou presença de líquido ou tumor sólido; evitar a investigação do estômago imediatamente após a alimentação.
- Observar a atitude defensiva e a sensibilidade, principalmente a sensibilidade de rebote, ou dor, que pode indicar inflamação ou infecção.

Geniturinário

- Observar o tamanho e a aparência das estruturas urinárias e genitais.
- Observar e comunicar: testículos que não desceram (criptorquidia), meato urinário não centralizado na ponta da glande do pênis, saco escrotal grande (possivelmente hérnia) ou clitóris aumentado.

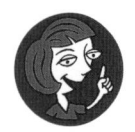

> **ALERTA DE ENFERMAGEM**
> Algumas condições produzem uma aparência genital diferente. Tentar não reagir ou demonstrar preocupação aos pais.

- Se edema, lesões na pele, inflamação, secreção ou irregularidades forem verificadas, comunicar para acompanhamento de possível infecção.
- Protusões anais, hemorroidas, lesões, irritação ou exteriorização de mucosa devem ser verificadas e podem necessitar de acompanhamento.

Dorso e extremidades

- Observar qualquer falta ou dificuldade de mobilidade, ou grande desigualdade nos membros.
- Com o recém-nascido deitado em pronação, observar se a curvatura da coluna (possível **escoliose congênita**) está presente e comunicar para exame posterior.
- Fraqueza muscular ou paresia (pode indicar problema neurológico ou déficit nutricional), ou extrema assimetria da força nas extremidades, mãos e dedos das mãos deve ser verificada.

Muitos atrasos no desenvolvimento são evidentes ou detectados durante a investigação do recém-nascido. Os exames com seis semanas e posteriores, com um instrumento de investigação do desenvolvimento, como o Denver II ou outro instrumento, devem ser realizados e os déficits comunicados juntamente com qualquer dado histórico relevante. A assistência e o encaminhamento são proporcionados à família, conforme necessário.

CAPUT SUCCEDANEUM

O que houve de errado?

O *caput succedaneum* é o resultado de um trauma no parto durante a apresentação de vértice. O trauma provoca o acúmulo de sangue e plasma no tecido sobre as linhas de sutura do escalpo.

Sinais e sintomas

- Tecido edemaciado é observado sobre as linhas de sutura do escalpo.
- O bebê geralmente não apresenta sintomas.

Resultados dos exames

Não existe exame definitivo exigido; o diagnóstico é feito por meio do exame físico.

Tratamento

Não é necessário tratamento específico e o edema resolve-se em alguns dias.

Intervenções de enfermagem

Tranquilizar a mãe e a família de que o edema desaparecerá e que o bebê não sente dor.

CEFALOEMATOMA

O que houve de errado?

O cefaloematoma ocorre quando os vasos sanguíneos rompem-se durante o trabalho de parto e o parto e ocorre sangramento entre os ossos e o periósteo.

Sinais e sintomas

Os limites do sangramento entre os ossos são agudamente demarcados. Os sintomas geralmente não estão presentes no nascimento, mas se desenvolvem em 24 a 48 horas.

Resultados dos exames

O diagnóstico é feito por meio de exame físico.

Tratamento

Nenhum tratamento é indicado. A lesão normalmente resolve-se em duas semanas ou em até 1 a 2 meses.

Intervenções de enfermagem

Os recém-nascidos afetados apresentam maior risco para icterícia, o cuidado de enfermagem é dirigido a monitoração da icterícia e dos efeitos da hiperbilirrubinemia.

HIDROCEFALIA

O que houve de errado?

5 A hidrocefalia é uma condição que envolve a interrupção da circulação e da absorção do líquido cerebrospinal, resultando em seu acúmulo nos ventrí-

culos do cérebro (ver Fig.12.1). Essa condição causa dilatação dos ventrículos cerebrais e aumento da pressão intracraniana. Existem dois tipos de hidrocefalia:

- **Hidrocefalia não comunicante**: causada pela obstrução do fluxo de líquido cerebrospinal.
- **Hidrocefalia comunicante**: causada pela interrupção da absorção do líquido cerebrospinal.

Sinais e sintomas

- Aumento rápido da circunferência cefálica nos bebês
- Abaulamento e alargamento das fontanelas
- Músculos do pescoço subdesenvolvidos
- Couro cabeludo fino, brilhante
- Veias do couro cabeludo salientes
- Sinal do sol poente em que a esclerótica está acima da íris
- Irritabilidade
- Vômito em jato
- Choro agudo
- Anorexia
- Sucção fraca
- Rigidez da nuca
- Malformação de Arnold-Chiari

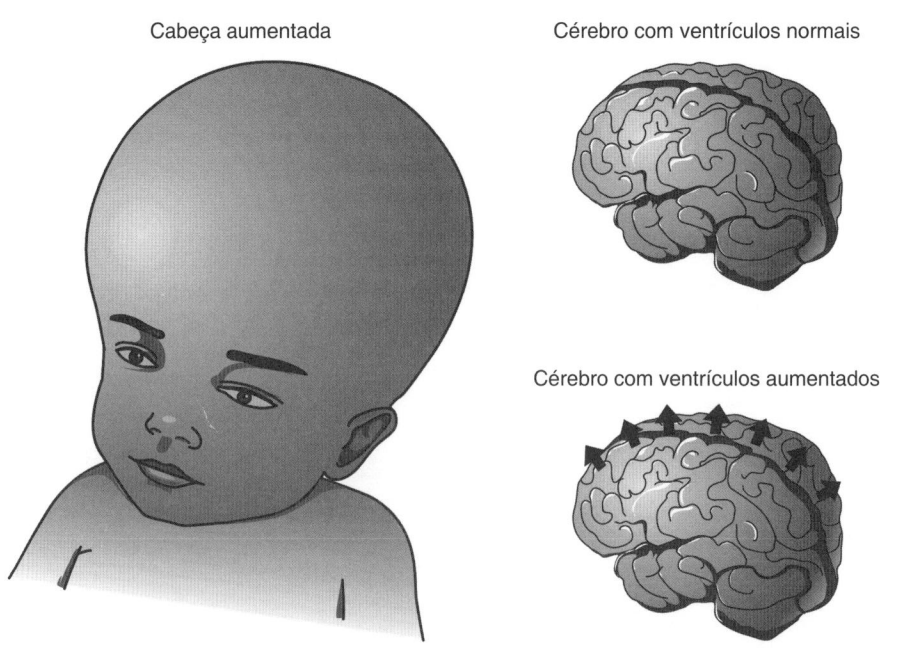

FIGURA 12.1 Ventrículos do cérebro: normais e aumentados.

Resultados dos exames

- Medida da circunferência cefálica: detecta aumento anormal
- Tomografia computadorizada: visualiza os ventrículos para determinar se há dilatação
- Ressonância magnética: visualiza os ventrículos para determinar se há dilatação
- Radiografia: determina se o crânio está afinando ou alargando

Tratamentos

- Remoção cirúrgica ou derivação da obstrução usando um desvio ventriculoperitoneal que conecta os ventrículos à cavidade peritoneal ou ao átrio direito do coração.
- Administrar paracetamol, conforme necessário, para a dor pós-operatória.
- Infecção ou mau funcionamento do desvio ventriculoperitoneal:
  - Administrar antibióticos como a vancomicina EV.
  - Administrar paracetamol para a temperatura acima de 38,5 °C.

Intervenções de enfermagem

- Antes da cirurgia:
  - Medir a circunferência cefálica e comunicar aumentos de 0,5 cm ao principal prestador de cuidado de saúde.
  - Monitorar o aumento da pressão intracraniana.
  - Monitorar os sinais vitais a cada 4 horas.
  - Realizar controle hídrico rigoroso.
  - Proporcionar pequenas refeições devido ao risco de vômito.
  - Fazer com que o recém-nascido eructe frequentemente durante a alimentação.
  - Apoiar a cabeça do recém-nascido durante a alimentação.
- Após a cirurgia:
  - Posicionar o recém-nascido plano, sobre o lado não operado, para prevenir que o líquido cerebrospinal drene rapidamente.
  - Avaliar o nível de consciência.
  - Monitorar o vômito.
  - Investigar a infecção e o mau funcionamento do desvio ventriculoperitoneal:
    - Cefaleias fortes
    - Irritabilidade
    - Vômitos
    - Vermelhidão ao longo do desvio
    - Líquido em torno da válvula do desvio ventriculoperitoneal
    - Febre
    - Letargia

- Avaliar a distensão abdominal resultante do íleo paralítico devido ao desvio ventriculoperitoneal.
- Explicar o distúrbio e o tratamento para a família e informar que o desvio ventriculoperitoneal pode ter que ser substituído periodicamente, acompanhando o crescimento da criança. Explicar também como identificar a infecção ou o mau funcionamento do desvio e chamar o profissional de saúde imediatamente, caso isso ocorra.

HIPERBILIRRUBINEMIA

O que houve de errado?

A hiperbilirrubinemia é o nível excessivo de bilirrubina no sangue. A bilirrubina é o produto final da decomposição dos glóbulos sanguíneos, que provoca a aparência ictérica da pele. A icterícia é classificada como fisiológica e patológica. A icterícia fisiológica é considerada normal e torna-se visível quando a bilirrubina sérica atinge 5 a 7 mg/dL; o nível de bilirrubina começa a cair após o quarto dia de vida e retorna à estabilidade semelhante à do adulto em aproximadamente 14 dias.

Sinais e sintomas

É importante diferenciar a icterícia fisiológica da patológica, que deve ser tratada como uma doença. A icterícia patológica ocorre nas primeiras 24 horas após o nascimento e é o resultado da destruição excessiva dos glóbulos vermelhos.

Resultados dos exames

Na icterícia patológica, a bilirrubina sérica é maior que 12 mg/dL em recém-nascidos a termo e maior que 15 mg/dL em recém-nascidos prematuros.

Tratamentos

- Prevenir a encefalopatia por bilirrubina
- Fototerapia
- Transfusões de troca são necessárias se a fototerapia não aliviar os níveis excessivamente altos de bilirrubina com rapidez suficiente

Intervenções de enfermagem

- Quando o recém-nascido é colocado sob fototerapia, a maior parte da superfície da pele deve ser exposta e a posição trocada com frequência.

- Proteger os olhos do recém-nascido contra a luz fluorescente com protetores de tamanho adequado e posicionados de forma a cobrir totalmente os olhos.

ALERTA DE ENFERMAGEM
Os olhos do bebê devem ser fechados antes da aplicação dos protetores, para que se elimine o risco de dano à córnea causado pelo curativo.

HIPOGLICEMIA NEONATAL

O que houve de errado?

A hipoglicemia neonatal transitória ocorre quando a concentração de glicose sanguínea do recém-nascido estiver abaixo de 45 mg/dL, no recém-nascido saudável a termo, e abaixo de 36 mg/dL, nos recém-nascidos com risco para doenças ou prematuros.

Resultados dos exames

- A análise direta da concentração de glicose sanguínea é necessária para confirmar o diagnóstico.
- Exames com fitas reagentes podem ser usados para estimar os níveis de glicose sanguínea, mas o teste mais acurado é feito no laboratório.

Tratamentos

- Fornecer a primeira alimentação imediatamente após o nascimento para manter a normoglicemia e prevenir a hipoglicemia.
- A alimentação com glicose oral pode ser usada; no entanto, o leite materno e a mamadeira são igualmente eficazes.
- A glicose endovenosa é usada quando a alimentação não for eficaz.

Intervenções de enfermagem

- Monitorar os sinais e os sintomas de hipoglicemia no recém-nascido.
- Instituir medidas para minimizar o risco de hipoglicemia:
  - Reduzir os estressores ambientais que predispõem o bebê à deficiência de glicose sanguínea como:
    - Resfriamento
    - Espaçamento prolongado entre refeições
    - Esforços respiratórios aumentados

- Quando a alimentação oral for ineficaz, é exigida infusão de glicose endovenosa.
- Proteger o recém-nascido dos efeitos colaterais da solução hipertônica, como a sobrecarga circulatória e a desidratação intracelular.

HIPERGLICEMIA

O que houve de errado?

A hiperglicemia é definida como a concentração de glicose sanguínea acima de 125 mg/dL nos bebês a termo, e acima de 150 mg/dL nos prematuros.

Sinais e sintomas

- A hiperglicemia é geralmente assintomática.
- É detectada com mais frequência no exame de rotina.

Resultados dos exames

- Exames com fita reagente podem revelar os níveis de glicose sanguínea.
- A glicose sanguínea realizada em laboratório é mais acurada.

Tratamentos

- O tratamento inicial é a redução da ingestão de glicose.
- Se o controle dietético for ineficaz, pode ser administrada uma infusão de insulina de dose baixa.

Intervenções de enfermagem

- Monitorar com frequência os níveis de glicose.
- Numerosas punções nos calcanhares são necessárias; o enfermeiro deve ter o cuidado de alternar os locais para evitar o dano ao tecido.

GALACTOSEMIA

O que houve de errado?

A galactosemia é um raro erro inato do metabolismo de carboidratos, resultando na incapacidade do recém-nascido de converter galactose em glicose e causando toxicidade aos tecidos no cérebro, rins e sistema nervoso.

Sinais e sintomas

- Vômito e diarreia são sintomas comuns.
- O bebê torna-se ictérico na segunda semana de vida.
- A catarata é detectável aos 2 meses.
- O recém-nascido também é letárgico e hipotônico.

Resultados dos exames

- O diagnóstico é feito com base na história investigativa física do bebê.
- A triagem da doença no recém-nascido é obrigatória em muitos estados norte-americanos.
- Os exames laboratoriais revelam níveis reduzidos de galactose no sangue e atividade da galactose transferase nos eritrócitos.

Tratamentos

- O tratamento inclui a eliminação de todo leite e alimentos contendo lactose da dieta do recém-nascido, inclusive o leite materno.
- Os recém-nascidos são alimentados com leite artificial à base de soja.

Intervenções de enfermagem

- Orientar a família sobre a ingestão nutricional e as restrições dietéticas.
- O enfermeiro deve incorporar o esquema terapêutico da nutricionista ao seu plano de cuidados ao recém-nascido.
- Ensinar a família a ler os rótulos nutricionais; isso é essencial para a manutenção das restrições dietéticas.

DOENÇA DA URINA DO XAROPE DE BORDO

O que houve de errado?

Na doença da urina do xarope de bordo, um ramo da cadeia de aminoácidos é defeituoso ou ausente devido a um distúrbio genético, resultando em aumento dos aminoácidos de cadeia ramificada e em cetoacidose (subprodutos), causando um odor de açúcar queimado na urina.

Sinais e sintomas

- Odor de xarope de bordo na urina
- Convulsões
- Dificuldade na alimentação

- Reflexo de Moro ausente
- Respirações anormais

Resultados dos exames

- Plasma: aminoácidos de cadeia ramificada aumentados
- Urina: aminoácidos de cadeia ramificada aumentados
- Gasometria sanguínea: acidose

Tratamentos

- Aumentar a tiamina dietética.
- Evitar a isoleucina, a valina e a leucina dietéticas.
- Hemodiálise para remover os aminoácidos do ramo da cadeia do organismo.

Intervenções de enfermagem

- Realizar exames de urina e de sangue após o primeiro dia de alimentação.
- Investigar odor de xarope de bordo nas fraldas.
- Ensinar os pais sobre a importância de evitar alimentos que contenham isoleucina, valina e leucina.

FENILCETONÚRIA

O que houve de errado?

A fenilcetonúria é um distúrbio genético que ocorre devido a uma disfunção da enzima fenilalanina hidroxilase, usada para converter a fenilalanina em tirosina, provocando o acúmulo de fenilalanina no organismo, o que pode causar retardo mental.

ALERTA DE ENFERMAGEM

A criança tem níveis normais de fenilalanina no sangue ao nascer, no entanto, os níveis aumentam após o nascimento e podem resultar em dano irreversível aos dois anos, se não forem detectados e tratados.

Sinais e sintomas

- História familiar de fenilcetonúria
- Retardo mental a partir dos quatro meses de idade
- Pele seca
- Macrocefalia
- Irritabilidade

- Hiperatividade
- Pele com cheiro de mofo
- Convulsões (anos posteriores)

Resultados dos exames

- Teste de triagem Guthrie:* aumento no nível de fenilalanina no sangue quatro dias após o nascimento
- Cromatografia: aumento do nível de fenilalanina no sangue quatro dias após o nascimento

Tratamentos

- Manter os níveis sanguíneos de fenilalanina entre 3 mg/dL e 9 mg/dL, restringindo a fenilalanina dietética (alimentos ricos em proteínas).
- Administrar hidrolisado de caseína enzimática em substituição ao leite.

Intervenções de enfermagem

- Explicar para a família que a criança deve evitar ovos, carne, peixe, aves, pães, aspartame e queijo durante toda a vida.
- O nível de fenilalanina no sangue deve ser testado ao longo da vida da criança para garantir que a fenilalanina permaneça dentro dos parâmetros desejados.

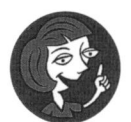

ALERTA DE ENFERMAGEM

Estar atento para os sinais de deficiência de fenilalanina (anorexia, erupções na pele, anemia, diarreia, letargia) que podem ocorrer em consequência da escassez da fenilalanina na dieta.

SÍNDROME DA ANGÚSTIA RESPIRATÓRIA

O que houve de errado?

Os bebês prematuros nascidos com menos de 36 semanas de gestação podem apresentar a síndrome da angústia respiratória, ou doença da membrana hialina, devido à falta de surfactante para manter os alvéolos abertos.

---

* N. de R.T.: Teste de triagem de Guthrie: são exames de triagem neonatal, conforme denominação internacional, nomeados após o pediatra e microbiologista norte-americano Robert Guthrie (1916-1995) que criou o método de coleta em papel-filtro. No Brasil, o Programa Nacional de Triagem Neonatal, instituído em 2001, prevê o diagnóstico de quatro doenças: hipotireoidismo congênito; fenilcetonúria, hemoglobinopatias e fibrose cística.

Sinais e sintomas

- Respiração acima de 60/min
- Retrações (supra e subesternal)
- Batimento de asa do nariz
- Cianose
- Flacidez

Resultados dos exames

- O diagnóstico é baseado na história do bebê, no exame físico, nos resultados laboratoriais e nas radiografias.
- A radiografia de tórax revela fibrose nos pulmões.

Tratamentos

- Esteroides pré-natais
- Administração de surfactante exógeno
- Diuréticos
- Broncodilatadores
- Oxigenoterapia

Intervenções de enfermagem

- Avaliações físicas constantes.
- Investigar a resposta do bebê à terapia respiratória.
- Monitorar a oximetria de pulso e a concentração de oxigênio arterial.
- Hiperventilação e aspiração, quando indicadas.

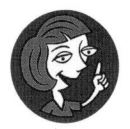

ALERTA DE ENFERMAGEM

Observar os níveis de oxigênio rigorosamente, pois existe controvérsia em relação ao benefício e ao prejuízo da oxigenoterapia. O excesso de oxigênio pode resultar em mortalidade ou morbidade, incluindo dano à retina, displasia broncopulmonar, dano neurológico ou distúrbio de crescimento.

DOENÇA DE HIRSCHSPRUNG

O que houve de errado?

A doença de Hirschsprung é uma condição congênita na qual faltam células nervosas no cólon, causando falta de peristaltismo e incapacidade de as fezes serem empurradas através do cólon.

ALERTA DE ENFERMAGEM
A doença de Hirschsprung é comum na síndrome de Down.

Sinais e sintomas

- Falha em eliminar fezes (mecônio) nas primeiras 48 horas após o nascimento
- Distensão abdominal
- Massa abdominal
- Fezes líquidas ou "em fita"
- Olhos afundados
- Palidez
- Desidratação
- Irritabilidade
- Perda de peso
- Letargia

ALERTA DE ENFERMAGEM
Monitorar o vômito de fezes ou o vômito manchado com bile, pois o peristaltismo pode reverter e impelir as fezes para cima e para fora da boca.

Resultados dos exames

- Radiografia abdominal: mostra áreas distendidas do intestino grosso e delgado, com poucas fezes na parte inferior do intestino próxima ao ânus.
- Biópsia retal: ausência de células de enervação ganglionar no cólon.
- Biópsia cirúrgica de espessura total: ausência de células de enervação ganglionar no cólon.
- Aspiração e sucção do reto: ausência de células de enervação ganglionar no cólon.
- Manometria anorretal: ausência de reflexos nervosos.
- Enema de bário: exame do intestino grosso mostra áreas estreitadas ou obstruções intestinais (bloqueio) e intestino dilatado acima da obstrução.

Tratamentos

- Cuidado de apoio para sustentar a ingestão nutricional com ostomia temporária.
- Cirurgia: depois de 9 meses de idade – a porção afetada do cólon é removida.

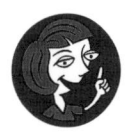

ALERTA DE ENFERMAGEM
Se o cólon estiver obstruído, uma colostomia ou ileostomia temporária é realizada para descomprimi-lo. Uma vez descomprimido, uma segunda cirurgia é realizada para remover a parte afetada do cólon e fechar a colostomia ou a ileostomia.

Intervenções de enfermagem

- Pré-operatórias:
  - Jejum.
  - Administrar líquidos endovenosos, conforme prescrito, para manter o equilíbrio hídrico e eletrolítico.
  - Inserir uma sonda nasogástrica para descomprimir o trato intestinal superior.
  - Administrar soro fisiológico ou enemas de óleo mineral para limpar o intestino.
  - Administrar antibióticos, conforme prescrito.
- Pós-operatórias:
  - Balanço rígido da ingesta e da eliminação para monitorar os níveis de líquido cuidadosamente.
  - Promover cuidados a colostomia ou ileostomia, se necessário.
  - Monitorar os ruídos intestinais.
  - Iniciar a alimentação oral quando os ruídos intestinais estiverem presentes.
  - Nada deve ser colocado no reto.
  - Monitorar a constipação.
- Explicar a doença e o tratamento para a família e instruí-los sobre o cuidado adequado da ferida operatória e da colostomia ou da ileostomia, se necessário. Dizer à família para chamar o profissional de saúde nos primeiros sinais de constipação, desidratação, febre, vômito ou diarreia.

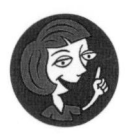

ALERTA DE ENFERMAGEM
Não usar água corrente no enema, pois isso pode induzir à intoxicação por água. O retorno do controle do esfíncter anal e a continência completa podem levar meses para se desenvolver.

CONDIÇÕES CARDÍACAS CONGÊNITAS

A circulação fetal envolve a passagem de sangue do lado direito do coração para o lado esquerdo enquanto desvia dos pulmões. Nela existem aberturas localizadas entre o átrio direito e esquerdo e o ventrículo direito e o esquerdo para facilitar o fluxo de sangue (ver Cap. 7). Quando o recém-nascido entra no ambiente extrauterino, as pressões mudam no tórax, causando a abertura dos pulmões e a mudança no fluxo de sangue cardíaco. As aberturas no coração, em geral, fecham-se deixando apenas as válvulas e as pressões para promover o fluxo de sangue através do coração e dos pulmões.

O que houve de errado?

Ocasionalmente, as aberturas no coração permanecem abertas após o funcionamento dos pulmões. Essas aberturas ou defeitos podem resultar no desvio do sangue do lado direito para o esquerdo do coração, sem oxigenação pelos pulmões, ou do ventrículo esquerdo para o direito, causando a recirculação de sangue oxigenado através dos pulmões e a redução do sangue circulante no organismo. A diminuição da circulação para o corpo, ou a circulação de sangue desoxigenado para os tecidos, resulta em tecidos pouco perfundidos e pouco oxigenados, assim como em sofrimento no recém-nascido. O grau de sofrimento resultante do defeito ou da combinação de defeitos depende do impacto destes sobre a perfusão ou a oxigenação tissular.

Sinais e sintomas

Variados com base nos defeitos (ver defeito específico).

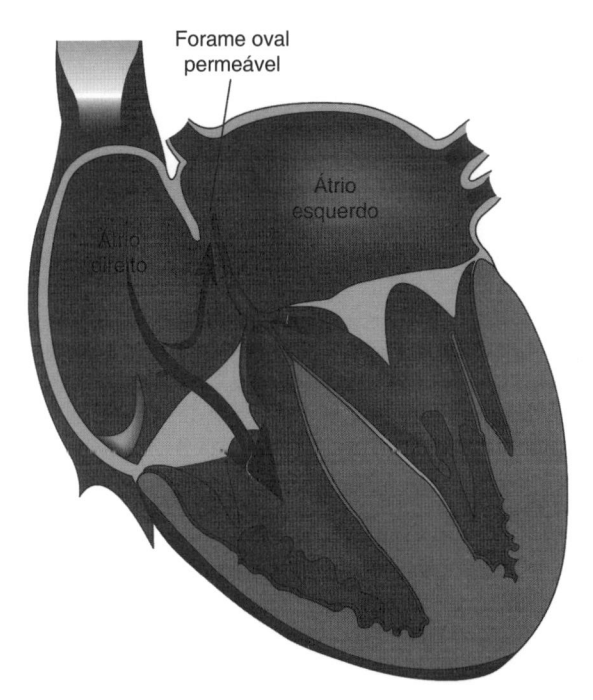

FIGURA 12.2 Anatomia do coração fetal (vista interna).

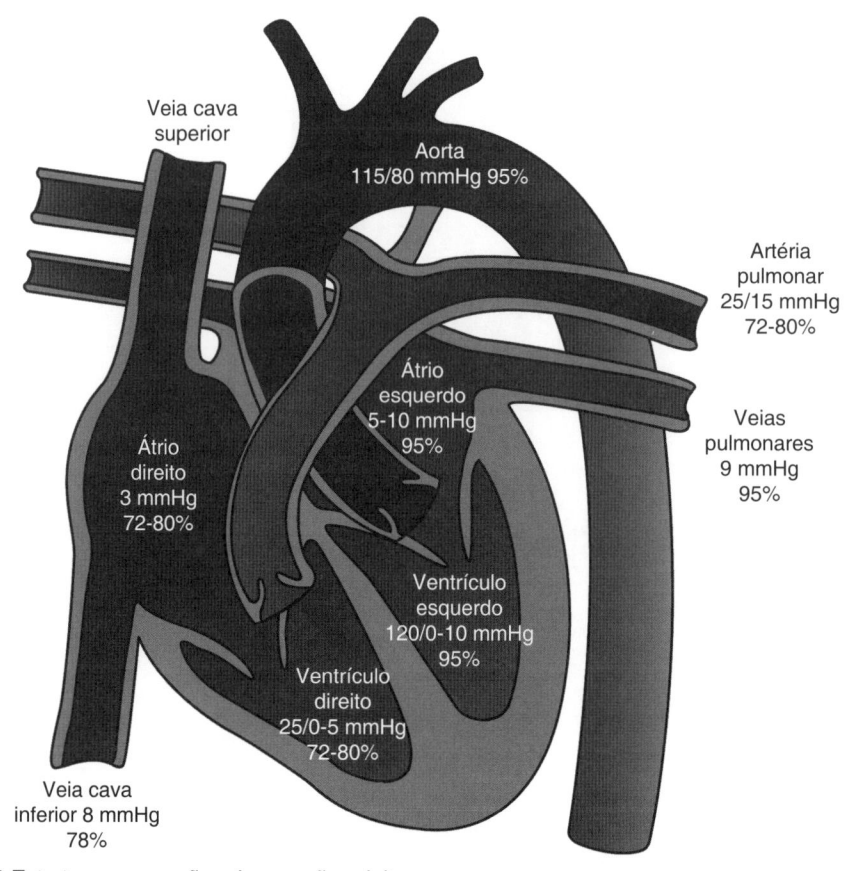

FIGURA 12.3 Estruturas e pressões do coração adulto.

Resultados dos exames

- Cateterismo cardíaco: cateteres são inseridos no coração, através de uma veia periférica calibrosa, e avançam para o interior do coração para medir as pressões e os níveis de oxigênio nas câmaras cardíacas e visualizar suas estruturas e os padrões de fluxo sanguíneo.
- Oximetria de pulso (SpO_2): dispositivo usado para avaliar o grau de saturação de oxigênio no sangue usando um pequeno leitor de luz infravermelha.
- Eletrocardiograma (ECG): detecta eventos elétricos e ritmos cardíacos normais e anormais no coração.
- Ecocardiograma: avaliação Doppler bidimensional para detectar evidência de vazamento de válvula, anatomia, tamanho e funcionamento cardíaco.

Tratamentos

- Reparo com coração aberto e bypass cardiopulmonar.
- Tratamento de escolha é o fechamento com retalho cirúrgico.
- O defeito septal do átrio pode exigir substituição da válvula mitral.

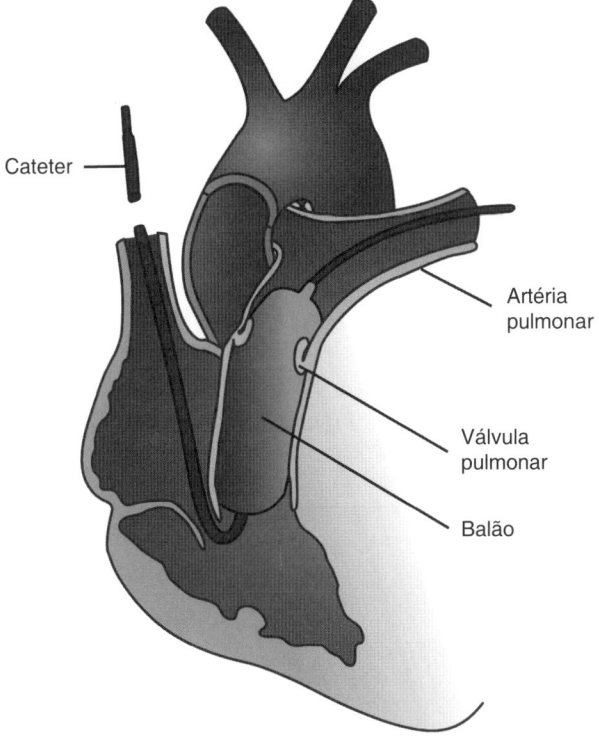

FIGURA 12.4 Cateterismo cardíaco.

Intervenções de enfermagem para o cateterismo cardíaco

- Preparar o paciente para o cateterismo cardíaco:
  - Obter a história de enfermagem completa.
  - O paciente deve estar em jejum durante 4 a 6 horas.
  - Realizar uma investigação completa, incluindo o cálculo da área de superfície do corpo.
  - Verificar alergias: alergias a iodo, contraste, e frutos do mar devem ser informadas ao médico antes do procedimento.
  - Documentar a avaliação básica dos pulsos podálicos e da oximetria de pulso.
  - Solicitar especialistas em crianças para auxiliar a família a reduzir a ansiedade.
  - Explicar os aspectos específicos do procedimento, como a colocação do acesso venoso e dos eletrodos do ECG.
  - Demonstrar como a pele será lavada com sabão marrom e como a pele ficará anestesiada.
  - Explicar como o contraste afeta o paciente e como a sedação fará o bebê reagir, enfatizando que ele não deve sentir nenhum desconforto.
- Cuidado do paciente pós-cateterismo cardíaco
  - Observar o paciente com o monitor cardíaco e o oxímetro de pulso antes da alta.

- Verificar os sinais vitais a cada 15 minutos na primeira hora e a cada hora posteriormente.
- Monitorar o paciente quanto ao seguinte:
  - Temperatura e cor da extremidade distal ao local de inserção do cateter
  - Pulso da extremidade distal ao local de inserção do cateter
- Monitorar padrões e avaliar possíveis hipotensão, taquicardia e bradicardia.
- Verificar o curativo compressivo quanto a evidências de sangramento.
- Observar o sangramento no local de inserção ou evidência de hematoma.
- Monitorar a entrada de líquidos e a eliminação de diurese com material de contraste.
- A família deve receber instruções anteriores à alta sobre:
  - Observar o local quanto aos sinais de inflamação e infecção.
  - Monitorar a febre.
  - Evitar atividades extenuantes por alguns dias.
  - Evitar banho de banheira por 48 a 72 horas.
  - Usar paracetamol ou ibuprofeno para o desconforto.

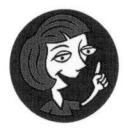

ALERTA DE ENFERMAGEM
Se ocorrer sangramento, aplicar pressão direta contínua 2,5 cm acima do local de punção percutâneo; isso localizará a pressão sobre a punção do vaso.

ALERTA DE ENFERMAGEM
É importante que o enfermeiro investigue a alergia ao látex antes do cateterismo. Alguns cateteres usados no laboratório de cateterismo possuem balões de látex. Se o recém-nascido tiver alergia ao látex, o balão pode desencadear uma reação com risco de vida.

Intervenções de enfermagem para o recém-nascido submetido à cirurgia cardíaca

- Prestar cuidado pré-operatório ao recém-nascido como indicado a seguir:
  - Inquirir os pais e os cuidadores sobre qualquer dúvida que possam ter acerca do procedimento.
  - Orientar a família sobre o ambiente desconhecido antes do dia da cirurgia.
  - Verificar registros dos formulários de consentimento informado, devidamente assinados.
  - Verificar o bracelete de identificação com a equipe cirúrgica para garantir a identidade.
  - Garantir que as grades laterais da cama estejam presas com segurança.
  - Usar contenção para o transporte.

- Verificar os exames laboratoriais quanto a sinais de alterações sistêmicas.
- Dar banho e arrumar o recém-nascido.
- Proporcionar cuidado oral para o conforto enquanto em jejum.
- Limpar o local operatório com o método prescrito.
- Administrar antibióticos, conforme prescritos.
- Remover acessórios.
- Dar orientações pré-operatórias para reduzir a ansiedade.
- Preparar a família para os procedimentos pós-operatórios, como a inserção da sonda nasogástrica, o cuidado com a incisão e o uso de aparelho de monitoração.
- Administrar sedação pré-operatória.

◐ Proporcionar cuidado pós-operatório ao recém-nascido conforme indicado a seguir:
- Assegurar que o recém-nascido esteja em posição segura e confortável, de acordo com a prescrição médica.
- Realizar as prescrições imediatamente.
- Fazer a higiene adequada das mãos.
- Avaliar o sangramento e sinais de infecção na incisão.
- Proporcionar cuidado adequado à incisão.
- Avaliar os ruídos respiratórios.
- Realizar verificações neurológicas.
- Verificar os sinais vitais com frequência.
- Administrar líquidos para prevenir a hipotensão.
- Monitorar as perdas de líquidos através do dreno de tórax.
- Administrar suporte farmacológico, conforme prescrito.
- Monitorar os eletrólitos e suplementar com infusão, conforme prescrito.
- Administrar sedativos e analgésicos para conforto.
- Permitir a visita dos familiares ou dos acompanhantes logo que possível.
- Explicar os procedimentos e o equipamento aos acompanhantes.
- Incentivar as perguntas dos acompanhantes.
- **❹** Envolver um especialista em crianças e o serviço social no cuidado para apoiar a criança e a família.

DEFEITO SEPTAL DO ÁTRIO

O que houve de errado?

O defeito septal do átrio é uma abertura anormal entre os átrios, que permite que o sangue flua do átrio esquerdo para o direito. A pressão do átrio esquerdo é um pouco mais alta, permitindo que o sangue flua do átrio esquerdo para o direito. Este fluxo anormal do sangue causa:

◐ Aumento do sangue oxigenado para o átrio direito.
◐ Aumento do tamanho do átrio direito e do ventrículo direito.

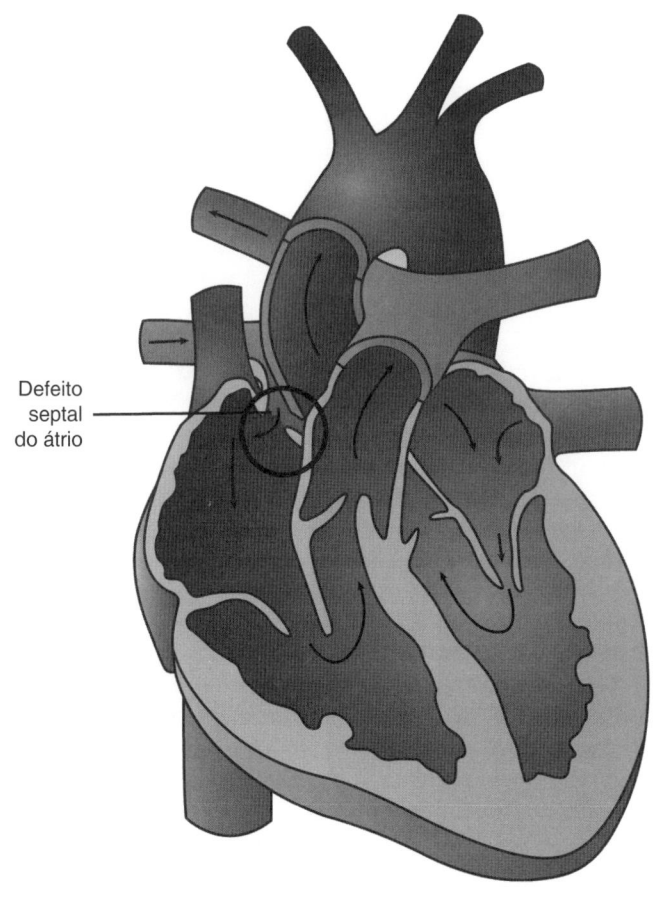

FIGURA 12.5 Defeito septal do átrio.

Sinais e sintomas

- Os pacientes às vezes são assintomáticos.
- O defeito septal do átrio pode precipitar a insuficiência cardíaca congestiva.
- Um sopro característico do defeito septal do átrio é ouvido durante a ausculta.
- Aumento do fluxo de sangue pulmonar pode levar à obstrução vascular pulmonar ou à embolia.

Resultados dos exames

- Cateterismo cardíaco: revela o defeito do septo e qualquer mudança ou defeito estrutural.
- Oximetria de pulso (SpO_2): o nível de oxigênio pode estar dentro dos parâmetros normais.

- Eletrocardiograma: o defeito septal do átrio é verificado com a hipertrofia do ventrículo direito.
- Ecocardiograma: o defeito do septo e a hipertrofia ventricular são evidentes.

Tratamento

- O defeito septal do átrio pode exigir substituição da válvula mitral.

Intervenções de enfermagem

- Proporcionar cuidado ao paciente durante o cateterismo cardíaco.
- Proporcionar cuidado pré e pós-operatório (ver anteriormente).

DEFEITO SEPTAL DO VENTRÍCULO

O que houve de errado?

O defeito septal do ventrículo é uma abertura anormal, que causa complicações entre os ventrículos direito e esquerdo. O defeito pode variar de tamanho, desde uma pequena perfuração até a ausência total do septo.

Sinais e sintomas

- O sangue flui do ventrículo esquerdo para a artéria pulmonar.

✓ Verificação de rotina 1

1. Beverly, com idade de 3 dias, tem um cateterismo cardíaco programado. Que abordagem o enfermeiro deve usar na orientação pré-operatória?

    Resposta: _____
    _____

2. Durante quantos segundos o enfermeiro que monitora os sinais vitais da criança deve contar a frequência cardíaca?
    a) 10
    b) 30
    c) 60
    d) 90

    Resposta: _____

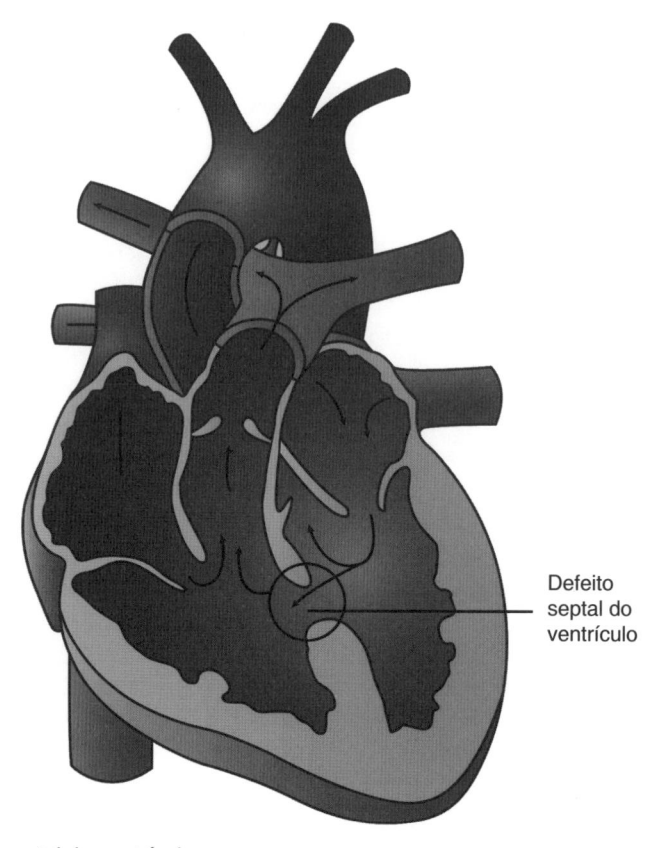

FIGURA 12.6 Defeito septal do ventrículo.

(marcação no diagrama: Defeito septal do ventrículo)

- Aumento do fluxo de sangue pulmonar e aumento da resistência pulmonar.
- Insuficiência cardíaca congestiva.

Resultados dos exames

- Cateterismo cardíaco: Defeitos ventriculares e cardiomegalia serão evidentes.
- Oximetria de pulso (SpO$_2$): a saturação de oxigênio apresenta-se diminuída.
- Eletrocardiograma: observados sinais de cardiomegalia.
- Ecocardiograma: verificados defeito do septo, cardiomegalia e função cardíaca alterada.

Tratamentos

- A abordagem paliativa inclui:
  - Bandagem da artéria pulmonar (faixa em torno da artéria pulmonar)

- Reparo cirúrgico completo é o tratamento de escolha:
  - Técnica do "cordão da bolsa" para os defeitos pequenos
  - Retalho de poliéster para as aberturas maiores

Intervenções de enfermagem

- Promover cuidados ao paciente durante o cateterismo cardíaco.
- Proporcionar cuidado pré e pós-operatório (ver anteriormente).

DUCTO ARTERIAL PERSISTENTE

O que houve de errado?

O ducto arterial persistente ocorre quando a artéria que conecta a aorta e a artéria pulmonar, na circulação fetal, não se fecha durante as primeiras semanas de vida. A permeabilidade continuada permite que o sangue da aorta flua de volta à artéria pulmonar, resultando na derivação da esquerda para a direita. Essa circulação alterada causa:
- Aumento da sobrecarga sobre o lado esquerdo do coração
- Congestão e resistência pulmonar
- Hipertrofia ventricular direita

Sinais e sintomas

- O paciente pode ser assintomático.
- Características de insuficiência cardíaca congestiva.

Resultados dos exames

- Cateterismo cardíaco: ducto persistente e hipertrofia ventricular direita são evidentes
- Oximetria de pulso (SpO_2): saturação de oxigênio diminuída
- Eletrocardiograma: sinais de hipertrofia ventricular observados
- Ecocardiograma: verificados o defeito no septo e a hipertrofia ventricular

Tratamentos

A abordagem paliativa inclui:

- Administração de indometacina (inibidor da prostaglandina)
- Aplicação de molas para ocluir o ducto arterial permeável

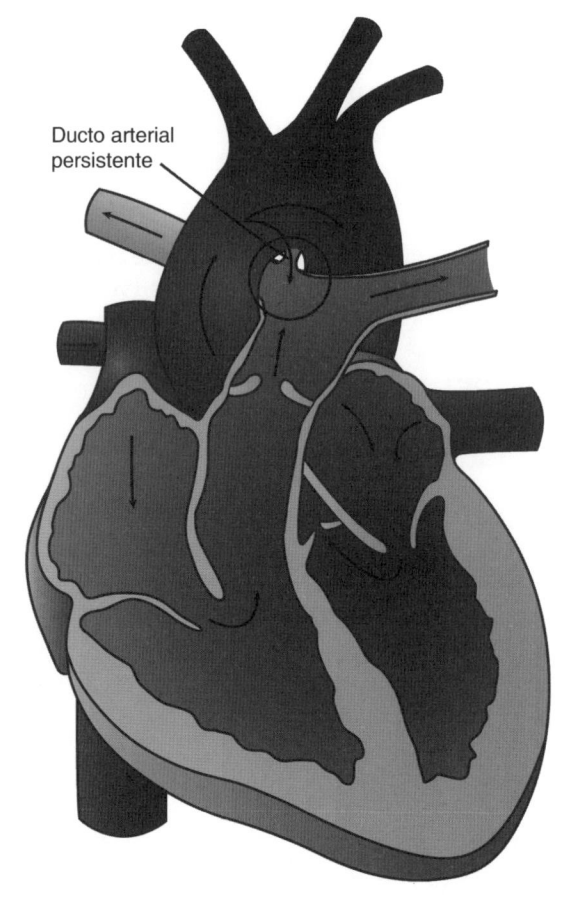

FIGURA 12.7 Ducto arterial persistente.

Tratamento cirúrgico:

- Ligamento e pinçamento do vaso persistente.

Intervenções de enfermagem

- Proporcionar cuidado ao paciente durante o cateterismo cardíaco.
- Proporcionar cuidado pré-operatório e pós-operatório (ver anteriormente).

COARCTAÇÃO DA AORTA

O que houve de errado?

A coarctação da aorta é um estreitamento localizado próximo à inserção do ducto arterial. Esta alteração resulta no seguinte:

◐ Aumento da pressão na área da cabeça e do pescoço
◐ Redução da pressão distal à obstrução no corpo e nas extremidades inferiores

---

✓ Verificação de rotina 2

1. O ecocardiograma torácico será solicitado para o recém-nascido com doença cardíaca congênita para:
   a) Mostrar os ossos do tórax e colorir as estruturas cardíacas
   b) Avaliar a anatomia vascular na parte externa do coração
   c) Mostrar um gráfico da atividade elétrica do coração
   d) Determinar o tamanho do coração e os padrões de fluxo sanguíneo pulmonar

   Resposta: _____

2. A cirurgia para o ducto arterial persistente previne qual das seguintes complicações?
   a) Cianose
   b) Congestão vascular pulmonar
   c) Diminuição da sobrecarga sobre o lado esquerdo do coração
   d) Derivação do sangue da esquerda para a direita

   Resposta: _____

Sinais e sintomas

◐ Pressão sanguínea elevada e pulsos circunscritos nas extremidades superiores.
◐ Extremidades inferiores frias com redução dos pulsos e da pressão sanguínea.
◐ Sintomas de insuficiência cardíaca congestiva.
◐ Hipertensão.

Resultados dos exames

◐ Cateterismo cardíaco: revela a localização do estreitamento aórtico e de ducto arterial persistente ou defeito no septo ventricular, se presentes.
◐ Oximetria de pulso (SpO_2): pode ser normal ou diminuída se houver a presença de insuficiência cardíaca congestiva.
◐ Eletrocardiograma: sinais de hipertrofia ventricular direita e esquerda são observados.
◐ Ecocardiograma: avaliação com Doppler bidimensional para detectar evidência de vazamento da válvula, anatomia, tamanho e funcionamento cardíaco.

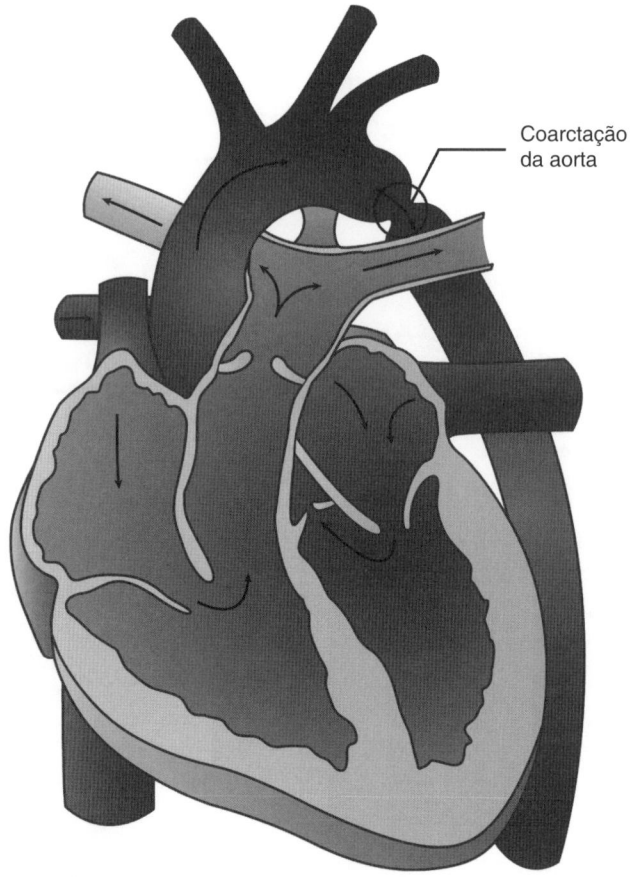

FIGURA 12.8 Coarctação da aorta.

Tratamentos

- Angioplastia com balão
- Ressecção da porção coarctada com anastomose de uma extremidade a outra da aorta
- Aumento da seção estreitada com um enxerto protético

Intervenções de enfermagem

- Proporcionar cuidado ao paciente durante o cateterismo cardíaco.
- Proporcionar cuidado pré-operatório e pós-operatório (ver anteriormente).

ESTENOSE AÓRTICA

O que houve de errado?

A estenose aórtica é o estreitamento da válvula aórtica que resulta no seguinte:

- Resistência ao fluxo de sangue para o ventrículo esquerdo
- Diminuição do débito cardíaco
- Hipertrofia ventricular esquerda
- Hipertensão pulmonar venosa e arterial

O resultado característico da estenose aórtica é a hipertrofia da parede ventricular esquerda, que leva ao aumento da pressão diastólica final e à hipertensão pulmonar.

Sinais e sintomas

- Pulsos fracos
- Hipotensão
- Taquicardia
- Má alimentação
- Intolerância ao exercício
- Dor no peito

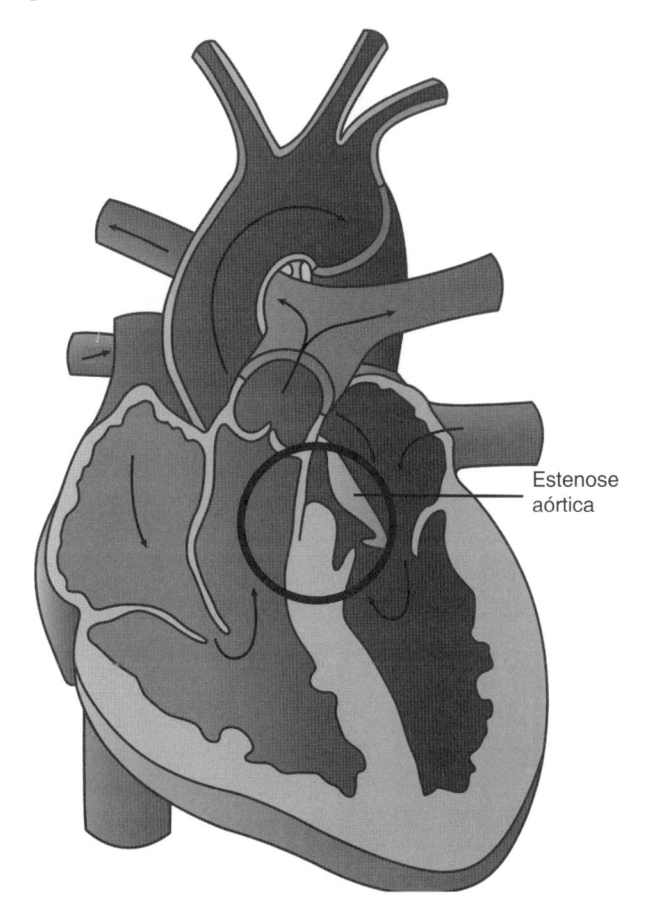

FIGURA 12.9 Estenose aórtica.

- Tontura
- Sopro característico

Resultados dos exames

- Cateterismo cardíaco: revela defeito septal e hipertrofia ventricular esquerda
- Oximetria de pulso (SpO_2): níveis diminuídos de saturação de oxigênio
- Eletrocardiograma: evidência de hipertrofia ventricular
- Ecocardiograma: revela estenose aórtica e qualquer outro defeito cardíaco

Tratamentos

- Angioplastia com balão para proporcionar fluxo de sangue
- Excisão da membrana
- Corte do anel fibromuscular

Intervenções de enfermagem

- Proporcionar cuidado para o paciente durante o cateterismo cardíaco.
- Proporcionar cuidado pré-operatório e pós-operatório (ver anteriormente).

TETRALOGIA DE FALLOT

O que houve de errado?

A forma clássica da tetralogia de Fallot apresenta quatro defeitos:

- Defeito septal do ventrículo
- Estenose pulmonar
- Dextroposição da aorta
- Hipertrofia ventricular direita

Sinais e sintomas

- Cianose
- Hipoxia
- Crises anóxicas quando o suprimento de oxigênio do bebê exceder ao suprimento sanguíneo (choro)

Resultados dos exames

- Cateterismo cardíaco: revela os quatro defeitos.
- Oximetria de pulso (SpO_2): diminuída de acordo com o grau de desoxigenação.

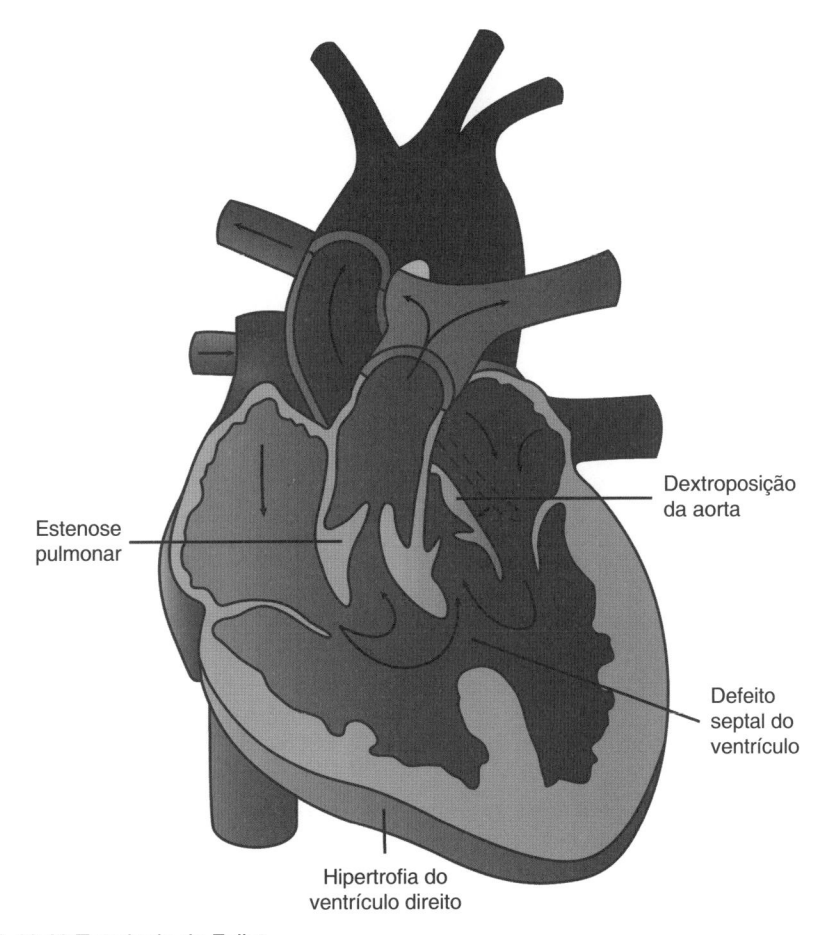

FIGURA 12.10 Tetralogia de Fallot.

- Eletrocardiograma: observados sinais de hipertrofia do ventrículo direito.
- Ecocardiograma: os quatro defeitos são revelados.

Tratamentos

- Procedimento de Blalock-Taussig para aumentar o fluxo de sangue pulmonar
- Reparo completo com:
  - Fechamento do defeito septal do ventrículo
  - Ressecção da estenose infundibular
  - Aumento do trajeto do fluxo externo do ventrículo direito

Intervenções de enfermagem

- Proporcionar cuidados para o paciente durante o cateterismo cardíaco.
- Proporcionar cuidado pré e pós-operatório (ver anteriormente).

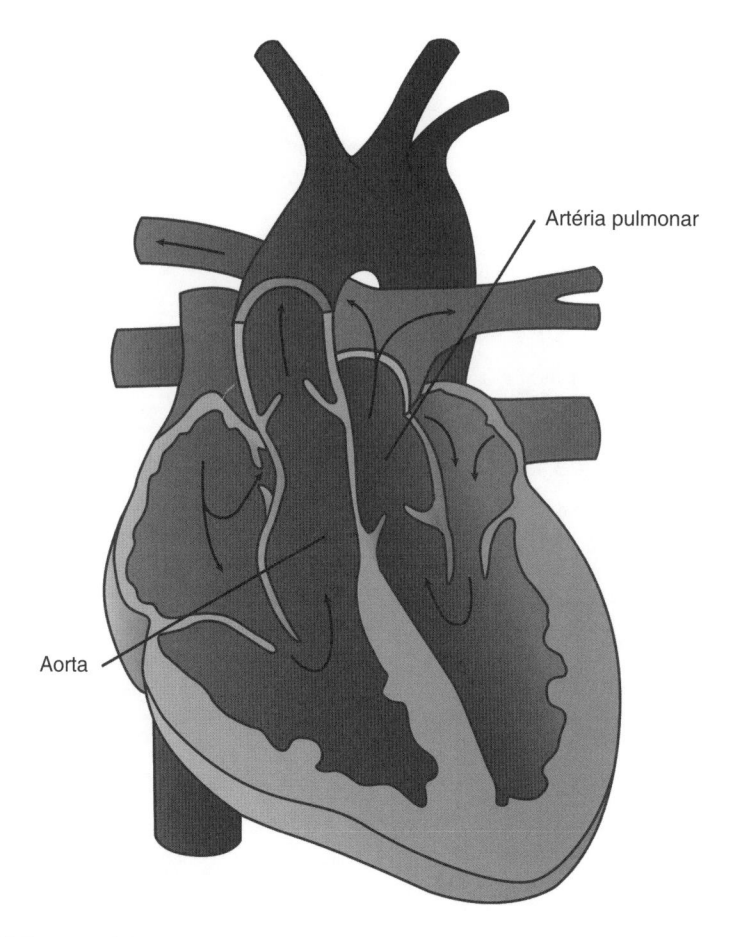

FIGURA 12.11 Transposição das grandes artérias.

TRANSPOSIÇÃO DAS GRANDES ARTÉRIAS

O que houve de errado?

Na transposição das grandes artérias, a artéria pulmonar surge do ventrículo esquerdo e a aorta sai do ventrículo direito.

- Não existe comunicação entre a circulação sistêmica e a pulmonar.
- A vida é sustentada devido aos defeitos associados com a transposição das grandes artérias.
- Os defeitos comuns são o ducto arterial persistente e o defeito septal do ventrículo.

Sinais e sintomas

- Cianose grave
- Características de insuficiência cardíaca congestiva

Resultados dos exames

- Cateterismo cardíaco: revela transposição dos vasos, defeitos do septo e cardiomegalia.
- Oximetria de pulso (SpO_2): os níveis de saturação de oxigênio são baixos.
- Eletrocardiograma: pode ser normal no recém-nascido e posteriormente mostrar sinais de hipertrofia ventricular.
- Ecocardiograma: revela a transposição dos vasos e os defeitos do septo.

Tratamentos

- Prostaglandina E endovenosa para aumentar a mistura do sangue para que a saturação do oxigênio seja de 75% ou melhor.
- Septostomia atrial (procedimento de Rashkind) é realizada durante o cateterismo cardíaco para aumentar a mistura e manter o débito cardíaco.
- Procedimento de troca arterial para conectar a artéria principal à aorta proximal e a aorta ascendente à artéria pulmonar proximal.
- As artérias coronárias são trocadas da aorta proximal para a artéria pulmonar proximal, criando uma nova aorta.

Intervenções de enfermagem

- Proporcionar cuidado durante o cateterismo cardíaco.
- Proporcionar cuidado pré e pós-operatório (ver anteriormente).

CONCLUSÃO

Quando o recém-nascido faz a transição para a vida extrauterina, o enfermeiro deve auxiliar a sua estabilização. O enfermeiro deve também investigar o recém-nascido e a família para detectar qualquer problema já existente ou que possa ocorrer após o nascimento.

- O cuidado imediato do recém-nascido envolve a liberação da via aérea e a estabilização da temperatura.
- As investigações iniciais incluem a verificação do índice de Apgar no primeiro e no quinto minuto após o nascimento, a reatividade, a avaliação da

idade gestacional, usando um instrumento para determinar a maturidade neuromuscular e física e os comportamentos de vínculo que revelam o apego ou sua falta.
- A investigação deve ser realizada usando uma abordagem de sistemas e começando imediatamente após o nascimento.
- O vínculo precoce com a mãe através do contato da pele é benéfico para a mãe e a criança e também promove a estabilidade da temperatura.
- As escolhas nutricionais são feitas frequentemente antes do nascimento. O leito materno é a preferência.
- O tratamento profilático dos olhos, a vitamina K e a vacina da hepatite B devem ser administradas.
- É realizada a triagem de condições congênitas, incluindo os erros inatos de metabolismo
- A investigação do recém-nascido é realizada usando-se a abordagem cefalocaudal:
  - Pele: observar a cor quanto a cianose, icterícia; lesões ou outros ferimentos.
  - Cabelo: presença ou quantidade de lanugo indica prematuridade, termo ou pós-termo.
  - Dedos das mãos: cianose indica disfunção respiratória ou cardíaca.
  - Cabeça e pescoço: observar o tamanho, a simetria e as fontanelas, assim como as glândulas do pescoço e a traqueia.
  - Olhos e pálpebras: tamanho, formato, movimento/piscar e espaço entre os olhos.
  - Orelhas e audição: estrutura externa da orelha pode indicar idade; verificar a audição.
  - Boca, nariz e garganta: observar a fenda no nariz ou no palato; batimento de asa de nariz pode indicar sofrimento respiratório.
  - Tórax: observar retrações que podem indicar sofrimento respiratório; frequência cardíaca, sons cardíacos, distensão da veia do pescoço que indicam doença ou falha cardíaca.
  - Pulmões: os sons respiratórios devem ser claros; a frequência respiratória deve ser de 30 a 60 respirações por minuto.
  - Abdome: examinar delicadamente, não palpar se houver a presença de tumor de Wilms; observar os ruídos intestinais, a distensão, as ondas peristálticas e os sinais de hérnia.
  - Geniturinário: observar as estruturas urinárias e genitais (descida dos testículos, protrusões anais, hemorroidas, irritação ou lesões).
  - Dorso e extremidades: força muscular, paresia, curvatura da coluna.
- Condições múltiplas podem ocorrer antes ou durante o nascimento e ser descobertas durante o exame do recém-nascido, exigindo cuidado inicial e de acompanhamento:
  - *Caput succedaneum*: tecido edemaciado sobre as linhas de sutura do escalpo
  - Cefaloematoma: vasos sanguíneos rompidos
  - Hidrocefalia: aumento do tamanho da cabeça devido ao acúmulo de líquido cerebrospinal
  - Hiperbilirrubinemia: icterícia nas primeiras 24 horas após o nascimento.

? VERIFICAÇÃO FINAL

1. **Quais são os sintomas comuns de galactosemia?**
   a) Coloração amarela da pele
   b) Sensibilidade à luz
   c) Hiperatividade e hipertonicidade
   d) Aumento do apetite e constipação

2. **Quais medidas o enfermeiro pode usar para reduzir o risco de hipoglicemia no recém-nascido?**
   a) Esfriar o quarto para tornar o metabolismo mais lento.
   b) Fazer intervalos de 6 horas, no mínimo, entre as refeições.
   c) Começar a amamentar imediatamente após o nascimento.
   d) Infundir alimentação nasogástrica com soro fisiológico.

3. **Qual é a afirmação verdadeira sobre a hiperbilirrubinemia?**
   a) Bilirrubina sérica de 2 mg/dL ocorrendo com 20 horas de vida é patológica.
   b) Bilirrubina sérica de 4 mg/dL ocorrendo com 24 horas de vida é patológica.
   c) Bilirrubina sérica de 8 mg/dL ocorrendo com 36 horas de vida é patológica.
   d) Bilirrubina sérica de 13 mg/dL ocorrendo com 16 horas de vida é patológica.

4. **Se ocorrer sangramento após o cateterismo cardíaco, qual deverá ser a ação inicial do enfermeiro?**
   a) Aplicar unguento de heparina para estimular a coagulação no local da punção.
   b) Administrar um anticoagulante para liberar os fatores de coagulação.
   c) Pressionar a área de pele 2,5 cm acima do local de inserção.
   d) Acalmar os pais explicando que o sangramento é esperado e cessará espontaneamente.

5. **O defeito septal do ventrículo tem qual dos seguintes padrões de fluxo sanguíneo?**
   a) Fluxo de sangue pulmonar diminuído
   b) Fluxo de sangue pulmonar aumentado
   c) Diminuição do fluxo de sangue no átrio esquerdo
   d) Aumento do fluxo de sangue no átrio direito

6. **O enfermeiro reforça a explicação do médico de que a cirurgia deve ser realizada no ducto arterial persistente para prevenir quais complicações?**
   a) Hipoxemia
   b) Derivação do sangue da direita para a esquerda
   c) Diminuição da carga de trabalho no lado esquerdo do coração
   d) Congestão vascular pulmonar

7. **Quais defeitos resultam na obstrução do fluxo de sangue?**
   a) Defeito septal do átrio
   b) Atresia tricúspide
   c) Estenose aórtica
   d) Transposição das grandes artérias

? VERIFICAÇÃO FINAL

8. **A galactosemia foi diagnosticada em um recém-nascido alimentado com leite materno. O controle terapêutico nessa situação inclui qual ação?**
   a) Instruir a mãe a interromper a amamentação do recém-nascido.
   b) Proporcionar aminoácidos para a mãe para alterar o leite materno.
   c) Alimentar o recém-nascido com uma fórmula contendo lactose em lugar do leite materno.
   d) Dar a enzima adequada juntamente com o leite materno.

9. **Qual seria uma importante intervenção de enfermagem para um bebê a termo recebendo fototerapia?**
   a) Usar filtro solar para proteger a pele do bebê
   b) Monitorar o bebê cuidadosamente quanto aos sinais de desidratação
   c) Manter a criança com fraldas para coletar as fezes frequentes
   d) Informar à mãe por que a amamentação deve ser interrompida

10. **Qual é o principal fator responsável pela síndrome da angústia respiratória nos recém-nascidos?**
    a) Bronquíolos imaturos
    b) Ausência de oxigenação alveolar
    c) Produção inadequada de surfactante
    d) Alvéolos superdesenvolvidos

Referências

Hockenberry MJ. (2007). *Wong's Nursing Care of Infants and Children*. 8th ed. Philadelphia: Mosby.
Ladewig P, London M, & Davidson M. (2009). *Contemporary Maternal-Newborn Nursing Care*. 7th ed. New York: Pearson Education.
McKinney E. (2009). *Maternal-Child Nursing*. 3rd ed. Philadelphia: Elsevier Saunders.

RESPOSTAS

Verificação de rotina 1
1. Direcionar as orientações aos pais de forma a proporcionar uma visão geral do processo, incluindo uma explicação de que o bebê deve ser sedado e sofrerá desconforto mínimo.
2. c

Verificação de rotina 2
1. d
2. b

Verificação final
1. a 2. c 3. d 4. c 5. b
6. d 7. c 8. a 9. b 10. c

capítulo 13
Exame final

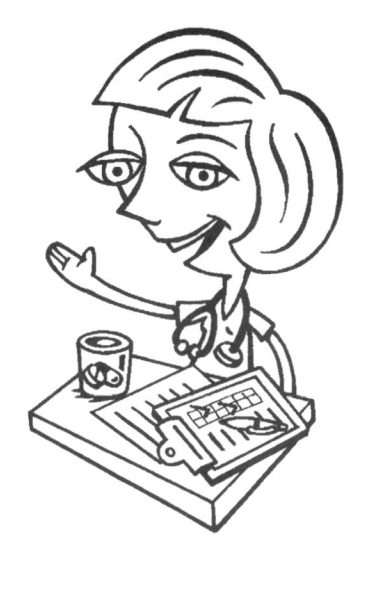

MATERNIDADE DESMISTIFICADA: VERIFICAÇÃO FINAL

1. **Qual é a descrição correta de um enfermeiro cujo papel principal é investigar e planejar o cuidado para a nova mãe e realizar o ensino na preparação da família em formação para a gestação?**
   a) Enfermeiro generalista
   b) Enfermeiro obstetra
   c) Enfermeiro especialista em saúde pública
   d) Enfermeiro especialista em saúde do adulto

2. **Qual cerimônia cultural religiosa pode ser providenciada sem o monitoramento do enfermeiro?**
   a) A ingestão de chás de ervas pela paciente várias vezes por dia para restabelecer o equilíbrio.
   b) A aplicação de um unguento químico na cabeça e no torso para afastar os espíritos.
   c) A ingestão de um "pó gestacional" passado da avó para a mãe e para a filha.
   d) O uso de um talismã para evitar a dor e manter os maus espíritos afastados do corpo.

3. **Qual dos exemplos representa uma família que coabita?**
   a) Judy, sua mãe e seu pai vivem em Kansas no outono e em Paris no verão.
   b) Paula, 20 anos, seu namorado e seu filho de 2 anos vivem em um apartamento.
   c) Ângela e seus dois pais vivem em uma casa anexa à casa dos seus avós.
   d) a e b apenas.

4. **Sally diz que vive com a mãe, o pai e os irmãos. Sua família é provavelmente classificada como que tipo de família?**
   a) Família reconstituída
   b) Família homoafetiva
   c) Família que coabita
   d) Família tradicional

5. O enfermeiro diz ao Sr. Estevez, que deseja levar sua mulher grávida de volta à Espanha para o parto, que o melhor cuidado que ela pode receber será encontrado no Brasil. Este é um possível exemplo de que atitude?
   a) A necessidade de trazer um tradutor
   b) Comportamento etnocêntrico
   c) Comportamento aculturado
   d) Comportamento subcultural

6. Os enfermeiros devem ter conhecimento de quais fatores ao investigar pacientes de um grupo étnico e cultural diferente do seu?
   a) Métodos efetivos de persuasão
   b) Parcialidade pessoal dos enfermeiros
   c) Visões políticas
   d) Todas as alternativas anteriores

7. Que fator deve ser considerado em primeiro lugar quando o enfermeiro investiga o crescimento e o desenvolvimento de uma paciente gestante?
   a) Relacionamento com o marido
   b) Habilidades de comunicação
   c) Preferência religiosa
   d) Partido político

8. Uma paciente de 21 anos pergunta qual seria o melhor tipo de método contraceptivo para usar. O enfermeiro fica sabendo que a paciente é fumante desde os 14 anos. Que tipos de métodos o enfermeiro deve evitar recomendar?
   a) Contraceptivos orais
   b) Injeção de medroxiprogesterona
   c) Diafragma
   d) Dispositivo intrauterino

9. Uma estudante de 15 anos apresenta-se à enfermeira da escola e diz que está com um atraso menstrual de quatro semanas e não sabe qual o teste de farmácia deve comprar. Que tipo de teste seria o mais exato para determinar se a estudante está grávida?
   a) O teste que possa detectar altos níveis de hCG
   b) Teste sanguíneo no departamento de saúde
   c) Teste que possa detectar altos níveis de testosterona
   d) Teste sanguíneo para progesterona

10. Qual enfermeiro pode atuar como principal profissional de saúde para a gestante?
    a) Byron, que é enfermeiro prático licenciado
    b) Briana, que é enfermeira registrada
    c) Jack, que é enfermeiro obstetra
    d) Nenhum dos anteriores

11. O planejamento familiar para um casal infértil deve incluir quais atividades?

    a) Discussão da adoção de um bebê saudável
    b) Discussão de opções de métodos contraceptivos
    c) Promoção de cuidado durante a menopausa
    d) Todas as respostas anteriores

12. A Sra. Perkins vem à clínica para sua segunda consulta pré-natal. Em que fase da gestação ela está?

    a) Fase do puerpério
    b) Fase intraparto
    c) Fase pré-natal
    d) Fase pós-parto

13. Qual é a principal razão para o estágio de desenvolvimento de uma mulher grávida ter influência sobre a gestação?

    a) Nenhuma, na realidade, o estágio de desenvolvimento fetal é mais importante.
    b) Se a mulher ainda mora em casa sua mãe pode cuidar do recém-nascido.
    c) A gestante adolescente terá necessidades nutricionais que podem entrar em conflito com as necessidades da gestação.
    d) A mulher com mais idade completou todos os estágios de desenvolvimento até os 40 anos e pode se concentrar mais nas necessidades do recém-nascido.

14. Clara, 14 anos, é internada com desidratação secundária a vômitos contínuos em seu primeiro trimestre da gestação. O enfermeiro observa que ela trouxe seu urso de pelúcia e se pendura no braço da mãe. Qual seria a explicação mais provável para o comportamento de Clara?

    a) O estresse da gestação fez com que Clara retornasse a um estágio anterior de desenvolvimento.
    b) A mãe é superprotetora, por isso Clara engravidou.
    c) A gestação afetou o cérebro de Clara e provocou retardo.
    d) Clara está tentando negar a gestação agindo ela mesma como um bebê.

15. Betty, 16 anos, está grávida e é internada após apresentar hiperemese gravídica durante os últimos seis dias. Ela está sonolenta e fala apenas quando sacudida ou estimulada de alguma outra forma. O que o enfermeiro deve ter em mente ao investigar Betty?

    a) Betty pode ter algum desequilíbrio hídrico ou eletrolítico devido ao vômito.
    b) Betty estaria mais responsiva se sua mãe não estivesse no quarto.
    c) O comportamento de Betty não é importante, pois sua queixa principal é a náusea e o vômito.
    d) Betty é uma adolescente e pode também ser sonolenta quando está em casa.

16. Um enfermeiro que avalia pacientes obstétricas de alto risco estaria mais preocupado com qual das gestantes?
    a) Andrea Petes, três meses de gestação, queixando-se de secreção vaginal com mau odor no último mês.
    b) Penelope Mund, dois meses de gestação, que cuidou da sobrinha em recuperação de uma apendicite.
    c) Carley Adrinde, seis semanas de gestação, apresentando náusea nas duas últimas semanas e vomitando diariamente.
    d) Alley Bendera, 12 semanas de gestação, que relata sensibilidade e aumento das mamas.

17. Que categoria de crescimento e desenvolvimento concentra-se no peso e na altura?
    a) Cognitivo
    b) Físico
    c) Espiritual
    d) a e b

18. Nancy está grávida e pergunta qual será sua data provável de parto. Sua última menstruação iniciou em 10 de junho de 2010. Usando a regra de Nagele, você calcula que a data provável será:
    a) 10 de fevereiro de 2011
    b) 17 de fevereiro de 2011
    c) 10 de março de 2011
    d) 17 de março de 2011

19. Sue é obesa e está com dois meses de gestação. Quais orientações devem ser proporcionadas no planejamento nutricional?
    a) Seguir uma dieta nutritiva e aumentar de 8 a 12 quilos, dependendo do tamanho físico de Sue.
    b) É importante a alta ingestão de açúcares simples para proporcionar carboidratos para o crescimento fetal.
    c) Se Sue tiver acima de 40 anos, deve ingerir poucas calorias para evitar o aumento excessivo de peso.
    d) Evitar alimentos como vísceras e amendoim para prevenir o aumento dos níveis de ácido fólico.

20. Que medida seria mais eficaz para aumentar as chances de engravidar?
    a) Ducha antes do sexo para eliminar os resíduos que possam bloquear os espermatozoides.
    b) Fazer com que o homem evite o sexo ou a masturbação entre as tentativas de concepção para aumentar a contagem de espermatozoides.
    c) Deambular após o sexo pode mobilizar os espermatozoides e transportá-los até o óvulo.
    d) Exercitar-se mais de 10 horas por semana para estimular a produção e a mobilidade dos óvulos para as trompas.

21. **Que informação deve ser fornecida à mulher que sofreu um aborto espontâneo?**
    a) O fato de que não existe, às vezes, uma causa distinta para o aborto e que ele não é culpa de ninguém.
    b) O sexo do feto, para que os pais possam dar nome ao filho e se concentrar no luto.
    c) O luto não deve ocorrer, pois a mulher pode sempre engravidar novamente.
    d) Métodos para a obtenção de contracepção de emergência para evitar a repetição do aborto.

22. **A avaliação da infertilidade incluiria que processo?**
    a) Focar-se no parceiro que é o culpado mais provável.
    b) Começar os exames se o casal não conseguiu conceber após tentar durante um ano.
    c) Realizar exames se o casal puder pagar pela opção da fertilização *in vitro*.
    d) O foco da infertilidade deve concentrar-se no membro mais velho do casal.

23. **Qual seria o exame de gravidez mais exato?**
    a) O exame que medisse 60 mUI/mL de hCG
    b) O exame que medisse 30 mUI/mL de hCG
    c) Exame de urina feito em uma amostra de segundo jato
    d) Exame de urina feito após a ingestão de muito líquido

24. **Que período da gestação envolve o término do desenvolvimento dos órgãos fetais e das partes do corpo?**
    a) Período germinal
    b) Período falopiano
    c) Período fetal
    d) Período embrionário

25. **Alícia é internada no hospital em trabalho de parto ativo. Ela está em que fase da gestação?**
    a) Fase pré-natal
    b) Fase intraparto
    c) Fase anteparto
    d) Fase pós-parto

26. **A fase pré-natal de cuidados para a mulher e para a família inclui quais atividades?**
    a) Discutir as maneiras de promover o parto de um bebê saudável.
    b) Discutir métodos de contracepção para prevenir a gestação.
    c) Proporcionar cuidado durante a menopausa para abordar os desconfortos dos hormônios.
    d) Administrar a medicação para a dor no sangramento intermitente.

27. Celina, 31 anos, está com quatro meses de gestação e tem várias pequenas lesões, poucos pelos púbicos e IMC de 18. Ela está provavelmente sofrendo de que?
    a) Escoliose
    b) Cianose
    c) Desnutrição
    d) Depressão

28. July tem níveis baixos de hematócrito e de albumina, assim como baixos níveis séricos de creatinina. Quais são as implicações mais prováveis desses sintomas?
    a) Deficiência de proteína
    b) Dano renal
    c) Exposição a medicamento tóxico
    d) Anemia de vitamina B12

29. Na primeira consulta pré-natal uma mulher com 36 anos de idade tem manchas roxas nos braços, cor da pele clara sem tons vermelhos ou rosa e edema nos pés e nas pernas. Esses sintomas podem ser descritos como:
    a) Edema, palidez e desenvolvimento retardado
    b) Palidez, hipertelorismo e petéquias
    c) Edema, equimose e palidez
    d) Nenhuma das respostas anteriores

30. A que se relaciona o estilo de comportamento, calma ou falta de calma, e é relativo aos membros da família:
    a) Temperamento
    b) Designação do papel
    c) Físico
    d) Nenhuma das respostas anteriores

31. Pectorilóquia é notado durante o exame inicial de uma gestante afro-descendente de 23 anos. Ela provavelmente sofre de:
    a) Infecção vaginal
    b) Consolidação pulmonar
    c) Síndrome de Down
    d) Contrações precoces

32. Estomatite, glossite e fissuras são sintomas comuns de distúrbios de quê?
    a) Orelhas e olhos
    b) Dorso e tórax
    c) Pele e unhas
    d) Boca e língua

33. **A paciente com condição Z, uma condição recessiva, sente-se culpada por seu bebê ter a condição Z. Qual seria a melhor resposta à paciente?**
    a) "Não é sua culpa por ter este gene; seu filho se acostumará com ele."
    b) "São seus genes que causarão a condição na criança, mas você não pode controlá-los."
    c) "Como a condição Z é recessiva, tanto você quanto o pai teriam que ser portadores e transmitir o gene para que a criança tenha a condição."
    d) "Como a condição Z é recessiva, seu gene suplantou o gene do pai e causou a condição na criança, mas você não deve se sentir culpada."

34. **A anemia falciforme é transmitida para a criança de que modo?**
    a) O pai deve ter a condição e a mãe deve ter o traço.
    b) A mãe deve ter a condição e o pai deve ter o traço.
    c) Tanto o pai como a mãe devem ter o traço ou a condição falciforme.
    d) Tanto o pai quanto a mãe podem transmitir o gene dominante causador da anemia falciforme.

35. **Ao cuidar de um bebê com anemia falciforme, o enfermeiro reconhece que fatos?**
    a) Dor apresentada devido à oclusão do fluxo sanguíneo e isquemia dos tecidos são tratadas inicialmente com compressas frias.
    b) Glóbulos sanguíneos não são transfundidos, pois o afoiçamento afetará também os novos glóbulos.
    c) O ácido fólico é usado para liberar os glóbulos sanguíneos e diminuir a formação de coágulos e o bloqueio dos vasos.
    d) Os líquidos endovenosos são infundidos para manter a hidratação e diminuir a viscosidade do sangue e a formação de coágulos.

36. **Um bebê com hemofilia provavelmente demonstra que sintomas?**
    a) Formação de coágulos nas extremidades inferiores
    b) Dor óssea e anemia
    c) Sangramento após trauma mínimo
    d) Fadiga devido à produção deficiente de glóbulos sanguíneos

37. **A talassemia pode se manifestar por meio de qual sintoma?**
    a) Face ruborizada
    b) Grande apetite
    c) Hiperatividade
    d) Cefaleia

38. **Qual a razão para a testagem genética ser realizada nos membros da família quando um bebê nasce com talassemia?**
    a) É importante descobrir a localização do gene para a talassemia para que o bebê possa ser curado.
    b) Os irmãos estão em risco de ser portadores e devem ter essa informação ao planejar uma família no futuro.
    c) Um dos pais deve ser portador de um gene dominante, portanto o outro talvez deseje encontrar um novo parceiro para não transmitir o gene da talassemia.
    d) Pode ser mostrado à mãe o perigo de transmitir a talassemia aos filhos no cromossomo X e o traço para suas filhas.

39. **Qual dos recém-nascidos teria o maior risco de ser portador da síndrome de Down?**
    a) A filha de uma mulher com 25 anos
    b) O recém-nascido que foi exposto à rubéola
    c) O recém-nascido que recebeu ingestão calórica elevada
    d) O filho de uma mulher com 43 anos

40. **Se uma gestação fosse indesejada, que opções prováveis a mulher teria?**
    a) Beber grandes volumes de água e interromper o desenvolvimento do âmnio.
    b) Ingerir grandes quantidades de ácido fólico para estimular a rejeição fetal.
    c) Levar a gestação a termo e colocar o bebê para adoção.
    d) A continuação da gestação é exigida a partir do segundo mês.

41. **A história pré-natal e o exame físico revelam sinais de infecção com sintomas de gripe. O enfermeiro observa que a gestante aprecia comer carne crua com molho. De que condição o enfermeiro suspeitaria e orientaria tratamento?**
    a) Rubéola
    b) Toxoplasmose
    c) Citomegalovirose
    d) Cistoplasmose

42. **O que significa o "O" no acrônimo de infecção TORCH?**
    a) Orquite
    b) Oxiemoglobinemia
    c) Outras infecções
    d) Oncoginite

43. **A mulher no primeiro trimestre de gestação queixa-se de dispareunia e de dor pélvica durante o último mês. O enfermeiro observa elevação da temperatura e aumento dos níveis de proteína C reativa. Para qual procedimento o enfermeiro deve preparar-se?**
    a) Esvaziamento uterino através de sucção
    b) Cuidado pré-operatório para cirurgia de emergência
    c) Ultrassonografia para determinar a localização do feto no útero
    d) Cultura para descobrir a causa da doença inflamatória pélvica

44. As mulheres com teste positivo para gonorreia são, muitas vezes, tratadas automaticamente para que outra DST?
    a) Clamídia
    b) Herpes
    c) Papilomavírus humano
    d) Sífilis

45. Qual é a razão mais importante para o herpes ser diagnosticado e tratado tão rapidamente quanto possível na gestante?
    a) A mulher pode transmitir a condição ao parceiro durante a relação sexual.
    b) A morte materna pode ocorrer se as vesículas romperem-se antes de serem removidas.
    c) A terapia com vitamina C deve ser iniciada rapidamente para eliminar o vírus do herpes.
    d) A lesão ou morte do recém-nascido pode ser causada pela presença do herpes no trato genital durante o parto.

46. O profissional de saúde diagnosticou sífilis em uma gestante com 24 semanas de gestação. Se a condição for transmitida ao feto, como o enfermeiro procederia?
    a) Instruir a família de que a criança necessitará de cuidados permanentes para o controle da doença.
    b) Monitorar o desenvolvimento fetal cuidadosamente quanto à possível restrição no crescimento intrauterino.
    c) Infusão imediatamente após o nascimento de antibiótico ao recém-nascido para reduzir os sintomas.
    d) Apoiar os pais em seu luto pela criança ter uma condição incurável.

47. A gestante se apresenta na consulta pré-natal com sangramento vaginal e o exame revela dilatação cervical, com abertura do colo do tamanho aproximado de uma moeda de 10 centavos. De que condição o enfermeiro suspeitaria?
    a) Aborto
    b) Aborto parcial
    c) Aborto inevitável
    d) Ameaça de aborto

48. Que queixa o enfermeiro reconhece como um sinal de complicação grave em uma gestante com 16 semanas?
    a) Pequenas quantidades de sangramento vaginal marrom ou vermelho vivo
    b) Sangramento nasal com edema dos orifícios nasais e mudanças na voz
    c) Aumento das mamas e dos mamilos com intumescimento notável das veias
    d) Náusea e vômito acompanhados de fome e desejos intensos

49. Que sinal ou sintoma seria considerado um sinal da presunção de gestação?
    a) Amenorreia
    b) Rechaço
    c) Contrações de Braxton-Hicks
    d) Mudanças cervicais

50. Que sinal de certeza pode ser usado com maior confiança para confirmar que a mulher está grávida?
    a) Movimentos fetais
    b) Batimentos cardíacos fetais
    c) Cloasma
    d) Contorno fetal palpável

51. May está grávida pela terceira vez e tem dois filhos vivos, um deles nascido prematuro com 30 semanas. O enfermeiro a descreveria com qual designação?
    a) Gesta 1, para 2
    b) Gesta 3, para 2
    c) Gesta 1, para 3
    d) Gesta 3, para 1

52. Por que é muito importante determinar o tipo sanguíneo e o fator Rh tanto do pai como da mãe?
    a) Se a mãe for Rh positivo e o pai Rh negativo, o feto pode causar uma reação que resulta na anemia da mãe.
    b) Se a mãe for Rh positivo e o pai Rh positivo, o feto poder causar uma reação que resulta na anemia da mãe.
    c) Se a mãe for O negativo e o pai for B positivo, o feto pode causar uma reação que resulta em hemólise no feto e em anemia.
    d) Se a mãe for B positivo e o pai O negativo, o feto pode causar uma reação que resulta na anemia da mãe.

53. Que condição associada seria monitorada pelo enfermeiro se a gestante, em sua segunda gestação, for descoberta com Rh negativo e o pai for desconhecido?
    a) Rubéola
    b) Sarampo
    c) Eritroblastose fetal
    d) Eritematose gravídica

54. Na consulta pré-natal a Sra. Margis tem o fundo uterino medindo 29 cm de altura. Usando o método de McDonald, qual seria a idade gestacional?
    a) 22 semanas
    b) 29 semanas
    c) É necessária a data da última menstruação
    d) Três meses ou 22 semanas

55. **A gestante em sua primeira consulta pré-natal pergunta quando pode esperar sentir os movimentos do bebê. Qual seria a resposta mais correta?**
    a) "O bebê deve movimentar-se antes do final do quarto mês."
    b) "Relaxe, seu bebê não se moverá até que esteja com no mínimo 25 semanas."
    c) "Quando estiver com 20 semanas talvez sinta os movimentos."
    d) "Devemos ser informados se seu bebê não estiver se movimentando no terceiro mês."

56. **Na circulação fetal, como o sangue que entra no lado direito do coração passa para o lado esquerdo? O sangue flui em que direção?**
    a) Do lado direito do coração para a artéria pulmonar, para os pulmões, para o lado esquerdo do coração
    b) Através do ducto arterial persistente para o lado esquerdo do coração
    c) Através do defeito septal do ventrículo para o lado esquerdo do coração
    d) Do átrio direito através do forame oval para o lado esquerdo do coração

57. **Gêmeos idênticos resultam de que padrão de concepção?**
    a) Fraterno ou dizigótico
    b) Um óvulo fertilizado por dois espermatozoides diferentes
    c) Dois óvulos diferentes fertilizados por um espermatozoide
    d) Materno ou monozigótico

58. **A investigação fetal revela que o feto de 28 semanas tem um comprimento cabeça-nádega de 32 cm e pesa aproximadamente 1.100 g. O que o enfermeiro conclui com esses achados?**
    a) O feto é mais comprido do que o esperado para este estágio de desenvolvimento.
    b) A restrição de crescimento intrauterino é evidente a partir desses achados.
    c) Os achados apoiam o risco de o feto ser PIG ao nascer.
    d) Devem ser feitos preparativos para o nascimento pós-termo deste feto.

59. **O enfermeiro nota que o nível de alfa-fetoproteína sérica está alto e suspeita que o recém-nascido possa revelar que condição ao nascer?**
    a) Incompatibilidade ABO
    b) Gastrosquise
    c) Encefalite
    d) Fetoproteinúria

60. **Ao explicar a síndrome de Down para os pais, o enfermeiro inclui que informação?**
    a) O defeito genético subjacente é a falta de um cromossomo da trissomia 21.
    b) A condição provavelmente não causará nenhum efeito duradouro na criança.
    c) A trissomia do 21 é a condição mais comum e resulta em retardo mental em graus variados.
    d) O grau de retardo mental nas mulheres com síndrome de Turner (XO) é geralmente grave e a criança permanece dependente da família.

61. Um bebê nasce com 37 semanas e meia, pesando 3.200 g. O recém-nascido seria considerado em que categoria?

   a) Pequeno para a idade gestacional
   b) Grande para a idade gestacional
   c) Adequado para a idade gestacional
   d) Prematuro com restrição de crescimento intrauterino
   e) Macrossômico com pós-maturidade

62. O recém-nascido pós-maturo provavelmente revelará que sinais e sintomas?

   a) Policitemia devido à hipoxia prolongada
   b) Hidrâmnio devido à poliúria do diabetes
   c) Sensibilidade ao calor devido ao alto metabolismo
   d) Aumento do lanugo devido ao maior crescimento de cabelo

63. O bebê Jennings nasceu com 35 semanas de gestação, pesando 2.100 g. Ele seria considerado qual dos seguintes?

   a) Bebê com alto peso ao nascer
   b) Bebê pós-termo
   c) Pequeno para a idade gestacional
   d) Grande para a idade gestacional

64. Na preparação para o parto, quais atividades podem ser realizadas?

   a) O pai é instruído a não entrar na sala de parto exceto se for casado com a mãe.
   b) Um irmão ou irmã ensinado a segurar a tesoura para poder cortar o cordão.
   c) O profissional de saúde decide qual método de alimentação será usado para o recém-nascido.
   d) A futura mãe fica sabendo o que esperar durante o processo de trabalho de parto e parto.

65. Qual afirmação de uma futura mãe indica que são necessárias maiores orientações em relação à finalidade da multivitamina diária prescrita para gestantes?

   a) "A multivitamina ajudará a mim e ao bebê, pois não posso comer tanto quando estou nauseada."
   b) "A multivitamina proporcionará o ácido fólico que eu preciso para que não aconteçam defeitos neurais."
   c) "Devo tomar a multivitamina diariamente para ter as vitaminas e minerais necessários."
   d) "Se eu tomar a multivitamina todos os dias não terei que comer vegetais e alimentos que não gosto."

66. Que alternativas as futuras mães podem usar aos antieméticos para o alívio da náusea?

   a) Vitamina E
   b) Vitamina D
   c) Vitamina B6
   d) Vitamina K

67. **Os vegetarianos têm necessidades nutricionais especiais, dependendo de sua ingesta regular. Qual seria o ensinamento pré-natal apropriado do enfermeiro para a mulher vegetariana?**
    a) Os vegetarianos podem necessitar de suplementos adicionais de vitamina D para garantir seu suprimento adequado.
    b) Vegetarianos radicais devem garantir a ingesta de vegetais pobres em calorias para evitar o ganho excessivo de peso.
    c) Vegetarianos que ingerem laticínios e ovos devem adicionar suplementos de proteína para garantir a ingestão suficiente.
    d) Vegetarianos que comem peixe e devem ingerir frutos do mar ricos em mercúrio.

68. **Qual é a principal razão de perigo para o feto causado pelo ato de comer excessivamente e provocar o vômito?**
    a) O déficit de autoestima materna pode causar o sofrimento fetal.
    b) A ingestão excessiva pode resultar em um feto GIG.
    c) A restrição do crescimento intrauterino do feto pode ocorrer pela ingestão limitada de alimentos.
    d) Comer e provocar o vômito resultará na remoção de vitamina D essencial do organismo.

69. **Que tipos de substâncias são geralmente incluídos nas situações de pica?**
    a) Farinha de trigo
    b) Pão de milho
    c) Pó de argila
    d) Batatas secas

70. **Que tipo de café da manhã e almoço seriam apropriados para uma gestante de 14 anos?**
    a) Barra de cereais com refrigerante de limão; peixe e batatas fritas com risóles e refrigerante à base de cola.
    b) Suco de laranja e torrada; salada de espinafre com presunto e queijo e biscoitos de trigo.
    c) Bolinho frito e *cappucino*; hambúrguer com muita maionese, batatas fritas e *milkshake*
    d) Batida de vitaminas e proteína; macarrão instantâneo *light* com galinha e refrigerante dietético.

71. **Que atividade seria aceitável no planejamento de atividades para a gestante?**
    a) Exercícios de Kegel na sauna
    b) Correr um quilômetro todas as noites
    c) Caminhar durante 30 minutos diariamente
    d) Nadar durante uma hora por dia

72. **A dor nas costas pode ser reduzida através de?**
    a) Sono
    b) Inclinação pélvica
    c) Deitar em posição supina
    d) Sentar na cadeira de balanço

73. Que posição a gestante pode escolher para o parto vaginal do bebê?
    a) Posição de Lamaze
    b) Posição de 180°
    c) Posição de cócoras
    d) Posição fetal

74. A futura mãe indica que deseja dar à luz em uma banheira. O enfermeiro forneceria informações sobre qual método de parto a essa mulher?
    a) Método Dick-Read
    b) Método Bradley
    c) Método Lamaze
    d) Método Leboyer

75. O enfermeiro espera prestar cuidados para qual condição se a futura mãe exibe náusea contínua e vômitos devido aos altos níveis de hCG?
    a) HIperemese gravídica
    b) Placenta prévia
    c) Descolamento prematuro da placenta
    d) Gestação ectópica

76. Se uma gestante estiver apresentando hipertensão, cefaleia, nível reduzido de consciência, proteinúria de 4+ ao exame no papel reagente e hiperreflexia com convulsões intermitentes, o enfermeiro deve notar que a mulher está demonstrando sinais de que condição?
    a) Pré-eclâmpsia leve
    b) Hipertensão gestacional
    c) HELLP
    d) Eclâmpsia

77. Que sintomas sugerem que a gestante pode ter uma gestação ectópica que rompeu?
    a) Elevação do nível sérico de hCG
    b) Diminuição da pressão sanguínea
    c) Nível de progesterona elevado
    d) Ausência de atividade fetal na quarta semana

78. Qual a afirmação correta em relação à ruptura prematura de membranas?
    a) O toque vaginal deve ser realizado a cada 2 horas para investigar o estado da bolsa amniótica.
    b) O exame especular revela líquido vaginal que testa positivo no papel de nitrazina.
    c) Os corticosteroides são administrados para restaurar a estabilidade das membranas e reparar a ruptura.
    d) Se os pulmões fetais não estiverem maduros é realizada uma cesariana e fornecido apoio respiratório.

79. O enfermeiro deve preparar-se para qual tratamento de uma mulher em trabalho de parto prematuro?
    a) Tocolítico
    b) Ocitocina
    c) Tiroxina
    d) Glicogênio

80. Qual das gestantes o enfermeiro deve observar mais cuidadosamente quanto à placenta prévia?

    a) Sra. Parker, 22 anos, europeia
    b) Sra. Barfield, 28 anos, solteira, nulípara
    c) Srta. Dennis, submetida à segunda cesariana
    d) Sra. Taylor, 30 anos, em sua primeira gestação

81. A Sra. Daily foi diagnosticada com placenta prévia completa e está tendo sangramento vaginal contínuo com um feto de 36 semanas. Que cuidado de enfermagem seria adequado?

    a) Preparar para o parto vaginal quando o feto completar 38 semanas.
    b) Providenciar um acesso EV na Sra. Daily para induzir o trabalho de parto.
    c) Realizar um exame de toque vaginal para verificar a dilatação cervical.
    d) Manter repouso rigoroso no leito por uma semana ou mais, se possível.

82. Qual tratamento pode ser necessário para uma mulher com descolamento prematuro da placenta?

    a) Nascimento do feto por meio de cesariana, se for notado sofrimento fetal.
    b) Nascimento do feto por cesariana se houver presença de coagulação intravascular disseminada.
    c) Administração de imunoglobulina para diminuir a ruptura da placenta.
    d) Administração de infusões de glicose para promover a maturidade do pulmão fetal.

83. Que achado da investigação indica a presença de coagulação intravascular disseminada?

    a) Contagem de plaquetas está aumentada.
    b) Níveis de fibrinogênio estão elevados.
    c) Extremidades estão avermelhadas.
    d) O tempo de protrombina está prolongado.

84. Um lanche noturno com proteína e carboidrato é fornecido à gestante com diabetes gestacional para prevenir que condição?

    a) Hipoglicemia
    b) Pré-eclâmpsia
    c) Hipertensão
    d) Hidrâmnio

85. Quais sinais de choque o enfermeiro espera ver ao avaliar a Sra. Jones aproximadamente 3 horas após o parto?

    a) Aumento na pressão diastólica > 10 mm Hg
    b) Frequência cardíaca 10% abaixo da linha basal da Sra. Jones
    c) Respirações rápidas
    d) Face ruborizada

86. Qual é um sinal de sofrimento materno durante o trabalho de parto?

    a) Contrações uterinas mais intensas e mais frequentes
    b) Relaxamento uterino de 50 segundos entre as contrações
    c) Frequência cardíaca de 150 a 180 batimentos por minuto durante o trabalho de parto
    d) Relato da necessidade de evacuar

87. Imobilidade, principalmente após a cesariana, pode resultar em que complicação com maior risco potencial de vida?
    a) Estase urinária
    b) Trombose venosa profunda
    c) Úlcera de pressão
    d) Atrofia muscular

88. A mulher diagnosticada com diabetes melito gestacional afirma que está preparada para tomar injeções de insulina pelo resto da vida. Qual a sua melhor resposta?
    a) "Você deverá equilibrar sua dieta com quantidades apropriadas de insulina."
    b) "É bom que você esteja preparada para lidar com essa doença."
    c) "Você necessitará de insulina adicional além de um agente hipoglicemiante oral, pois seu diabetes será mais difícil de controlar."
    d) "Você irá se recuperar após a gestação; no entanto, está em risco para o desenvolvimento de diabetes Tipo II mais tarde na vida."

89. Liana nasceu com escore de Apgar de 5 e 7. Ela está apresentando dificuldade respiratória. Qual seria a ação imediata do enfermeiro para este bebê?
    a) Estabelecer um padrão circulatório adequado dentro de 2 minutos.
    b) Desobstruir a via aérea e estabilizar as respirações em 2 minutos.
    c) Prevenir a síndrome da angústia respiratória.
    d) Verificar a saturação de oxigênio no sangue circulante.

90. Qual dos sintomas sugere uma complicação pós-parto?
    a) Lóquios rubros 12 horas após o parto
    b) Temperatura de 38 ºC ou menos
    c) Perda de sangue de cerca de 360 mL em 24 horas
    d) 16 a 20 absorventes saturados em 24 horas

91. O médico determina que a Sra. Jones está com hemorragia por atonia uterina. O que o enfermeiro espera administrar?
    a) Hidralazina
    b) Metolazona
    c) Metilergotamina
    d) Albuterol

92. Qual é a medida apropriada no cuidado da paciente que sofreu uma laceração de quarto grau do períneo?
    a) Estimulá-la a fazer uma ducha ao menos uma vez por semana para reduzir os organismos que podem entrar em contato com a área do períneo.
    b) Administrar supositórios retais analgésicos para promover o conforto.
    c) Estimular a ingesta de líquidos e de alimentos ricos em fibras para prevenir as fezes ressecadas.
    d) Administrar um enema quando necessário para prevenir a constipação.

93. **Letícia nasceu grande para a idade gestacional. Depois de nascer via vaginal, o bebê deve ser cuidadosamente investigado quanto a?**
    a) Aumento da pressão intracraniana
    b) Hipertermia
    c) Diminuição dos níveis de glóbulos vermelhos (anemia)
    d) Hiperglicemia

94. **A paciente sendo tratada para galactosemia está preocupada porque seu filho ainda vomita e tem diarreia embora ela tenha interrompido o leite. Qual a sua melhor resposta?**
    a) "Ele provavelmente tem uma infecção viral."
    b) "Ele está comendo bolos, biscoitos ou tortas?"
    c) "Você provavelmente esqueceu de alguma coisa."
    d) "Ele está tomando refrigerante?"

95. **A mãe de um bebê que nasceu com 43 semanas de gestação menciona que a bochecha do filho contrai-se sempre que ela o beija. Qual a sua melhor resposta?**
    a) "Isso é um espasmo muscular e um sinal de hiperglicemia, que ocorre nos bebês GIG. Avisarei o profissional de saúde imediatamente."
    b) "Isso é um sinal de hiperviscosidade, que ocorre algumas vezes nos bebês GIG. Avisarei o profissional de saúde imediatamente."
    c) "Isso é um espasmo muscular e um sinal de cálcio baixo, que ocorre algumas vezes nos bebês GIG. Avisarei o profissional de saúde imediatamente."
    d) "Isso é o sinal de Chvostek, que ocorre algumas vezes nos bebês GIG após o nascimento. Avisarei o profissional de saúde imediatamente."

96. **Qual informação listada a seguir apoiaria a suspeita de coarctação da aorta no recém-nascido?**
    a) Cianose das extremidades superiores
    b) Ingurgitamento das artérias carótidas
    c) Braços frios e ausência de vasos sanguíneos visíveis
    d) Pulsos femurais fracos ou ausentes

97. **Um enfermeiro novo está prestes a palpar um recém-nascido que tem um tumor de Wilms. Qual a sua melhor resposta?**
    a) "Observar o local antes de palpar."
    b) "Não palpar o local do tumor."
    c) "Sempre explicar o procedimento ao paciente."
    d) "Revisar o distúrbio antes de visitar o paciente."

98. **Alice nasceu há dois dias e agora apresenta pouco apetite, fadiga, dispneia e sopro cardíaco. Ela foi diagnosticada com ducto arterioso persistente. Como a alteração é descrita?**
    a) Aumento do débito cardíaco
    b) Derivação da direita para a esquerda
    c) Derivação da esquerda para a direita
    d) Aumento do fluxo de sangue sistêmico

99. Com oito horas de vida, Charlie apresenta um sopro cardíaco e cianose. O ecocardiograma revela que a válvula entre o átrio direito e o ventrículo direito não se desenvolveu e pouco sangue flui entre as duas estruturas do coração. Como é chamada esta anormalidade?
    a) Regurgitação valvular
    b) Estenose da válvula mitral
    c) Atresia da válvula tricúspide
    d) Transposição valvular

100. Um recém-nascido está gravemente cianótico. O ECG revela transposição das grandes artérias. Qual dos seguintes ocorre com este defeito?
    a) A tricúspide está no ventrículo esquerdo
    b) A aorta sai do ventrículo direito
    c) A artéria pulmonar sai do átrio direito
    d) O defeito septal do átrio fecha com os movimentos respiratórios.

RESPOSTAS

1. b	2. d	3. b	4. d	5. b	6. b	7. b	8. a	9. b	10. c
11. a	12. c	13. c	14. a	15. a	16. a	17. b	18. d	19. a	20. b
21. a	22. b	23. b	24. c	25. b	26. a	27. c	28. a	29. c	30. a
31. b	32. d	33. c	34. c	35. d	36. c	37. d	38. b	39. d	40. c
41. b	42. c	43. d	44. a	45. d	46. b	47. c	48. a	49. a	50. b
51. b	52. c	53. c	54. b	55. c	56. d	57. d	58. a	59. b	60. c
61. c	62. a	63. c	64. d	65. c	66. c	67. a	68. c	69. c	70. b
71. c	72. b	73. c	74. d	75. a	76. d	77. b	78. b	79. a	80. c
81. d	82. a	83. d	84. a	85. c	86. c	87. b	88. d	89. b	90. d
91. c	92. c	93. a	94. b	95. c	96. d	97. b	98. c	99. c	100. b

Índice

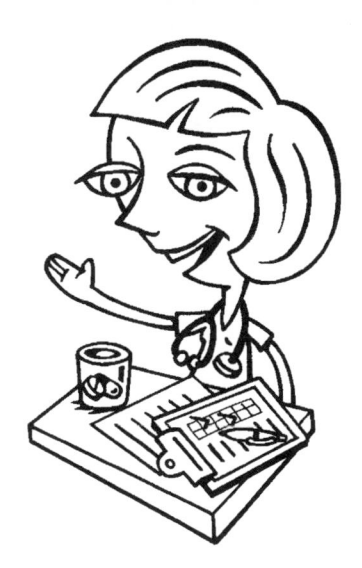

A

ABO, incompatibilidade, 145-147
Aborto espontâneo, 101-102, 118-119
Aborto, 101-102
Aborto, 49-50, 101-102
Ácido aminocaproico epsilon para anemia falciforme, 85-86
Acne, em gestantes adolescentes, 26-27
Aculturado, 38-39
Acústico, reflexo, 57-58
Adequada, ingestão na gestação, 167-168
Adequado para a idade gestacional, 152-153
Adolescente, gestação, 26-29, 37-38
    cuidados de enfermagem, 28-29
    necessidades nutricionais, 27-28
    preocupações potenciais, 26-28
    problemas-chave, 27-29
Água, parto na, 173
Álcool, abuso na gestação, 30-31
    nos adolescentes, 28-29
    sobre o bebê, 73-74
Alfafetoproteína, teste sorológico, 91-92, 124-125, 149-150
Alimentares, distúrbios, 170-171
Alta, critérios pós-parto, 249-250, 253-254
Alto risco, comportamentos de, 37-38
Alto risco, populações de, 37-38
Amadurecimento da cérvice, promoção do, 212-214
Ameaça de aborto, 101-102
Âmnio, 75-76
Amniocentese, 91-92, 123-124
Anemia
    Cooley, 89-90
    falciforme, 81-85 (ver também Falciforme, anemia)
Anemia falciforme, 85-86
Anencefalia, 146-147
Anestesia
    geral, 175
    local, 175
Aneuploidia, 102-103
Anorexia nervosa, 170-171
Aórtica, estenose, 310-312, 311f
Apagamento
    na força, 214-216
    na passagem, 212-214
    no primeiro período, 217-218, 223-225
    no segundo período, 224-225
    precedendo o trabalho de parto, 216-217
Apgar, escore de, 280-281, 280t
Apresentação, 210-212, 212f
    cefálica, 210-211
    ombro, 210-212
    parto, 215f
    pélvica, 210-211
    registro, 211-212, 212f
Arterial, pressões do coração do recém-nascido, 299f-300f
Articulações pós-parto, 245-246
Artificial, ruptura da membrana amniótica, 217-218
Assimilado, 38-39
Assistência, medidas no parto, 228-231
Ativa, fase, 217-218
Atividade, pré-natal, 171-172
Átrio, defeito septal do, 300-301, 303-305, 304f
Autoestima, gestante adolescente, 26-27

B

Baixo peso ao nascer, recém-nascido, 152-154
Banco de parto, posição, 228-229
Bebê da mãe diabética, 157-158
Bilirrubina, 290-291
Binuclear, família, 36-37
Biofísico, perfil, 124-125
Bioquímico, exames do recém-nascido, 51-52
Bishop, escore de, 212-214, 229-230
Bloqueio
    combinado espinal-epidural, 175

epidural, 174
espinal, 174
pudendo, 175
Bordo, doença da urina de xarope de, 292-294
Bradicardia fetal, 221-222
Bradley, método de, 173
Branqueamento, recém-nascido, 54-55, 282-283
Braxton-Hicks, contrações de, 216-217
    definição, 116-117
    terceiro trimestre, 127-128
Broncofonia, recém-nascido, 58-59
Bulimia nervosa, 170-171
Butorfanol, 176t

C

Cabeça ao calcanhar, medida, 138-139
Cabeça fetal, aumentada, 121f
Cabeça fetal, tamanho, 210-211
Cafeína, sobre a gestação e o bebê, 73-74
Cálcio na gestação
    como suplemento, 168-169
    ou vegetarianos, 169-170
Calórica, ingesta na gestação, 168-169
Cama, posição de parto na, 228-229
Caput succedaneum, 286-287
Cardíaca, cirurgia pediátrica, 302-304
Cardíaco, cateterismo do recém-nascido, 300-302, 301f
Cardíaco, débito pós-parto, 244t
Cardiovascular, cuidado do sistema pós-parto, 243-244, 244t
Cefaleia pós-parto, 246-247
Cefálica, apresentação, 210-211
Cefalocaudal, direção, 145
Cefaloematoma, 287-288
Cérebro, ventrículos aumentados, 121f
Cervical, promoção do amadurecimento, 212-214
Cérvice
    cuidado pós-parto, 242-243
    incompetente, 124-126
Cesariano, parto, 230-234
    infecção tardia pós-parto, 265-267
    intervenções de enfermagem, 232-234
    necessidade de, 230-231
    preparação, 178-179
    resultados dos exames, 231-232
    sinais e sintomas, 230-232
    tratamentos, 231-233
Chadwick, sinal de, 116-117
Choque hipovolêmico (hemorrágico), 254-256
Christmas, doença de, 85-88
Cianose
    no recém-nascido, 281-282
    recém-nascido, 54-55
Circulação fetal, 139, 145-145, 298-299

Citomegalovírus, infecção na gestação e no bebê
Clamídia, infecção por, 104-106
Clínico, enfermeiro especialista, 25
Cloasma, 115-116
Clomifeno, citrato de, 99-100
Coabitação, família, 36-37
Coagulação pós-parto, 244t
Coagulantes, fatores no pós-parto, 244t
Coarctação da aorta, 308-310, 310f
Cocaína sobre a gestação e o bebê, 73-74
Cócoras, posição de, 228-229
Colostro, segundo trimestre, 122-123
Comer excessivamente, 170-171
Completa, apresentação pélvica, 210-211
Complicações, gestação. Ver Gestação, complicações
Comunicação
    cultura e, 39-40
    não verbal, 47-48
    obtenção da história do recém-nascido, 45-48
Comunidade, instabilidade, 28-29
Comunidades. Ver Famílias e comunidades
Concepção, 74-77
    estágios, 74-76
    processo, 75-76
    teste, 75-77
Congênita, anomalia, 150-152, 151t
Congênita, condição cardíaca, 298-304
    cateterismo cardíaco do recém-nascido, 300-301, 301f
    causas de, 298-299
        cateterismo cardíaco, 301-302
        cirurgia cardíaca pediátrica, 302-304
        coarctação da aorta, 308-310, 310f
        estrutura do coração do recém-nascido, 299f-300f
        intervenções de enfermagem
        mecanismos, 298-299
    defeito septal do átrio, 303-305, 304f
    defeito septal do ventrículo, 305-307, 306f
    ducto arterial persistente, 306-308, 310f
    estenose aórtica, 310-312, 311f
    resultados dos exames, 300-301
    tetralogia de Fallot, 311-313, 313f
    transposição das grandes artérias, 314-316, 314f
    tratamentos, 300-301
Contração, teste de estresse, 128-130
Contracepção, 78-80
Contrações
    Braxton-Hicks, 216-217
        definição de, 116-117
        terceiro trimestre, 127-128
    no trabalho de parto, 214-216
    verdadeiras, 216-217
Cooley, anemia de, 89-90

Coração
    condições congênitas, 298-304 (ver também
        Congênitas, condições cardíacas)
    estrutura, 299f-300f
    investigação, 283-284
    recém-nascido
Coriônica, amostragem da vilosidade, 124-125
Corticotropina, hormônio liberador no
    surgimento do trabalho de parto, 209-210
Costas, exercícios para as, 171-172
Crescimento fetal, alterações, 152-153
Cromossômicas, anormalidades, 80-81
Cromossomo, 75-76, 80-81
Cultura
    comunicação e, 39-40
    dieta na, 39-40
    enfermagem materno-infantil, 38-41
    rituais, 39-40

D

Data da última menstruação, recém-nascido,
    49-50
Decúbito, posição, 228-229
Defesa, família, 35-36
Depressão
    gestantes adolescentes, 26-27
    pós-parto, 272-273
Desacelerações, 220-221
Descida fetal, planos 215f
Descida, 216-217
Descolamento prematuro da placenta, 129-130,
    193-197, 194f
Desemprego, 37-38
Desenvolvimento, referências no recém-nascido,
    61-64
Diabetes gestacional, 201-204
Diabética, bebê da mãe, 157-158
Diafragma, 78-79
Diagnóstico, procedimento no recém-nascido,
    62-66
    eletromiografia, 65-66
    exame de urina, 64-65
    exames laboratoriais, 62-65
    oximetria de pulso, 64-65
    procedimentos escópicos, 64-66
Diástase dos retos abdominais, 59-60, 246-247,
    246f
Dick-Read, método, 173-174
Dieta, cultura e, 39-40
Dietética, ingesta
    da mãe, 50-51
    do recém-nascido, 51-52
Dígitos, extra, 61-62
Dilatação
    cervical
        antes do trabalho de parto, 216-217
        durante o trabalho de parto, 212-218,
            223-225
    uterina, 214-215
Dilatação e curetagem, 102-103
Dispareunia, 107
Disseminada, coagulação intravascular (CIVD)
    durante a gestação, 196-199
    pós-parto, 259-262
Diurese pós-parto, 244t
Diversidade, problemas de, 38-41
Dizigóticos, gêmeos, 145-146
DNA na concepção, 75-76
Dominante, gene, 80-81
Doppler, fluxo de sangue, 123-124
Dor, manejo da, 173-177, 176t
    exercícios de relaxamento, 174
    exercícios respiratórios, 174
    intervenção farmacológica para a dor,
        174-177, 176t
    anestesia geral, 175
    anestesia local, 175
    bloqueio combinado espinal epidural, 175
    bloqueio epidural, 174
    bloqueio espinal, 175
    bloqueio pudendo, 175
    estado materno e fetal, 175
    medicação sistêmica para a dor, 175
    método de Bradley, 173
    método de Lamaze, 174
    método de Leboyer, 173
    método Dick-Read, 173-174
    toque suave, 174
Dores pós-parto, 241-242
Down, síndrome de, 90-93, 150-151, 151t
    doença de Hirschsprung, 283-284
    investigação do recém-nascido, 283-284
    olhos, 57-58
Ducto arterial, 145
Duração da contração, 214-215

E

Econômicos, fatores, 37-38
Ectoderma embrionário, 138-139
Ectópica, gestação, 118-119, 184-186
Edema no recém-nascido, 51-52
Em arco, pernas, 60-61
Embolia
    pulmonar, 263-265
    tromboembolia pós-parto, 261-264, 262f
Embrião, 75-76
Embrionário, estágio, 137-139, 138f, 140t-143t,
    145
Embrionário, período, 75-76
Emergência, pílula anticoncepcional de, 79-80
Encaixamento, 212-214, 215f, 216-217
Encefalocele, 146-147

Endócrino, cuidado do sistema pós-parto, 247-248
Endoderma, estágio embrionário, 138-139
Endometrite pós-parto, 268
Enfermagem, história do recém-nascido, 47-52
   dados demográficos, 47-50
   exames bioquímicos, 51-52
   história familiar e revisão de sistemas, 51-52
   investigação nutricional, 50-52
   psicossocial, 49-51
Enfermagem, processo, 25-27
Enfermeiro obstetra, 25
Enfermeiro, prático, 24
Epidural, bloqueio, 174
Episiotomia, 229-230
Epistaxe, 117-118
Equimose, 54-55, 282-283
Escoliose, 60-61, 286-287
Espanto, reflexo do, 57-58
Espermicida, 78-79
Espinal epidural, bloqueio combinado, 175
Espinal, bloqueio, 174
Espinha bífida cística, 146-147
Espinha bífida oculta, 146-147
Espontânea, ruptura da membrana amniótica, 217-218
Espontâneo, aborto, 101-102, 118-119
Estágio da gestação, nutrição, 167-168
Estendida, família, 36-37
Estereotipagem, 39-40
Estrias gravídicas, 246-247
Estrias pós-parto, 246-247
Estrogênio pós-parto, 247-248
Etnocêntrico, comportamento, 39-40
Exame final
   perguntas, 319-336
   respostas, 336
Exames. Ver também tipos específicos
   Gestação, 75-77
Excesso de peso, recém-nascido, 50-51
Exercício pré-natal, 171-172
Expulsão, 217-218
Extensão, 218-219
Externa, rotação, 218-219
Extrauterina, vida, 280-281

F

Face, apresentação de, 210-211
Falciforme, anemia, 81-85
   ensino da paciente e da família, 82
   intervenção de enfermagem, 82
   problema fisiológico, 81-82
   resultados dos exames, 82
   sinais e sintomas, 82
   tratamentos, 82

Família e comunidades, 35-42
   conceitos fundamentais, 35-36
   fatores sociais e econômicos, 37-38
   papéis e relacionamentos, 35-37
   problemas de diversidade, 38-41
   tipos de famílias, 36-38
Família, cuidado no trabalho de parto e parto, 221-228
Família, defesa da, 35-36
Família, enfermagem centralizada na, 35-36
Família, fase do planejamento, 26-27
Família, funcionamento e recém-nascido, 52-54
Família, história e recém-nascido, 51-52
Família, investigação
   cliente pediátrico, 52-54, 53f
   recém-nascido, 52-54, 53f
Família, perturbação/disfunção
   na gestação e no parto, 37-38
   na gestante adolescente, 28-29
Família, planejamento da, 26-31
   gestação após os 40 anos, 29-31
   gestação da menina ou da adolescente, 26-29
   (Ver também Gestação na adolescência)
Fator IX, deficiência, 85-88
Fator VIII, concentrado para anemia falciforme, 85-86
Fator VIII, deficiência, 85-88
Fenilcetonúria, 293-296
Fenótipo, 80-81
Fentanil, 176t
Ferro na gestação, 169-170
Fertilização, 75-76
Fetal, atitude, 210-211
Fetal, circulação, 298-299
Fetal, desenvolvimento, 137-162
   alterações no crescimento fetal, 152-153
   anomalias congênitas, 150-152, 151t
   anormalidades genéticas, 150-151
   defeitos do tubo neural, 146-151
      (ver também Neural, defeitos do tubo)
   desenvolvimento do zigoto, 137-138
   estágio embrionário, 137-139, 138f, 140t-143t, 145
   estágio fetal, 137-139, 138f, 145
      circulação fetal, 139, 145
      desenvolvimento por semana, 141t-144t
      visão geral, 139, 145
   fetos múltiplos, 145-146
   incompatibilidade Rh e ABO, 145-147
   pequeno para a idade gestacional, 152-153, 155-157
   perturbação, 145-147
   recém-nascido grande para a idade gestacional, 152-153, 157-158
   recém-nascido pós-maturo, 152-153, 159-161

recém-nascido prematuro, 152-156
  (ver também Prematuro, recém-nascido)
semanas pós-concepção, 140t-144t
teratógenos, 146-147
visão geral, 137-138
Fetal, estágio, 137-139, 138f, 141t-144t, 145
  circulação fetal, 139, 145
  desenvolvimento por semana, 141t-144t
  visão geral, 139, 145
Fetal, fibronectina, 137-138
Fetal, frequência cardíaca
  aceleração, 218-219
  no terceiro trimestre, 128
  no trabalho de parto e parto, 218-222
  reativa, 124-125
  variabilidade, 218-219
Fetal, maturidade pulmonar, 124-125
Fetal, período, 75-76
Fetal, planos de descida, 215f
Fetal, respiração, 124-125
Fetal, síndrome do alcoolismo, 73-74
Fetal, situação no controle da dor, 175
Fetal, tônus, 124-125
Final, exame
  perguntas, 319-336
  respostas, 336
Físico, exame do recém-nascido, 54-62
  abdome, 59-60
  boca, garganta, nariz, seios da face e pescoço, 57-59
  cabeça e pescoço, 55-56
  cabelo, 54-56
  dorso e extremidades, 60-62
  geniturinário, 59-61
  geral, 54-55
  olhos e visão, 57-58
  orelhas e audição, 57-58
  pele, 54-55
  tórax, 58-60
  unhas, 55-56
Físico, toque
  cultura, 39-40
  obtenção da história do recém-nascido, 47-48
Fisiológica, icterícia, 290-291
Fisiológicas, mudanças na gestação, 115-133
  primeiro trimestre, 115-123
    doença trofoblástica gestacional, 118-119, 121-123
    intervenções de enfermagem, 120-123
    mudanças fisiológicas, 117-119
    resultados dos exames, 120
    sinais e sintomas, 115-117
    tratamentos, 120-121
  segundo trimestre, 122-126
    cérvice incompetente, 124-126

    intervenções de enfermagem, 125-126
    resultados dos exames, 123-125
    visão geral, 122-124
  terceiro trimestre, 127-131
    intervenções de enfermagem, 130-131
    placenta prévia e descolamento prematuro da placenta, 129-130, 192-197, 194f
    resultados dos exames, 128-130
    trabalho de parto prematuro, 129-130
    visão geral, 127-128
Flexão, 216-218
Folículo, infertilidade e hormônio estimulante do, 110-111
Forame oval, 139, 145
Forças, 214-215
Fórceps, parto auxiliado com, 229-231, 230f
Fósforo, gestação, 168-169
Fototerapia, hiperbilirrubinemia, 290-291
Fraternos, gêmeos, 145-146
Frequência, contrações, 214-215
Fronte, apresentação de, 210-211

G

Galactosemia, 292-293
Gastrintestinal, cuidado do sistema pós-parto, 244-245
Genéticas, condições, 79-81, 81f, 150-151. Ver também anormalidades específicas
Genético, aconselhamento na gestação, 30-31, 61-62
Genograma, 52-53, 53f
Genoma, 80-81
Genótipo, 80-81
Germinal, período, 75-76
Gestação
  adolescente, 26-29, 37-38
  após os 40 anos, 29-31
  cuidado de enfermagem, 28-29
  ectópica, 118-119
  necessidade nutricional, 27-28
  preocupações potenciais, 26-28
  preparação anterior, 73-75 (ver também Pré-gestacional, preparação)
  problemas-chave, 27-29
Gestação, 49-50
Gestação, complicações, 183-204
  condições hemorrágicas, 192-199
    coagulação intravascular disseminada, 196-199
    descolamento prematuro da placenta, 129-130, 193-197, 194f
    placenta prévia, 129-130, 192-194
  diabetes gestacional, 201-204
  gestação ectópica, 184-186
  hiperemese gravídica, 186-188

hipertensão induzida pela gestação, 197-201
ruptura prematura das membranas, 187-190
trabalho de parto prematuro, 189-191
Gestação, hipertensão induzida pela, 197-201
Gestação, término, 100-104
   necessidade para, 99-101
   problema, 100-101
Gestação, teste, 75-77
Gestacional, diabetes, 201-204
Gestacional, doença trofoblástica, 118-119, 121-123, 186-187
Gestacional, idade do recém-nascido, 280-282
Gonorreia, 106-107
Goodell, sinal de, 116-117
Grande para a idade gestacional, 152-153, 157-158, 168-169
Grávida, 49-50
Gravidade, 120
Gravidez, 192-193
Grupos para o parto, 176-179

H

Hegar, sinal de, 116-117
HELLP, síndrome, 197-200
Hemartrose, 85-86
Hematócrito pós-parto, 244t
Hematoma pós-parto, 256-258
Hemofilia, 85-88
Hemoglobina pós-parto, 244t
Hemorragia pós-parto, 254-262
   causas, 254-255
   coagulação intravascular disseminada, 259-262
   controle de enfermagem, 254-255
   hematoma, 256-258
   precoce, 254-258
      atonia uterina, 255-257, 256f
      fatores de risco, 254-256
   sinais e sintomas, 254-255
   tardia, 257-258
Hemorrágicas, condições da gestação, 192-199
   coagulação intravascular disseminada, 196-199
   descolamento prematuro da placenta, 129-130, 193-197, 194f
   placenta prévia, 129-130, 192-194
Hemorrágico, choque, 254-256
Heroína, na gestação e no bebê, 73-74
Herpes genital, 109-111
Herpes simples 1, lesão do vírus do, 109-110
Herpes simples 2, infecção genital, 109-111
Hialina, doença da membrana, 294-297
Hidratação pré-natal, 171-172
Hidrocefalia, 287-290, 288f
Hiperbilirrubinemia no recém-nascido, 290-291
Hiperemese gravídica, 118-119, 186-188

Hiperglicemia no recém-nascido, 291-293
Hipertelorismo, 57-58, 283-284
Hipertensão induzida pela gestação, 197-201
Hipofisários, hormônios e infertilidade, 110-111
Hipoglicemia neonatal, 290-292
Hipospadia, 98-99
Hipotônico, útero pós-parto, 255-257, 256f
Hipovolemia pós-parto, 254-255
Hipovolêmico, choque, 254-256
Hirschsprung, doença de, 296-299
Homan, sinal de, 262-263, 262f
Homoafetiva, família, 36-37
Homoafetiva, família, 36-37
Humana, gonadotropina coriônica para estímulo da ovulação, 99-100
Humana, gonadotropina coriônica, teste sérico hormonal
   para a gestação, 75-77
   teste da síndrome de Down, 91-92
Humor, oscilações pós-parto, 248-249

I

Icterícia, classificação, 290-291
Icterícia, recém-nascido, 281-283
   com cefaloematoma, 287-288
   com galactosemia, 292-293
   com hiperbilirrubinemia, 290-291
   fisiológica, 290-291
   patológica, 290-291
Idade
   gestacional, 280-282
   materna e nutrição, 167-168
Implante de levonorgestrel, 79-80
In vitro, fertilização, 99-100
Incisão, cuidado da infecção pós-parto, 268-270
Incompetente, cérvice, 124-126
Incompleto, aborto, 101-102
Índice de massa corporal (IMC), recém-nascido, 50-52
Indução do trabalho de parto, 228-230
Inevitável, aborto, 101-102
Infertilidade, 97-101
   causas, 98-99
   definição, 110-111
   resultados de exames, 98-100
   sinais e sintomas, 98-99
   tratamentos, 99-101
Ingesta de carboidratos na gestação, 168-169
Ingurgitamento, mama, 247-248
Iniciais, mudanças que precedem o trabalho de parto, 216-217
Insinuação, 216-217
Intensidade das contrações, 214-216
Interna, rotação, 217-218
Intérprete, obtenção da história do recém-nascido, 47-48

Intraparto, fase, 26-27
Intrauterina, inseminação, 99-100
Intrauterino, dispositivo, 79-80
Intrauterino, restrição do crescimento, 155-156
Investigação do recém-nascido, 281-287
   abdome, 285-286
   boca, garganta, nariz, seios da face e pescoço, 283-284
   cabeça e pescoço, 282-283
   cabelo, 282-283
   dedos das mãos, 282-283
   dorso e extremidades, 286-287
   olhos e visão, 282-284
   orelhas e audição, 283-284
   pele, 281-283
   sistema genitourinário, 285-287
   tórax, 283-286
Investigação pré-natal, 165-166
Involução, 239-241
Iodo na gestação, 168-169
Irmão, 35-36

J

Joelho valgo, 60-61
Joelho valgo, 60-61
Joelho varo, 60-61

K

Kegel, exercício de, 171-172, 246-247
Klinefelter, síndrome de, 90-91, 99-100, 150-151, 151t

L

Lactação, 247-248
Lamaze, método de, 174
Lanugo, 142t-144t, 139, 145
Latente, fase, 217-218
Lateral, posição de Sims, 228-229
Laticínios-ovos, nutrição vegetariana na gestação, 169-170
Leboyer, método, 173
Lecitina no líquido amniótico, 139, 145
Leopold, manobra de, 211-214, 213f
Leucocitose pós-parto, 244t
Levonorgestrel, 79-80
Licenciado, enfermeiro prático, 24
Líquido amniótico, índice do, 124-125
Líquido amniótico, maturidade pulmonar e lecitina no, 139, 145
Lóquios brancos, 242t
Lóquios rubros, 242t
Lóquios serosos, 242t
Lóquios, 241-242, 242t, 242f
Luteinizante, hormônio na infertilidade, 110-111

M

Maconha, na gestação e no bebê, 73-74
Macrossômico, 157-158
Magnésio, na gestação, 168-169
Mama, ingurgitamento, 247-248
Mãos e joelhos, posição, 228-229
Marcas congênitas, 54-55
Máscara gestacional, 115-116
Mastite, 269-272, 270-271f
Materna, idade
   na gestação, 73-74
   nutrição, 167-168
Maternidade, enfermagem da, 23-31
   abordagem centralizada na família, 24
   foco, 24
   papel do enfermeiro, 24-25
   planejamento familiar, 26-31 (ver também Familiar, planejamento)
   processo de enfermagem, 25-27
Materno, conforto e apoio no trabalho de parto e parto, 227-228
Materno, cuidado no trabalho de parto e parto, 221-228
   primeiro período, 222-225
   segundo período, 224-226
   terceiro período, 227-228
Materno, estado no manejo da dor, 175
McDonald, método de, 116-117
Medroxiprogesterona, injeção, 79-80
Meningocele, 146-147
Meningomielocele, 146-147
Menstruação, retomada do cuidado pós-parto, 248-249
Meperidina, 176t
Metrite pós-parto, 268
Militar, apresentação, 210-211
Mineral, ingestão na gestação, 168-170
Mista, família, 36-37
Moldagem, 55-56
Monitoração eletrônica contínua (M), 219-220
Monozigóticos, gêmeos, 145-146
Moro, reflexo de, 57-58
Movimentos, 174
Múltiplos, fetos, 145-146
Musculoesquelético, cuidado do sistema pós parto, 245-247, 246f
Músculos pós-parto, 245-247

N

Nagele, regra de, 116-117
Nalbufina, cloridrato de, 176t
Não tranquilizadora, resposta fetal, 220-221
Não verbal, comunicação, 47-48
Natimorto, 49-50
Neonatal, hipoglicemia, 290-292

Neural, defeitos do tubo, 146-151
    intervenções de enfermagem, 149-151
    resultados dos exames, 149-150
    sinais e sintomas, 147-150
    tipos e mecanismos, 146-148
    tratamento, 149-150
Neurológico, cuidado do sistema pós-parto, 246-247
Nicotina, gestação e bebê, 73-74
Nível de reatividade, recém-nascido, 280-281
Novo escore de Ballard, escore, 280-282
Nuclear, família, 36-37
Nutricional, déficit sobre o feto, 121f, 146-147
Nutricional, investigação do recém-nascido, 50-52
Nutricional, necessidade pré-gestacional, 73-74
Nutricional, necessidade pré-natal, 167-171
    carboidratos e proteína, 168-169
    distúrbios alimentares, 170-171
    elementos dietéticos essenciais, 167-168
    estágio da gestação, 167-168
    ganho de peso materno, 168-169
    gestação da adolescente, 27-28
    idade materna e paridade, 167-168
    ingesta de vitaminas, 169-170
    ingestão calórica, 168-169
    ingestão de minerais, 168-170
    investigação, 167-168
    obesidade materna, 168-169
    pontos-chave, 170-171
    primeiro trimestre, 167-168

O

Obesidade
    materna, 168-169
    recém-nascido, 50-51
Oculto, aborto, 101-103
Ombro, apresentação de, 210-212
Ombro, distocia de, 157-158
Onfalocele, 146-147
Oral, pílula anticoncepcional, 78-79
Ortolani, manobra de, 60-61
Ovulação
    definição e cronograma, 74-76
    pós-parto, 248-249

P

Paciente, história do recém-nascido, 45-48
    comunicação, 45-48
    toque e atitude, 47-48
Pai ou mãe solteira, família de, 36-37
Palidez, recém-nascido, 54-55, 281-282
Papéis, família, 35-37
Para, 49-50
Parametrite pós-parto, 268
Paridade, 167-168, 192-193

Parto, grupos para o, 176-179
Parto, medidas de assistência, 228-231
Parto, opções de, 173
Parto, opções, 173
Parto, preparação para o, 165-180
    atividade, 171-172
    cuidado pré-natal, 165-168 (ver também Pré-natal, cuidado)
    grupos, 176-179
    hidratação, 171-172
    investigação, 165-166
    manejo da dor, 173-175
    necessidades nutricionais, 167-171 (ver também Nutrição, necessidades no pré-natal)
    parto, opções, 173
    preparação para cesariana, 178-179
    visão geral, 165-166
Passageiro, 209-210
Passagem, 212-214
Patológica, icterícia, 290-291
Pectorilóquia, 58-59
Pele, cuidado pós-parto, 246-247
Pele, turgor no recém-nascido, 51-52
Pelve podálica, apresentação, 210-211
Pélvica franca, apresentação, 210-211
Pélvica, apresentação, 210-211
Pélvica, doença inflamatória, 107-108
Pélvica, inclinação, 171-172
Pequeno para a idade gestacional (PIG), 152-153, 155-157
Períneo, cuidado pós-parto, 242-244
Períodos do trabalho de parto, 216-219, 222-228, 238-239
    primeiro, 222-225
    quarto, 238-239
    segundo, 224-226
    terceiro, 227-228
Persistente, ducto arterial, 306-308, 310f
Pescoço, investigação da veia no recém-nascido, 283-284
Peso, ganho materno, 168-169
Peso, perda pós-parto, 248-249
Petéquia, recém-nascido, 58-59, 282-283
Pica, 170-171
Piscar, reflexo do, 57-58
Placenta prévia, 129-130, 192-194
Placenta, 75-76
Plano
    na descida fetal, 215f
    na indução do trabalho de parto, 229-230
    na passagem, 212-214
    no encaixamento, 212-214, 216-217
    no primeiro período, fase ativa, 223-224
Plano, 210-211
Plasma, volume pós-parto, 244t
Pobreza, 37-38

Polidactilia, 61-62, 151t
Portadores, 80-81
Pós-anestesia, escore de recuperação, 239
Pós-anestesia, recuperação pós-parto, 239
Pós-concepção, desenvolvimento fetal, 137-162.
    Ver também Fetal, desenvolvimento
Pós-concepção, idade, 137-138
Posição para o parto, 173, 215-216, 228-229
Pós-maturo, recém-nascido, 152-153, 159-161
Pós-parto, cuidado, 237-274
    cérvice, 242-243
    critérios para alta, 249-250, 253-254
    depressão, 272-273
    dor pós-parto, 241-242
    embolia pulmonar, 264-266
    endometrite, 268
    fundo uterino, 240-241
    hemorragia, 254-262 (ver também
        Hemorragia pós-parto)
    infecção da incisão, 268-270
    infecção do trato urinário, 271-273
    infecção pós-parto, 265-267
    investigação e cuidado de rotina, 249-250,
        251t-253t
    involução uterina e descida do fundo uterino,
        239-241
    lactação, 247-248
    lóquios, 241-242, 242t, 242f
    mastite, 269-272
    mudanças fisiológicas no sistema
        reprodutivo,
    mudanças psicológicas, 248-249
    perda de peso, 248-249
    psicose, 272-274
    quarto período do trabalho de parto, 238-239
    recuperação pós-anestesia, 239
    retomada da ovulação e menstruação,
        248-249
    sistema cardiovascular, 243-244, 244t
    sistema endócrino, 247-248
    sistema gastrintestinal, 244-245
    sistema musculoesquelético, 245-247, 246f
    sistema neurológico, 246-247
    sistema tegumentar, 246-247
    sistema urinário, 245-246
    tromboflebite e tromboembolia, 261-264,
        262f
    vagina e períneo, 242-244
Pós-parto, depressão, 272-273
Pós-parto, fase, 26-27
Pós-parto, infecção, 265-267
Pós-parto, tristeza, 248-249
Precoce, desaceleração, 220-221
Pré-embrionário, estágio, 137-138
Preenchimento capilar, no recém-nascido, 54-55,
    282-283

Pré-gestacional, preparo, 73-75
    abuso de substância, 73-74
    exposição a toxinas, 73-74
    idade da mãe, 73-74
    nutrição, 73-74
Prematura, ruptura das membranas, 187-190
Prematuro, recém-nascido, 152-156
Prematuro, recém-nascido, 152-156
    intervenções de enfermagem, 155-156
    problema, 152-153
    sinais, sintomas e resultados dos exames,
        152-155
    tratamentos, 154-156
Prematuro, trabalho de parto, 129-130, 189-191
Premonitórias, mudanças antes do trabalho de
    parto, 216-217
Pré-natal, cuidado, 165-168
    da mãe, 166-167
    do pai e da família, 166-167
    dos irmãos, 166-167
    localização, 165-167
    preocupações culturais, 166-168
Pré-natal, fase
Pré-natal, investigação, 165-166
Preparo, parto, 165-180. Ver também Parto,
    preparo
Preservativo, 78-79
Presunção, sinais de, 115-116
Primeiro trimestre
    mudanças fisiológicas, 115-123
        doença trofoblástica gestacional, 118-119,
            121-123
        intervenções de enfermagem, 120-123
        mudanças fisiológicas, 117-119
        resultados dos exames, 120
        sinais e sintomas, 115-117
        tratamentos, 120-121
        necessidades nutricionais, 167-168
Principal queixa, recém-nascido, 49-50
Probabilidade, sinais de, 116-117
Progesterona pós-parto, 247-248
Progesterona, retirada no surgimento
    do trabalho de parto, 209-210
Progestina e estrogênio, injeção combinada de,
    79-80
Prostaglandina no surgimento do trabalho de
    parto, 209-210
Proteína, ingestão na gestação, 168-169
Pseudoanemia, 117-118
Psicológicas, mudanças no cuidado pós-parto,
    248-249
Psicose pós-parto, 272-274
Pudendo, bloqueio, 175
Puerperal, infecção, 265-267
Puerpério, 26-27
    definição, 238

destruição dos glóbulos vermelhos, 241-242
secreção vaginal, 241-242
Pulmão, investigação
    lecitina para o líquido amniótico fetal, 139, 145
    recém-nascido, 285-286
Pulmonar, cuidado da embolia pós-parto, 264-266
Pulso, recém-nascido, 58-59, 285-286

Q

Quádrupla, triagem, 123-125
Quarto período do trabalho de parto, 238-239

R

Reatividade, nível do recém-nascido, 280-281
Reativo, teste sem estresse, 124-125
Recém-nascido, cuidado, 279-317
    caput succedaneum, 286-287
    cefaloematoma, 287-288
    comportamentos de vínculo, 281-282
    condição cardíaca congênita, 298-304 (ver também Congênita, condição cardíaca)
    cuidado imediato pós-parto, 280-287
    doença da urina de xarope de bordo, 292-294
    doença de Hirschsprung, 296-299
    estabilidade da temperatura, 280-281
    fenilcetonúria, 293-296
    galactosemia, 292-293
    hidrocefalia, 287-290, 288f
    hiperbilirrubinemia, 290-291
    hiperglicemia, 291-293
    hipoglicemia, 290-292
    idade gestacional, 280-282
    índice de Apgar, 280-281, 280t
    investigação, 281-287 (ver também Investigação, recém-nascido)
    nível de reatividade, 280-281
    síndrome da angústia respiratória, 294-297
Recém-nascido. Ver também tópicos específicos
    prematuro, 152-156 (ver também Prematuro, recém-nascido)
    referências no desenvolvimento, 61-64
Recessivo, gene, 80-81
Rechaço, 116-117
Recomendada, porção diária na gestação, 167-168
Reconstituída, família, 36-37
Recorrente, aborto, 102-103
Registrado, enfermeiro, 24
Relacionamentos, família, 35-37
Relaxamento, exercícios para a dor, 174
Reprodutiva, problemas de saúde, 97-112
    doença inflamatória pélvica, 107-108
    doenças sexualmente transmissíveis, 103-105
    gonorreia, 106-107
    herpes genital, 109-111

infecção por clamídia, 104-106
    infertilidade, 97-101 (ver também Infertilidade)
    interrupção da gestação, 100-104 (ver também Gestação, término)
    sífilis, 110-112
    visão geral, 97
Reprodutivo, cuidado do sistema pós-parto
    fundo uterino, 240-241
    involução uterina e descida do fundo uterino, 239-241
Respiração
    fetal, 124-125
    torácica no terceiro trimestre, 127-128
Respiração, exercícios para a dor, 174
Respiração, investigação do recém-nascido, 285-286
Respiratória, frequência do recém-nascido, 59-60
Respiratória, síndrome da angústia no recém-nascido, 294-297
Respiratórios, sons no recém-nascido, 59-60
Retirada para contracepção, 78-79
Revisão de sistemas do recém-nascido, 51-52
Rh, imunoglobulina, 145-146
Rh, incompatibilidade, 145-146
Rh, teste do fator, 120
Ritmo, método do, 78-79
Rituais, cultura e, 39-40
Rotação
    externa, 218-219
    interna, 217-218
Rubéola, exame da, 30-31
Ruptura da membrana amniótica, 216-217

S

Salpingostomia/salpingectomia, 185-186
Sangue, pressão do recém-nascido, 58-59, 285-286
Saúde, falta de acesso ao cuidado de, 37-38
Saúde, investigação do paciente pediátrico, 45-67
    exame físico, 54-62 (ver também Físico, exame do recém-nascido)
    história de enfermagem, 47-52 (ver também Enfermagem, história do recém-nascido)
    história do paciente, 45-48
    implicações de enfermagem, 65-66
    investigação da família, 52-54, 53f
    investigação nutricional, 50-52
    procedimentos diagnósticos, 62-66 (ver também Diagnósticos, procedimentos no recém-nascido)
    referências de desenvolvimento do recém-nascido, 61-64
    visão geral, 45-46
Secundária, característica sexual no recém-nascido, 51-52

Sedação, medicação para a dor, 175
Segundo trimestre, mudanças fisiológicas, 122-126
   cérvice incompetente, 124-126
   intervenções de enfermagem, 125-126
   resultados dos exames, 123-125
   visão geral, 122-124
Sem estresse, teste, 128
Séptico, aborto, 101-102
Sexualmente, doença transmitida, 103-105
Sexualmente, prevenção da doença transmitida, 78-79
Sífilis, 110-112
Sinais de certeza, 116-117
Sinal de sangue, 216-217
Sindactilia, 61-62
Sindactilia, 61-62, 151t
Sistêmica, medicação para a dor, 175
Situação
   fetal, 210-211
   obtenção da história do recém-nascido, 47-48
Sociais, fatores, 37-38
Sódio na gestação, 168-169
Somitos, 139, 145
Subcultura, 39-40
Subinvolução pós-parto, 254-255, 257-258
Substância, abuso de
   na gestação, 30-31
   na gestante adolescente, 28-29
   preparação pré-gestacional, 73-74
Suicida, ideação na gestante adolescente, 26-27

T

Tabagismo na gestação, 30-31
Talassemia β, 88-91
Talassemia intermediária, 89-90
Talassemia *major*, 89-90
Talassemia *minor*, 89-90
Tamanho
   cabeça fetal, 210-211
   recém-nascido pós-maturo, 152-153, 159-161
Taquicardia fetal, 220-222
Tardia, desaceleração, 220-221
Tegumentar, cuidado do sistema no pós-parto, 246-247
Temperamento, recém-nascido, 54-55
Temperatura, estabilidade no recém-nascido, 280-281
Teratógenos, 74-75
   definição, 74-75, 138-139
   desenvolvimento fetal
      estágio embrionário, 138-139
      estágio fetal, 146-147
Terceiro, mudanças fisiológicas no trimestre, 127-131
   intervenções de enfermagem, 130-131

   placenta prévia e descolamento prematuro da placenta, 129-130, 192-197, 194f
   resultados dos exames, 128-130
   trabalho de parto prematuro, 129-130
   visão geral, 127-128
Tetralogia de Fallot, 311-313
Tocólise, 189-190
Toque físico
   cultura, 39-40
   obtenção da história do recém-nascido, 47-48
Toque suave, 115-116, 139, 145
Torácica, respiração no terceiro trimestre, 127-128
TORCH, 103-105, 152-153
Toxina na gestação e no bebê, 73-74
Trabalho de parto e parto, 209-234
   conforto e apoio materno, 227-228
   cuidado materno e da família, 221-228
   investigação fetal, 218-222
   medidas de auxílio ao parto, 228-231
   parto por cesariana, 230-234
   períodos do trabalho de parto, 216-219, 222-228, 238-239
   posicionamento para parto vaginal, 228-229
   processo de trabalho de parto, 209-216
      apresentação, 210-212, 212f
      atitude fetal, 210-211
      encaixamento, descida e flexão, 216-217
      mudanças iniciais anteriores, 216-217
      passageiro, 209-210
      plano, 210-211
      tamanho da cabeça fetal, 210-211
   surgimento
      hormônio liberador da corticotropina, 209-210
      prostaglandina, 209-210
      retirada da progesterona, 209-210
Trabalho de parto prematuro, 129-130, 189-191
Trabalho de parto, indução, 228-230
Trabalho de parto, períodos, 216-219, 222-228, 238-239
   primeiro, 222-225
   quarto, 238-239
   segundo, 224-226
   terceiro, 227-228
Tranquilizadora, resposta fetal, 220-221
Transição, fase de, 217-218, 224-225
Transposição das grandes artérias, 314-316, 314f
Trimestre, 115-116
Trissomia 33-34, 150-151, 151t
Trissomia 37-38, 150-151, 151t
Trissomia 40-41, 150-151, 151t
Trombo, 261-262
Trombocitopenia na gestação, 196-197, 199-200

Tromboembolia, cuidado pós-parto, 261-264, 262f
Tromboflebite
    cuidado pós-parto, 261-264, 262f
    definição, 261-262
Turner, síndrome de, 90-91, 150-151, 151t

U

Umbilical, cordão, 75-76
Umbilical, velocimetria, 123-124
Urinário, cuidado do sistema pós-parto, 245-246
Urinário, cuidado pós-parto da infecção no trato, 271-273
Uterina, atonia pós-parto, 255-257, 256f
Uterino, fundo
    descida, 239-241
    investigação, observação e intervenções pós-parto, 240-241
Útero, pós-parto
    hipotônico, 255-257, 256f
    involução, 239-241

V

Vácuo, parto auxiliado com, 229-231
Vagina, cuidado pós-parto, 242-244
Vaginal, sangramento no terceiro trimestre, 129-130
Vaginal, secreção no terceiro trimestre, 129-130
Variáveis, desacelerações, 220-221
Varicocele, 99-100
Vaso deferente, 99-100
Vegetariana, nutrição na gestação, 169-171
Venosa, pressão do coração do recém-nascido, 299f-300f
Ventrículo, defeito septal do, 305-307, 306f
Vergonha, gestante adolescente, 26-27
Vérnix caseoso, 139, 145
Vértice, 210-211
Vínculo, comportamentos com o recém-nascido, 281-282
Vitamina D, gestante vegetariana, 169-170
Vitaminas na gestação, 169-170
Vômito provocado, 170-171

X

X Frágil, síndrome do, 90-91
X, condição vinculada ao, 80-81, 81f
X, cromossomos, 80-81
XXY, cromossomos, 90-91, 99-100

Y

Y, cromossomo, 80-81

Z

Zigoto, 75-76, 137-138
Zinco na gestação, 168-169